全国高等医药院校规划教材

中西医内科案例分析

黄礼明　刘正奇　谢　敏　主　编

科学出版社

北　京

内 容 简 介

本书是贵州省教育厅研究生教育改革课题的研究成果。全书共收录中西医结合内科案例93个，按西医疾病分类，共10个章节，覆盖风湿免疫疾病、血液系统疾病、消化系统疾病、心血管系统疾病、神经系统疾病、代谢内分泌系统疾病、泌尿系统疾病、呼吸系统疾病、恶性肿瘤、急危重症等。案例以"分析问题—解决问题—回顾点评"的体例展开，重在重现临床思维过程，引导学生思考问题、分析问题与解决问题，促进其中西医结合临床思维的形成，提高其中西医结合临床能力。

本书可供中医、西医及中西医结合专业硕士研究生、住院医师规范化培训医师、低年资医师阅读参考。

图书在版编目（CIP）数据

中西医内科案例分析 / 黄礼明，刘正奇，谢敏主编. —北京：科学出版社，2019.11

全国高等医药院校规划教材

ISBN 978-7-03-063476-4

Ⅰ．①中⋯　Ⅱ．①黄⋯　②刘⋯　③谢⋯　Ⅲ．①中西医结合–内科学–中医学院–教材　Ⅳ．①R5

中国版本图书馆 CIP 数据核字（2019）第 264699 号

责任编辑：刘　亚 / 责任校对：王晓茜
责任印制：徐晓晨 / 封面设计：北京图阅盛世文化传媒有限公司

科 学 出 版 社 出版
北京东黄城根北街 16 号
邮政编码：100717
http://www.sciencep.com

北京凌奇印刷有限责任公司 印刷
科学出版社发行　各地新华书店经销

*

2020 年 1 月第 一 版　　开本：787×1092　1/16
2020 年 1 月第一次印刷　　印张：16 3/4
字数：382 000
POD定价：68.00元
（如有印装质量问题，我社负责调换）

编　委　会

前　言

自党的十九大以来，我国高等教育迎来新的机遇和挑战，研究生教育处于从"大国"向"强国"迈进的新时代。2017年7月3日，国务院办公厅印发《关于深化医教协同进一步推进医学教育改革与发展的意见》，其中提出要重点发展专业型研究生教育。实践应用能力的培养是专业型研究生教育的核心，中西医结合专业研究生教育的目标不仅是要学生掌握扎实的理论基础，更重要的是培养其实践能力。然而，由于中西医结合学科同时融合了中医和西医两套理论体系，如何能帮助学生建立正确的中西医临床思维模式、灵活运用中西医治疗手段，一直以来是教学中的重点和难点。在当前临床型研究生教育与住院医师规范化培训并轨的背景下，传统说教式教育模式已越来越不适应实际需求，迫切需要一场大的变革。在这样的背景下，案例教学法因所具有的知识来源多元化、知识转化情景化和知识迁移实践化三大特点，成为专业学位研究生教育的重要教学方法，日益受到教师们的青睐。

从教育学原理来说，案例教学就是运用现实社会中发生过的人或事，以情景再现的形式，回放给学生，调动学生的兴趣和热情，激发学生的思维，把课堂学过的理论知识同案例结合起来，提升学生认识水平的实践教学模式。案例教学法的实质就是给学生创造一种逼真的情景，让学生以第一人称视角，切实担当故事的主角，模拟实践操作过程。如果将知识的实际运用比作"打仗"，那么案例教学法就是战前的"演习"。实际上，医学教育界对案例教学法并不陌生。在早期的医学教育中，无论是西医还是中医，都采取师带徒形式——实际上这就是案例教学的萌芽，而现代意义上的教学法正是起源于20世纪20年代的哈佛大学医学院和法学院。从某种意义上说，在医学教育中推广案例教学法，更像是对传统的"回归"。当然，这不是简单的回归传统，而是在继承基础上的创新。"演习"成功的关键在于制订逼真的"演习预案"，案例教学法成功的关键在于案例库的编写。然而，当前国内医学案例库存在编写范式不统一、案例来源的真实性低、案例库规模小等问题，由此我们萌生了编写一本规范统一、场景多、高度逼真的中西医结合内科教学案例库的想法。

本书案例均来源于临床病例，从疾病特点提出问题，以"分析问题—解决问题—回顾点评"的体例展开，重在重现临床思维过程，引导学生思考问题、分析问题与解决问题，以提高学生中西医结合的临床能力，促进学生中西医结合临床思维形成。全书共收录中西医结合内科案例93个，按西医疾病分类，共10个章节，覆盖风湿免疫疾病、血液系统疾病、消化系统疾病、心血管系统疾病、神经系统疾病、代谢内分泌系统疾病、泌尿系统疾病、呼吸系统疾病、恶性肿瘤、急危重症等。各案例体例基本一致，均由临床资料、案例解析、按语、思考题等部分组成。但考虑到每个案例反映的临床问题的不同，在中医、西医、诊断和治疗上的偏重，因此在体例上同中有异，适当保持各病种的差异，并体现不同专家的个性。回顾点评是案例的精华部分，通过分析诊疗过程的得失，以期给读者留下深刻的印象。

本书由贵州中医药大学第二临床医学院教师编写，是承担贵州省教育厅研究生教育创新课题的研究成果，可用于培养中医、西医、中西医结合临床的专业硕士研究生及住院医师规范化培训医师的临床实践能力，同时也可部分用于指导高年级中西医结合专业本科生的临床实践。书中参考、借鉴了医学界同道相关书籍内容和研究成果，在此一并致谢！

由于编者学识及水平有限，加之成书仓促、资料收集不全，书中难免存在诸多不足之处，还望读者及同行斧正！

编　者

2019 年 3 月

目　　录

第一章 风湿免疫疾病

案例1 多关节疼痛、畸形、功能障碍

一、病历摘要

患者女性，48岁。因反复多关节疼痛、畸形、功能障碍5年，加重1周，于2017年2月25日入院。

5年前患者无明显诱因出现右肩、双肘、双手掌指、近端指间、远端指间关节肿痛，关节活动稍受限，患者未引起重视，未予治疗。此后每因天气变化或劳累后反复发作，并逐渐出现双手掌指关节、指间关节、双肘关节畸形，经局部热敷后疼痛症状稍好转，未系统诊疗。1周前上述症状明显加重，以掌指关节、近端指间关节为甚，右肘关节肿胀，关节活动稍受限，皮色不红，皮温升高，自服止痛药或药酒涂擦症状有所减轻。今为系统治疗，就诊于我院。病来患者精神、饮食、睡眠可，大小便正常。患者居住环境潮湿。

查体 生命体征平稳。舌淡白，苔白腻，脉沉细。心肺腹无异常。专科情况：右肩、双肘、掌指、近端指间、远端指间关节压痛，皮色不红，皮温稍高，关节活动稍受限，双手掌指关节、近端指间关节、双肘关节畸形，右肘关节肿胀，双膝浮髌试验（－），双膝磨髌试验（＋）。

辅查 双手正位片示类风湿关节炎改变。风湿五项示类风湿因子（RF）IgM 44.94U/ml↑，抗环瓜氨酸肽抗体（抗CCP）36.75U/ml↑。红细胞沉降率（以下简称血沉）36mm/h↑。C反应蛋白136mg/L↑。关节穿刺液培养：无细菌生长。明确诊断为类风湿关节炎。

内服中药治疗，以祛风散寒、除湿通络为法，方用附子桂枝汤加减。拟方：附片30g（先煎），桂枝20g，细辛5g，赤芍20g，桃仁10g，红花10g，黄芪30g，当归20g，川芎20g，地龙10g，怀牛膝15g，丹参15g，鸡血藤15g，大枣5枚，甘草10g。水煎服，日1剂，分3次服。

予右肘关节针刀镜检查及治疗，松解修复关节内病变组织，小针刀松解右肩局部粘连、改善疼痛。

西医治疗予锝[99TC]亚甲基二膦酸盐注射液0.10μg 静脉滴注，每日1次、甲氨蝶呤片10mg，口服，每周1次，来氟米特片20mg，口服，每晚1次，抗风湿改善病情，美洛昔康7.5mg，口服，每日1次，抗炎镇痛，复方倍他米松1mg+盐酸利多卡因注射液1ml 右

肘关节腔注射，消炎止痛。

　　　　出院诊断　中医诊断：痹证（风寒湿阻）

　　　　　　　　　　西医诊断：类风湿关节炎

二、案 例 解 析

　　在中医辨病辨证方面，患者为中年女性，以"反复多关节疼痛、畸形、功能障碍"为主症，属中医学"痹证"的范畴。痹证是由风、寒、湿、热等外邪侵袭人体，闭阻经络，气血运行不畅导致的，以肌肉筋骨、关节发生酸痛、麻木、重着、屈伸不利，甚或关节肿大灼热等为主要临床表现的病证。患者久居湿地，易感受风寒湿邪，寒湿内阻，留滞关节，阻滞经络，气血不通，不通则痛，故见各关节疼痛；寒湿之邪阻遏阳气，遇寒邪气更盛，故见遇寒加重；寒湿之邪、留滞关节，致筋脉痹阻不通，故见关节活动不利；晨起阳气始升，气血运行不畅，故见晨僵；舌淡白，苔白腻，脉沉细均为寒湿阻络之象，纵观本病，该病位在筋肉、关节，病性属实，证属寒湿阻络。

　　本病应与痿证相鉴别：痹证和痿证虽都属肢体疾病，但两者在病因病机和临床表现上都有不同。痿证表现为肢体软弱无力，肌肉瘦削，行动艰难，甚则瘫软于床，但肢体关节多无疼痛；而痹证则主要以肢体关节疼痛、重着、麻木、屈伸不利为主症。可资鉴别。

　　在西医诊断方面，根据患者病史特点，结合 1987 年类风湿关节炎分类标准，患者满足以下五点，则可明确诊断为类风湿关节炎：①3 个或 3 个区域以上关节部位的关节炎（病程≥6 周）；②手关节炎（病程≥6 周）；③对称性关节炎（病程≥6 周）；④类风湿因子阳性；⑤双手 X 线片改变。

三、按　　语

　　目前对类风湿关节炎的发病机制还未完全清楚，感染、遗传、内分泌和环境等因素可引起类风湿关节炎。类风湿关节炎的治疗方法主要是调控免疫和抑制炎症反应，但免疫调节药物的副作用有很多，包括消化道溃疡、肝肾损害、骨髓抑制、生物制剂引起的感染和肿瘤概率的增加，使药物在临床的广泛应用受到了限制。所以在选择用药方面更要小心谨慎、因人制宜，如果能配合中医特色治疗则效果更佳。锝[^{99}TC]亚甲基二膦酸盐注射液作为治疗类风湿关节炎的新型药物，可抑制调节因子合成及分泌，改善患者免疫功能，且可抑制关节病变部位的破骨细胞活性，增加成骨细胞活性，防止炎症恶化，有助于患者康复。甲氨蝶呤属抗叶酸类抗肿瘤药，可通过抑制二氢叶酸还原酶达到阻止肿瘤细胞合成的目的，进而抑制其生长及繁殖。此外，甲氨蝶呤可抑制转甲基反应，阻止 RNA、DNA、氨基酸及磷脂合成，从而介导细胞凋亡，发挥抗炎及抗细胞增殖作用，减少多胺生成，降低 C 反应蛋白及类风湿因子水平。研究表明，锝[^{99}TC]亚甲基二膦酸盐注射液联合甲氨蝶呤治疗类风湿关节炎效果显著，且可抑制血清 IL-17 水平，降低 C 反应蛋白及类风湿因子水平，充分促进骨骼修复，抑制炎症反应，进而提高治疗效果。

类风湿关节炎属于中医学"痹证"范畴。古代医家对痹证的病因病机特点做了详细的论述，在治疗上也积累了丰富的经验，对痹证的治疗取得较好的疗效。中医微创针刀镜检查治疗术是以西医解剖学、手术操作为基础，以中医理论为指导的微创诊疗技术。该技术融合了现代医学的内镜、微创外科技术和传统医学的小针刀技术，诊疗过程中在不破坏整体结构的前提下，仅改善微细组织结构，是毫针和常规外科手术无法替代的新技术，可视为传统医学外治法的延伸，具有疏通经脉、开痹消瘀的作用。该技术用于风湿病的临床诊治已 10 多年，并提供了一种崭新的类风湿关节炎诊断思路和治疗方法。该患者在住院期间右肘关节肿胀畸形，经微创针刀镜手术治疗后症状明显改善。应用微创针刀镜可以在可视下直接观察类风湿关节炎关节内的组织结构情况，同时可在可视条件下进行关节内病变组织的钝剥、松解和修复。目前微创针刀镜疗法在风湿领域的应用已经受到国内风湿专家学者的关注。该患者在规范的西医抗风湿治疗基础上配合针刀镜等中医特色治疗后临床疗效得到了显著提高。

四、思　考　题

1. 中医药治疗类风湿关节炎的优势有哪些？
2. 中西医结合治疗类风湿关节炎的具体方法有哪些？

参　考　文　献

陈志煌. 2017. 类风湿关节炎针刀镜下表现与 RF、抗 CCP 抗体相关性及经筋微创松解疗法干预研究[D]. 广州中医药大学.
杭元星, 任天丽, 吴敏. 2014. 锝-亚甲基二膦酸盐联合甲氨蝶呤对类风湿关节炎患者血清白细胞介素-17 的干预作用[J]. 广东医学, 35（10）: 1571-1572.
贾萍, 荣晓凤, 钟玉, 等. 2014. 锝[99TC]亚甲基二膦酸盐注射液联合甲氨蝶呤、来氟米特治疗类风湿关节炎的临床观察[J]. 中国药房, 25（44）: 4174-4176.
司霞, 王莉, 马卓, 等. 2014. 锝-亚甲基二膦酸盐联合慢作用抗风湿药治疗类风湿关节炎的 Meta 分析[J]. 中国药物应用与监测, 11（5）: 267-282.
张旭凯. 2018. 甲氨蝶呤联合亚甲基二膦酸盐注射液治疗类风湿关节炎效果观察[J]. 河南医学研究, 27（4）: 672-673.

（曹跃朋）

案例 2　肌痛、肌无力、皮疹、咳嗽咯痰

一、病　历　摘　要

患者男性，63 岁。因反复肌痛、肌无力、咳嗽咯痰 1 年，加重伴皮疹半个月，于 2017 年 4 月 1 日入院。

1 年前患者无明显诱因出现咳嗽、咯痰、气喘，于某三甲综合医院呼吸科住院，其间出现全身肌肉疼痛、无力，查自身抗体异常，考虑"结缔组织病"，经甲泼尼龙等药物治疗后好转出院。患者出院后未按医嘱服药，并自行停药。病情反复发作，并逐渐出现行走、吞咽困难及呼吸困难，多次于我省多家医院住院，考虑"结缔组织病""肺间质纤维化"，经"甲泼尼龙""环磷酰胺"及针灸、中药内服等治疗后症状减轻，但患者均未按医嘱规范服药。3 天前上述症状复发，并出现颈背部皮肤斑片状紫红色皮疹，伴局部皮肤瘙痒，今为系统治疗，就诊于我院。病来患者精神、饮食、睡眠可，二便调。

查体　生命体征平稳，面色萎黄，动作迟钝，舌淡，苔薄白，脉细弱。颈背部可见斑片状紫红色皮疹，抚之不碍手，压之褪色，皮疹分布呈"V"型。双下肺可闻及散在细湿啰音及捻发音，颈部、腰部及四肢近端有多处肌肉压痛，四肢近端肌力4级，生理反射正常，病理征未引出。

辅查　肌电图：①四肢肌可见肌源性损害改变；②可见右腕部正中神经、肘部尺神经轻度损害。胸部 CT 示：①双肺间质性感染？②双肺下叶支气管扩张。生化检查示肌酸激酶 3896U/L↑，肌酸激酶同工酶 494U/L↑。血沉 56.00mm/h↑，C 反应蛋白 23.00mg/L↑。自身抗体：抗 Jo-1 抗体（＋）。

内服中药治疗，予补中益气汤加减补益脾胃、温扶阳气，拟方：黄芪 15g，党参 15g，白术 10g，当归 10g，陈皮 6g，升麻 6g，柴胡 12g，生姜 9 片，大枣 6 枚，款冬花 15g，白前 12g，桔梗 12g，炙甘草 10g。水煎服，日 1 剂，分 3 次服。

西医治疗予乙酰半胱氨酸泡腾片 0.6g，口服，每日 1 次，抑制肺纤维化；甲泼尼龙 40mg，静脉滴注，每日 1 次，人免疫球蛋白 25g，静脉滴注，每日 1 次（3 天），硫唑嘌呤 50mg，口服，每日 2 次，环磷酰胺 0.6g，静脉滴注，半月 1 次，调节免疫；氟比洛芬巴布膏 1 帖，贴敷，每日 2 次，抗炎止痛；枸橼酸莫沙必利分散片 5mg，口服，每日 3 次，促进胃肠蠕动；泮托拉唑钠肠溶胶囊 40mg，口服，每日 1 次，抑酸护胃。

出院诊断　中医诊断：肌痹证（脾胃亏虚）
西医诊断：（1）皮肌炎
（2）肺间质纤维化

二、案例解析

在中医辨病辨证方面，患者为老年男性，以"反复肌痛、肌无力"为主症，此属中医学"肌痹证"范畴。《素问·长刺节论》曰："病在肌肤，肌肤尽痛，名曰肌痹，伤于寒湿。"患者既往多病，年老虚衰，脾胃虚弱，气血生化乏源，肌肉失养，故见肌肉乏力、行动困难；脾胃虚弱，血行不畅，久而生热，血热盛久化燥，毒热郁于肌肤，故见颈背部皮肤瘙痒；气血不畅、肺气失宣，故见气促、咳嗽、咯痰；舌质淡，苔薄白，脉细弱均为脾胃虚弱之象，病位在筋肉、关节，但与脾胃密切相关，病性属虚。

本病应与偏枯相鉴别：肌痹和偏枯虽都属肢体疾病，但两者在病因病机和临床表现上都有所不同。偏枯又称半身不遂，是中风症状，中风后半身不遂日久不能恢复者，亦可见肌肉软弱无力，肌肉瘦削，行动艰难，甚则瘫软于床，两者应予区别。中风起病急骤，常有神昏，表现为一侧肢体偏废不用，并伴有语言謇涩、口眼㖞斜，久则患肢肌肉枯萎，常有眩晕、消渴、心悸等病史。

在西医诊断上，患者主要表现为反复全身肌痛、肌无力、皮疹及咳嗽咯痰。体征有颈背部可见斑片状紫红色皮疹，抚之不碍手，压之褪色，皮疹分布呈"V"型。双下肺可闻及散在细湿啰音及捻发音，颈部、腰部及四肢近端有多处肌肉压痛，四肢近端肌力4级。辅助检查肌电图示有肌源性损害。胸部CT示双肺间质纤维化及合并感染。生化检查示肌酸激酶3896U/L↑，肌酸激酶同工酶494U/L↑。血沉56.00mm/h↑，C反应蛋白23.00mg/L↑。自身抗体检测抗Jo-1（＋）。最终诊断为皮肌炎、肺间质纤维化。

本病需与以下疾病相鉴别：

1. 风湿性多肌痛

本病好发于40岁以上者，表现为上肢近端发生弥漫性疼痛，下肢少见，伴全身乏力，患者不能道出疼痛来自关节还是肌肉，无肌无力，由于失用可有轻度消瘦。血清肌酸激酶值正常，肌电图正常或轻度肌病性变化。可资鉴别。

2. 运动神经元病

此类疾病包括肌萎缩性脊髓侧索硬化症，均为脊髓、脑干及大脑运动皮质的进行性、退行性运动神经元病变，主要临床表现为肌萎缩和反射亢进。其特点为选择性上或下运动神经元功能缺失，病情进展一段时间后最终两种运动神经元功能均丧失。肌电图表现为四肢或延髓肌肉纤颤及束状电位。肌活检提示长期慢性缺少神经支配部位的肌肉出现失神经性萎缩和继发性肌病表现。

3. 重症肌无力

本病的临床表现包括反复或持续用力导致的肌无力和易疲劳，近端肌肉较远端肌肉严重。本病为全身性疾病，特点是累及眼外肌，抗胆碱酯酶药物试验阳性，肌电图示递减性反应，抗乙酰胆碱受体抗体常为阳性。可资鉴别。

三、按　语

特发性炎症性肌病（idiopathic inflammatory myopathy，IIM）是一组病因不明，以全身骨骼肌炎症性病变为特征的自身免疫性疾病，主要临床类型包括多发性肌炎（polymyositis，PM）、皮肌炎（dermatomyositis，DM）、免疫介导性坏死性肌病（immune mediated necrotizing myopathy，IMNM）、幼年型皮肌炎（juvenile dermatomyositis，JDM）和散发性包涵体肌炎（sporadic inclusion body myositis，sIBM）。多发性肌炎和皮肌炎是以肌无力、肌痛为主要临床表现的自身免疫性疾病，目前病因及发病机制仍不清楚，常累及全身骨骼肌，导致患者出现全身性炎症性肌肉病变，严重影响患者生活质量及生命安全。皮肌炎典型的皮肤症状有Gottron征、向阳疹、裂纹、红色皮疹、毛细血管异常等。本例患者则表现为颈背部出现红色皮疹，呈 V 型。除累及四肢近端肌肉及皮肤，肺部受累是最常见的内脏器官病变，也是影响患者预后的最重要因素之一。多发性肌炎和皮肌炎肺部受累的临床表现多种多样，而间质性肺病是多发性肌炎和皮肌炎最常见的肺部表现，可在病程中的任何时候出现。提高多发性肌炎和皮肌炎合并间质性肺病的诊治水平是当今风湿病学界医师的共同目标。

多发性肌炎和皮肌炎临床发病率较高，加强对患者的早期规范治疗是改善患者预后的关键。询问病史，该患者自 1 年前发病时起即使用糖皮质激素治疗，但患者未按医嘱规范减量，依从性差，最终导致病情未得到控制。临床依从性是指患者在求医后其行为（服药、节食或改变其生活方式）与临床医嘱的符合程度，为遵循医嘱的行为活动，又称为医从性、遵医行为或医嘱依从性。对于有效治疗病因复杂、治疗困难、病程长且反复的疾病，患者良好的依从性对疾病预后有很大影响。常见的影响依从性的因素有心理及社会因素、病程及治疗方案、疾病认知水平、医患沟通、经济状况及医疗费用支付形式、教育水平与职业等。而想提高患者依从性，我们临床医疗工作者需从以下几个方面着手：对患者加强健康教育；建立良好的医患合作关系；对患者给予准确的用药指导；同时注意与患者家属沟通，争取最大的家庭支持。总之，重视和提高患者的依从性，对疾病疗效的提高尤为重要。

目前皮肌炎的治疗以糖皮质激素、免疫抑制剂、丙种球蛋白及生物制剂为主，规范用药和该病预后密切相关。当前医疗技术的进步使得多发性肌炎和皮肌炎的临床诊治获得较大进步，但对于合并肺间质纤维化患者的治疗仍有较大难度，临床需结合病情，拟定针对性治疗方案。

四、思　考　题

（1）皮肌炎治疗的难点在哪里？
（2）用药上应注意哪些原则？

参 考 文 献

陈芳. 2013. 多发性肌炎/皮肌炎合并间质性肺疾病的预测因素及血清标志物研究[D]. 北京协和医学院.
林小慧，刘开祥，李清华，等. 2014. 肌炎抗体在多发性肌炎/皮肌炎的表达研究[J]. 中国神经免疫学和神经病学杂志，21（2）：151-152.

（曹跃朋）

案例 3　腰骶部疼痛、晨僵

一、病 历 摘 要

患者男性，31 岁。因反复腰骶部疼痛、晨僵 9 年，复发加重 5 天，于 2017 年 2 月 16

日入院。

患者 9 年前起无明显诱因反复出现腰骶部疼痛，症状于夜间明显，伴晨僵，活动后症状可减轻，患者曾多次就诊于某医院推拿科，诊断未明确，行"针灸、推拿、拔罐"等治疗后症状均有好转。5 天前腰骶部疼痛及晨僵加重，经热敷及口服止痛药（具体不详）后症状未减轻，为求进一步诊疗，就诊于我院。病来患者无皮疹、皮肤脱屑、腹痛、腹泻，精神、饮食、睡眠可，大小便正常。患者居住环境潮湿，平素嗜食肥甘厚味。

查体　生命体征平稳。舌红，苔黄腻，脉弦滑。心肺腹无异常。专科情况：脊柱强直，腰骶部压痛，脊柱活动明显受限，腰 3～4 椎体棘突及棘突旁 2～3cm 压痛，皮色不红，肤温不高，骨盆挤压与分离试验（＋），Schober 试验（＋），双膝磨髌试验（－），"4"字试验（＋）。心、肺、腹（－）。

辅查　骶髂关节 CT 及腰椎 CT 示强直性脊柱炎早期改变。HLA-B27 检测 92.5%。C 反应蛋白 3.70mg/L↑。血沉 18.00mm/h↑。

内服中药治疗，以补肾强督、清热利湿为治则，选知柏地黄汤加减，拟方：熟地黄 24g，山茱萸 12g，山药 12g，泽泻 9g，茯苓（去皮）9g，丹皮 9g，知母 24g，黄柏 24g，菟丝子 12g，川牛膝 9g，龟板 12g，鹿角胶 12g。水煎服，日 1 剂，分 3 次服。

西医治疗予注射用复方骨肽 60mg，静脉滴注，每日 1 次，改善骨代谢，美洛昔康片 7.5mg，口服，每日 1 次，抗炎止痛，注射用重组人 2 型肿瘤坏死因子-抗体融合蛋白 25mg，皮下注射，每周 2 次，抗风湿调节免疫。

出院诊断　中医诊断：痹证（肾虚湿热）
　　　　　　西医诊断：强直性脊柱炎

二、案例解析

在中医辨病辨证方面，患者为青年男性，以"反复腰骶部疼痛、晨僵"为主症，此属中医学"痹证"范畴。患者长期生活于贵州，生活环境潮湿，且平素嗜食肥甘厚味之品，日久病及肾，脾肾亏虚，水液代谢失常，痰湿内生，郁久化热，阻滞经络，致脉络不通，气血运行受阻，则见关节疼痛、活动受限；舌质红，苔黄腻，脉弦滑，均为肾虚湿热之象；病位在肌肤、关节，证属肾虚湿热证。本病应与痿证相鉴别：痹证和痿证虽都属于肢体疾病，但两者在病因病机和临床表现上都有不同。痿证表现为肢体软弱无力，肌肉瘦削，行动艰难，甚则瘫软于床，但肢体关节多无疼痛；而痹证则主要以肢体关节疼痛、重着、麻木、屈伸不利为主症。两者的主要鉴别点为是否有疼痛。故可鉴别。

在西医诊断方面，患者为青年男性，病史以"反复腰骶部疼痛、晨僵"为主要表现，首先考虑脊柱关节病可能。体征方面：脊柱强直，腰骶部压痛，脊柱关节活动受限，骨盆挤压与分离试验（＋），Schober 试验（＋），"4"字试验（＋）。加上影像学检查上骶髂关节 CT 及腰椎 CT 提示强直性脊柱炎早期改变。且患者炎症指标 C 反应蛋白及血沉均增高，HLA-B27 明显增高。综合分析，最终诊断为强直性脊柱炎。

本病需要与以下疾病相鉴别：

1. 弥漫性特发性骨肥厚

该病 50 岁以上男性多发，表现为脊柱疼痛、僵硬，逐渐加重并出现脊柱活动受限。临床症状和 X 线表现与强直性脊柱炎相似。但是该病晨起僵硬感不加重；X 线可见韧带钙化，常累及颈椎及低位胸椎，经常可见连接至少四节椎体前外侧的流注形钙化与骨化，而骶髂关节和脊柱骨突关节无侵蚀；血沉正常及 HLA-B27（–）。可资鉴别。

2. 髂骨致密性骨炎

本病多见于青年女性，主要表现为慢性腰骶部疼痛和发僵。临床检查除腰骶部肌肉紧张外无其他异常。诊断主要依靠 X 线片，其典型表现为在髂骨沿骶髂关节之中下 2/3 部位有明显的骨硬化区，呈三角形者尖端向上，密度均匀，不侵犯骶髂关节面，无关节狭窄或糜烂，可资鉴别。

3. 退行性脊柱关节病

本病腰骶部疼痛于休息时减轻，于活动时加重，脊柱影像可鉴别，此外，本病一般实验室检查无明显炎症指标增高表现。

三、按　语

腰痛是以自身感觉腰部疼痛为主症的一类病症。引起腰痛的原因很多，除常见的腰椎间盘突出症、腰椎管狭窄症、腰椎退变失稳外，风湿免疫性疾病、泌尿外科疾病、妇产科疾病，甚至累及坐骨神经的带状疱疹感染等皮肤科疾病均可导致腰背痛，特别是属于风湿免疫性疾病的脊柱关节炎（spondyloarthritis，SpA）引起的炎性腰背痛，易与机械性腰背痛相混淆，临床上应予以重视并注意鉴别。两者的鉴别见表 1-1。

表 1-1　炎性腰背痛与机械性腰背痛的鉴别要点

指标	炎性腰背痛	机械性腰背痛
发病年龄	<40 岁	任何年龄
起病	慢	急
症状持续时间	>3 个月	<4 周
晨僵	>1 小时	<30 分钟
夜间痛	常常	无
活动后	改善	加剧
骶髂关节压痛	多有	无
背部活动	各方向受限	仅屈曲受限
扩胸度	常减少	正常
神经系统查体异常	少见	多见
血沉增快	常有	多无
骶髂关节 X 线异常	常有	常无

脊柱关节炎因具有类风湿因子阴性的共性特点，曾称为血清阴性脊柱关节病，是一组慢性炎症性风湿性疾病，具有特定的遗传、病理生理、临床和放射学特征。此类疾病有共同的临床特征表现：累及中轴及以下肢为主的关节，有肌腱末端炎及特征性的关节外表现，多与HLA-B27有关，有家族倾向。涵盖病种包括强直性脊柱炎（ankylosing spondylitis，AS）、反应性关节炎（reactive arthritis，ReA）、银屑病关节炎（psoriatic arthritis，PsA）、炎性肠病性关节病（enteropathic arthropathy，EA）及分类未定的脊柱关节病（undifferentiated spondylarthropathies，uSpA）等。

强直性脊柱炎是一种与人类白细胞抗原（HLA-B27）相关，以中轴关节慢性炎症为主的血清阴性脊柱关节疾病，基本病理为附着点炎，全身各关节均可累及，主要表现在骶髂关节、椎间。本病发病隐匿且病程长，初期无明显症状，易出现漏诊、误诊现象。随着病情的发展，会逐渐出现胸腰椎、骶髂关节病变，可伴眼炎、心脏损害等关节外表现，严重者可出现脊柱畸形和强直，严重影响患者生活质量。对强直性脊柱炎诊断的主要线索基于患者的症状、体征、关节外表现和家族史。

该患者为青年男性，无明显诱因起病，主要症状为反复腰骶部疼痛，夜间明显，活动后减轻，结合病史，可基本考虑为炎性腰背痛。强直性脊柱炎炎性腰背痛有以下五个特点：①发病年龄<40岁；②隐匿起病；③症状活动后好转；④休息时加重；⑤夜间痛（起床后好转）。满足以上5项中的4项即为强直性脊柱炎炎性腰背痛（除机械性腰痛外）。患者非急性起病，无眼葡萄膜炎、结膜炎、尿道炎等表现，排除反应性关节炎；病程中无皮疹、皮肤脱屑，排除银屑病关节炎；无腹痛、腹泻，排除肠病关节炎。最后，本患者体征符合强直性脊柱炎诊断，且辅助检查如骶髂关节CT提示明确有强直性脊柱炎改变，HLA-B27明显增高等，又进一步支持诊断为强直性脊柱炎。该患者求治过程提示我们：需要重视疾病的鉴别诊断及其相关专科查体、实验室检查，在本疾病的诊断过程中，骶髂关节CT、HLA-B27、血沉、C反应蛋白等相关检查指标尤为重要。

四、思 考 题

（1）除HLA-B27外，还有哪些相关指标对本病诊断意义较大？

（2）强直性脊柱炎需与哪些疾病相鉴别？其诊断步骤如何？

参 考 文 献

韩仁芳，陈梦雅，刘瑞，等. 2017. 强直性脊柱炎2261例流行特征及功能状态现状分析[J]. 安徽医药，21（1）：73-76.

孙鹏，李建，沙明波，等. 2017. 独活寄生汤加减对强直性脊柱炎肾虚督寒证骨代谢和炎症因子的影响[J]. 中国实验方剂学杂志，23（24）：202-207.

（曹跃朋）

案例 4 反复关节疼痛伴呕吐

一、病 历 摘 要

患者女性，58 岁，因反复多关节疼痛 5[+]年，复发伴呕吐纳差半个月入院。

患者 5 年余前无明显诱因出现双肩、双肘、双腕关节肿痛，受凉受寒加重，伴有双手晨僵，约 1 小时，关节活动无明显受限在当地医院诊断为"类风湿关节炎"，后辗转多家医院治疗，未系统规范用药。7 个月前因关节疼痛加剧至我院风湿科住院治疗，查血沉、C 反应蛋白升高，类风湿因子阳性，双手 X 线片见"双手尺偏，有小囊样骨质破坏"，确诊为"类风湿关节炎"，经"抗炎抗风湿护胃"治疗后好转出院，出院后间断服用"甲泼尼龙 8~12mg，口服，每日 1 次，硫酸羟氯喹 0.2g，口服，每日 2 次，黑骨藤追风活络胶囊 0.9g，口服，每日 3 次，泮托拉唑 40mg，口服，每日 1 次"维持治疗，其间偶尔因胃痛纳差停药一两天。半个月前因胃部隐痛胀满不适，时感恶心故停用所有药物，但上述症状未见好转且渐进加重，早餐及午餐食入即吐，四肢关节酸痛复发，双手晨僵加重，遂至我院风湿门诊就医，以"类风湿关节炎"收入我病区系统诊治。

既往 2 年前曾因胃痛纳差在外院诊断为"慢性胃炎并胃溃疡"，间断口服泮托拉唑治疗。余无特殊。否认药物食物过敏史，婚育史无异常，已绝经。

查体 体温 36℃，心率 96 次/分，呼吸 20 次/分，血压 112/62mmHg。轻度贫血貌，形体瘦弱，神志尚清，心脏听诊未见明显异常，双肺呼吸音粗，下肺闻及少量湿啰音。剑突下压痛明显，腹部平软，双手近端指间关节、双腕、左肩压痛。舌淡苔白脉弱。

辅查 血常规：血红蛋白 111g/L，中性粒细胞相对值 79%，淋巴细胞百分比 10%；生化：K^+ 3.44mmol/L，Fe^{2+} 4.1μmol/L，C 反应蛋白 10.5mg/L，乳酸脱氢酶 360U/L，α 羟基丁酸脱氢酶 337U/L；尿酮（++）；心电图、血糖无异常；胸部 CT：右肺上叶小结节稍高密度影，考虑陈旧病变；双肺纹理粗乱，纵隔淋巴结增多，肝囊肿；心脏彩超：左心室舒张功能减低。

入院诊断 中医诊断：痹证（寒湿阻络）
        西医诊断：（1）类风湿关节炎
              （2）呕吐腹痛原因：胃溃疡？

中医内服中药治疗，以散寒除湿、健脾和胃、降逆止呕为法，方用桂枝汤合平胃散、生姜泻心汤加减，处方：桂枝 10g，白术 15g，法半夏 10g，黄芩 10g，陈皮 10g，厚朴 15g，苍术 10g，生姜 10g，神曲 10g，泽泻 10g，白芍 10g。每日 1 剂，分早晚两次温服。艾灸中脘、足三里。

西医予左氧氟沙星静脉滴注抗感染，泮托拉唑静脉滴注、瑞巴派特口服护胃，予注射甲氧氯普胺止呕，氨基酸、能量合剂、补钾以营养支持，曲马多止痛。后续辅助检查：抗中性粒细胞胞浆抗体、抗心磷脂抗体、痰培养+药敏试验正常，大便+隐血试验无异常。住院期间呕吐未见好转，予盐酸昂丹司琼口服止吐。请消化内科会诊行胃镜检查提示慢性非萎缩性胃炎伴糜烂,十二指肠球炎,病理报告示胃窦黏膜轻度慢性炎症。消化科再次会诊,支持目前用药方案,目前针对消化道病变导致的呕吐治疗强度已经足够,但无好转;患者仍持续呕吐,考虑与中枢神经有关。神经内科会诊,考虑为中枢性呕吐,行颅脑 MRI+DWI 回示:①垂体下缘异常信号,建议垂体 MRI 增强进一步检查;②DWI 未见明显异常。神经内科再次会诊,建议行脑垂体 MRI+增强扫描。请内分泌科会诊,考虑为垂体病,查促肾上腺皮质激素<1.00pg/ml,24 小时尿电解质示 Cl 131mmol,Ca 1.0mmoL,皮质醇(8am)17.04nmol/L,皮质醇(4am)23.50nmol/L,皮质醇(8am)19.55nmol/L,性激素回示黄体生成激素 100.61U/L。垂体 MRI+增强示未见明显异常。内分泌科再次会诊,考虑为药源性肾上腺皮质功能减退症,予每日口服泼尼松 20mg 后呕吐症状缓解,嘱其缓慢减量,其余用药同前,好转出院。

  出院诊断 中医诊断:痹证(寒湿阻络)
      西医诊断:(1)类风湿关节炎
          (2)慢性非萎缩性胃炎伴糜烂
          (3)十二指肠球炎
          (4)肺部感染
          (5)低钾血症
          (6)药源性肾上腺皮质功能减退症

二、案 例 分 析

  痹证(寒湿阻络)辨病辨证依据:患者关节疼痛,双手小关节及四肢关节肿痛,活动受限,遇寒加重,形寒肢冷,舌淡苔白脉弱为内有寒湿之象。正如《黄帝内经》所言:风寒湿三气杂至合而为痹,为寒湿内停、经脉受阻气血不通所致,不通则痛。

  呕吐(寒湿犯胃)辨病辨证依据:患者年老体弱,素体虚弱,痹证日久,久用辛苦燥湿之品折伤胃气,肢体经络寒湿之邪气内犯使胃通降失和,难以受盛化物,故食入即吐,半个月来仅能进食少量热稀粥。

  根据既往病史及关节肿痛分布特点,可明确诊断为类风湿关节炎,长期不规律服用糖皮质激素导致胃黏膜损害通过胃镜检查不难确诊。但予常规护胃、改善胃动力及止呕对症处理疗效不佳,中医予半夏茯苓汤未见好转,胃肠道疾病导致的呕吐暂时排除。而中枢性呕吐进行头颅影像学检查未见占位性病变及血管畸形,也予排除。鉴于患者长期不规律服用糖皮质激素易导致电解质紊乱、内分泌失调,因此想到排查内分泌紊乱引起的呕吐,最终查皮质醇得到确诊线索。

  基础病为类风湿,长期不规律服用糖皮质激素致胃黏膜损害,予常规护胃,改善胃动力及止呕疗效不佳,故先予昂丹司琼强效止吐,皮质醇检查支持药源性肾上腺皮质功能减退症,适当加量糖皮质激素得到缓解,提示要重视患者用药史的回溯,寻找诊疗线索,指导患者遵医嘱用药是医患沟通中的重要一环。

三、按　　语

　　患者可见对称性四肢小关节肿痛，血沉、C反应蛋白偏高，类风湿因子阳性，不难确诊类风湿关节炎，但该病例难点在于分析反复呕吐、纳差的原因并进行有效处理。尽管长期间断使用非甾体抗炎药可能是导致胃黏膜损伤、诱发呕吐等消化道不适的原因，但头颅CT和神经系统查体基本排除神经性呕吐，追问病史，患者长期不规律服用糖皮质激素（混用泼尼松、地塞米松等），极有可能导致肾上腺皮质分泌皮质醇功能受到抑制（后经皮质醇检测得到证实），突然撤药或感染会出现疼痛反跳、纳差、腹痛等一系列症状，此为糖皮质激素急速撤药引发的不良反应，即糖皮质激素戒断症状，因此治疗时应注意监控皮质功能，特别是需用糖皮质激素抗炎止痛的类风湿关节炎患者，目前临床专家多主张从低剂量开始控制（如泼尼松10mg，每日1次），配合使用抗风湿药物，激素减量应缓慢有序地进行，以防引起医源性肾上腺皮质功能不全。本案诊疗过程并不复杂，但紧扣基础病相关用药史，依次排查消化系统疾病、神经性呕吐，最终定位于继发性内分泌失调引起的呕吐。治疗方面使用中枢性止吐药昂丹司琼对症处理，小剂量长效强效糖皮质激素倍他米松抗炎，平复戒断症状后再改为小剂量泼尼松每日早上顿服，获得疗效。从用药史考虑不良反应导致的继发性疾病，是临床解决错综复杂问题的重要思路。同时，在类风湿关节炎的治疗中要注意：糖皮质激素的疗效和副作用同样明显，应严格控制剂量和疗程，并监测不良反应，加强防范措施。

四、思　考　题

　　如何规范使用糖皮质激素治疗类风湿关节炎?

参 考 文 献

邱勇，陈龙全，刘红.2017. 糖皮质激素在类风湿关节炎中的运用[J]. 风湿病与关节炎, 6（2）：53-55.

张源潮，杨兆文，曹金，等.2016. 糖皮质激素治疗类风湿关节炎的进展[J]. 世界临床药物, 37（3）：145-147.

（梁　江）

案例5　反复发热咽痛、乏力、面部红斑

一、病 历 摘 要

　　患者女性，32岁，因反复发热咽痛、乏力伴面部红斑2月余入院。

患者 2 月余前，无明显诱因出现高热，最高体温 39℃，咽喉微痛干涩不适，四肢肌肉乏力酸痛，无运动障碍及关节肿胀，伴面部皮肤散在红斑灼热不适，逢阳光暴晒后潮红范围增大，刺痛不适，在当地医院查自身抗体见"SM 抗体（+++）、U1-snRNP 抗体（+++）、抗核抗体（+++）"，诊断为"系统性红斑狼疮"，予"甲泼尼龙 48mg，口服，每日 1 次，硫酸羟氯喹 200mg，口服，每日 1 次"治疗后好转出院。此后上述症状反复发作，多次辗转就诊于多家医院，激素减量至 20mg 左右，今为求进一步系统治疗遂入我科治疗。既往史无特殊。

查体 体温 38.5℃，心率 108 次/分，呼吸 21 次/分，血压 102/75mmHg。形体虚胖，神清，精神疲倦，声音嘶哑，咽部充血，咽后壁有白色附着物，扁桃体无明显肿大，鼻黏膜干燥，面部散在红斑，以双侧颧骨及鼻根部为主，未见破溃结痂，无压痛及脱屑，双肺呼吸音粗，未闻及湿啰音，心脏听诊无明显异常，全腹平软，剑突下轻压痛，膀胱区轻度压痛，四肢活动自如，双下肢无浮肿，四肢肌力肌张力无异常，病理神经反射未引出。舌红苔白腻欠润，脉弱而数。

辅查 外院自身抗体：SM 抗体（+++）、U1-snRNP 抗体（+++）、抗核抗体（+++）；24 小时尿蛋白（-）；血常规：中性粒细胞百分比 81%，淋巴细胞百分比 9.2%，红细胞计数 $3.7×10^{12}/L$；血沉 60mm/h；电解质、心肌酶：K 2.82mmol/l，乳酸脱氢酶 816U/L，α 羟基丁酸脱氢酶 740U/L，D-二聚体 2.47μg/ml；肝肾功无异常；腹部彩超：脾脏偏大；心脏彩超无异常。

入院诊断 中医诊断：阴阳毒（湿热内蕴）
西医诊断：（1）系统性红斑狼疮
（2）真菌性咽喉炎？

中医治疗以清热除湿、凉血化瘀为法，方用犀角地黄汤加减，处方：水牛角 30g（先煎），生地 15g，赤芍 12g，茜草 12g，丹皮 12g，银花 20g，连翘 10g，青蒿 10g，知母 12g，秦艽 12g，桑白皮 10g，桔梗 10g，牛蒡子 10g，竹叶 10g，每日 1 剂，分早晚两次温服。西医予泮托拉唑静脉滴注护胃，甲泼尼龙 40mg 静脉滴注和羟氯喹口服免疫抑制，氯化钾缓释片补钾，积极完善补体免疫球蛋白等检查，取静脉血、痰、咽拭子、尿标本作细菌培养真菌涂片，排查结核等可能导致发热的常见病原体。此后患者反复咽部、鼻部不适，咽后壁见白色附着物，咽拭子培养见大量白色念珠菌，提示真菌性咽喉炎，予氟康唑静脉滴注抗感染，予替硝唑漱口抑菌。

患者使用氟康唑至第 3 天时咽痛好转，发热缓解，但当晚 8 点患者突然出现精神烦躁而不能言语，能听懂领会医生语言意思，摇头否认头痛眩晕、肢体疼痛及活动障碍，查体双侧腱反射亢进，但肌力肌张力正常。当时急行头颅 CT 未见脑出血，不排除急性脑梗死。神经内科医师会诊查体、阅片后考虑诊断：神志异常失语，原因：急性脑梗死？狼疮脑炎？建议改善循环，营养神经，拟行头颅 MRI+DWI+MRA 检查，予家属交代病情可能为狼疮脑炎突发，家属表示理解遂加用醒脑静注射液开窍醒神，血栓通注射液静脉滴注活血化瘀通络，其余用药按原方案进行，患者在家属陪护下顺利完成头颅 MRI 检查后安睡，生命体征平稳，但仍不能言语。

次日上午，我们请针灸科医师会诊语言功能障碍原因，会诊医师查看患者后，见其舌苔白腻，脉诊为滑脉，考虑痰热瘀阻脑络，予针刺百会、神阙、四神聪、双风池、太冲，舌下金津、玉液点刺放血以化痰开窍，活血化瘀，1小时后患者诉针灸处刺痛，语言已经恢复正常。头颅 MRI 报告见基底节区脑缺血，尾状核头部信号异常，不排除狼疮脑炎可能。但此前神经内科医师体格检查未见异常神经反射，患者语言神志及活动能力正常，建议继续现用药方案治疗。主治医师考虑一过性语言功能障碍，除脑部器质性病变以外，也要排查药物不良反应，查阅当时该患者所有用药的说明书和文献发现，氟康唑有一定概率导致患者抑郁、神志异常，同类药物伏立康唑也有导致神志异常的报道，停用药物可迅速恢复。因此，虽然患者基础病为狼疮，有突发狼疮脑炎引发神志异常的风险，但也不能排除该患者神志异常是因氟康唑引起的，而目前患者发热及咽痛明显缓解，故暂停用氟康唑，遂改用制霉菌素及大蒜素抗口腔黏膜真菌观察，患者口腔症状未见恶化，无发热肌肉酸痛不适，自停用氟康唑后未出现神志语言异常，面部红斑逐步消退，一周后甲泼尼龙由每日口服 40mg 减量至 24mg，无不适，痊愈出院。

　　出院诊断　中医诊断：阴阳毒　湿热内蕴
　　　　　　　西医诊断：（1）系统性红斑狼疮（狼疮性脑炎可能）
　　　　　　　　　　　　（2）真菌性咽喉炎

二、案例分析

　　患者发热，面部红斑，肢体酸软，如《金匮要略》所言，阳毒之为病，面赤斑斑如锦纹，舌红苔白腻欠润，脉弱而数，为湿热内盛正气已虚外候。

　　本案狼疮、真菌感染证据确凿，但突发神志异常首先高度怀疑狼疮脑炎暴发，该病与病情整体控制情况高度不一致，可能无临床症状及指标异常，也可突发加重，常规予激素加量，但同时应注意联合用药当中是否有引起神志异常的药物，文献报道氟康唑有一定嫌疑。

　　对于确诊的狼疮，糖皮质激素是常规用药，但免疫抑制易诱发感染。狼疮患者一旦神志异常，首先要怀疑狼疮脑炎暴发，应当加强免疫抑制，更要注意合并用药的影响，文献报道氟康唑有一定嫌疑，因此停用该药。中医方面，针对突发的神志症状，脑部器质性病变不明显，结合舌脉考虑痰瘀阻络，采用泻法针刺百会、神阙、四神聪、双风池、太冲，舌下金津、玉液点刺放血以化痰开窍，活血化瘀是治疗的重点。

三、按　语

　　狼疮患者突发神志异常，通常考虑狼疮脑炎暴发，该病与病情整体控制情况高度不一致，即补体、免疫球蛋白正常，但无发热、头痛、皮疹等病情活动症状时，也可突发神志异常或神经系统定位体征，文献普遍认为该病病理基础与血管炎导致的脑部重要区域血供突发栓塞或缺血相关，但临床情况千变万化，应当注意神志异常是否因药物使用诱发，可能有别的收获：本案发现神志异常后，结合病史辅助检查，暂时停用不影响大局的抗真菌用药，不盲目激素冲击，是风湿科医师与神经科医师协商后的沉着决定，当然，紧急情况下，同时存在感染或狼疮脑炎暴发可能，稳妥办法是先行丙种球蛋白冲击治疗，再视情况添加免疫抑制剂和激素，对狼疮或潜在感染有益而无害。此外，神志异常不仅仅依赖于中西医药物的使用，针灸开窍醒神、祛痰化瘀也可能获得出其不意的效果。

四、思 考 题

氟康唑的常见不良反应有哪些？

参 考 文 献

孟庆防.2017. 系统性红斑狼疮并狼疮脑病临床特点分析[J].中国实用神经疾病杂志，20（6）：86-88.

周玲，高杰. 2012. 伏立康唑致精神症状 1 例[J]. 抗感染药学，（2）：157-158.

周彤，陈文颖，劳海燕.2018.1 例氟康唑联用甲泼尼龙致谵妄的病例分析[J]. 海峡药学，30（1）：269-270.

（梁 江）

案例 6 结节性红斑、关节疼痛

一、病 历 摘 要

患者女性，54 岁，因反复四肢结节性红斑 20+年，关节疼痛 2+年，加重 6+月，于 2017 年 8 月 2 日入院。

患者 20 余年前无明显诱因四肢出现多个大小不等结节性红斑，呈散在分布，伴疼痛，无糜烂、溃疡，就诊于当地医院，诊断为"结节性红斑"，予"火把花根"治疗后症状有所减轻。此后上症无明显诱因常反复发作，2+年前出现双腕、双膝关节疼痛，间断自服"火把花根、消炎止痛药"后症状时轻时重，未系统治疗。6+月前无明显诱因上症复发加重，为求进一步诊治就诊于我院。入院症见：双下肢伸侧可见多个大小不等结节性红斑伴疼痛，部分已消退并有黑色素沉着，呈散在分布，双肩、双腕、双手多个远端指间关节疼痛，颈肩部肌肉酸痛，自觉潮热、汗多，午后、夜间及活动后明显。无明显晨僵，无脱发、口腔溃疡、面部红斑，无口眼干、牙齿片状脱落，无咳嗽、咳痰、咯血，半年来体重减轻约 2.5kg。否认"肝炎""结核"等传染病史，其配偶有肺结核病史。

查体 体温 36.4℃。心肺未见异常。双下肢伸侧可见多个散在分布的大小不等的红斑，红斑处压痛，略高出皮肤表面，皮温不高，双肩、双腕、双手多个远端指间关节轻度压痛，无肿胀，双手多个远端指间关节膨大变形，双膝磨髌试验阳性，浮髌试验阴性，双侧直腿抬高试验阴性。

辅查　白细胞计数 $2.71\times10^9/L$，中性粒细胞绝对值 $1.52\times10^9/L$，淋巴细胞绝对值 $0.9\times10^9/L$，血沉 24mm/h。全程 C 反应蛋白 0mg/L，抗 O 49U/ml，类风湿因子 9.5U/L。IgA、IgG、IgM 未见异常，补体 C4 0.48g/L。类风湿 5 项、自身抗体、抗中性粒细胞胞浆抗体正常。结核抗体 IgM 弱阳性，结核抗体 IgG 阴性。结核菌素试验强阳性。结核感染 T 细胞斑点试验回示阳性。胸片：双肺纹理增多、紊乱。彩超：左侧腋窝偏低回声结节，考虑部分淋巴结肿大。进一步查胸部 CT 示：①颈根部右侧、甲状腺右后气管旁气性小囊腔-考虑气管旁或上肺叶脏胸膜外无功能性气囊腔；②左侧腋下淋巴结多发肿大并钙化改变。双膝关节 B 超提示：①双膝关节极少量积液，有轻度陈旧性滑膜增生；②左膝股骨下端骨面毛糙，有多发骨糜烂，双膝股骨下端骨面有明显退行性病变。双侧腕关节 B 超提示双侧腕关节少量积液，有轻度滑膜增生，右侧较新鲜。综合分析病史、症状、体征、辅查等资料，最终诊断为结核性风湿症（Poncet 综合征）。

予口服利福平胶囊、异烟肼片抗结核，沙利度胺缓解红斑，美洛昔康片缓解疼痛。嘱患者定期复诊，抗结核治疗 3 个月后，红斑、关节疼痛明显好转，随访半年后未复发。

二、案 例 解 析

Poncet 综合征表现为非破坏性无菌性多关节炎，是结核性感染的一种表现形式，这是一种罕见疾病，文献报道不超过 200 例，特别是在结核病患病率较低的国家。其发病机制尚不清楚，它可能是由于结核分枝杆菌感染引发的反应性免疫机制所致。尽管 Poncet 综合征是罕见疾病，但在发病机制中已经提出了一种遗传倾向，其与 HLA DR3 和 HLA DR4 单倍体相关。Rueda-Juan 等提出了 Poncet 综合征的诊断标准，其中包括：①活动性关节外结核的证据；②多于一个关节的关节炎，包括膝盖和脚踝；③无轴位或椎体损害或骶髂关节受累；④非特定的实验室结果；⑤抗结核治疗后完全缓解；⑥没有慢性关节损害；⑦排除其他风湿性疾病。除了关节疼痛外，其他常见症状包括发热和皮肤变化，常见的皮肤症状是出现结节性红斑，好发于四肢尤其是小腿伸侧面及踝关节附近。最近 Rueda-Juan 等发现 Poncet 综合征主要影响大关节，没有轴向参与。最常受影响的关节是踝关节 63.3%，膝关节 58.8%，腕关节 29.1%，肘关节 23.1%。寡发性关节炎占 40%，多关节炎占 27.6%，单关节炎占 24.6%。有人提出，Poncet 综合征主要发生于肺外结核患者，而结节性红斑的存在是这种疾病的重要标志。结核性风湿症患者化验往往出现血沉或者 C 反应蛋白升高，如果合并了类风湿因子或其他自身抗体阳性，常常被误诊为类风湿关节炎或者其他风湿免疫性疾病，而加用激素及免疫抑制药物治疗，结果当然适得其反，患者免疫功能将进一步减低，致使结核菌感染扩散、病情进展加重，此时应警惕 Poncet 综合征的可能。本例以小腿两侧结节性红斑为首发症状，后出现关节疼痛，多年后才发现淋巴系统的结核感染，非专科医生接诊此病相对较少，缺乏整体观念，未能将结节性红斑、关节疼痛综合考虑，是其被误诊的主要原因。另外，对病史询问不详，检查不细致是误诊的又一个原因。多次就诊时医生只注重了结节性红斑、关节症状，而忽视了患者自觉潮热、汗多，午后、夜间及活动后明显，淋巴肿大，半年来体重减轻及配偶有肺结核等病史和现象。该患者误诊的另一原因可能是未认识到风湿病患者治疗过程中筛查结核的重要性，更不注重寻找结核病灶，仅仅靠胸片检查排查肺结核，但患者是淋巴结核，故未能及时发现结核病灶。

三、按　　语

中国是一个结核病大国，日常生活中接触结核病患或被感染十分常见，风湿病患者因长期使用激素和（或）免疫抑制剂，结核的发生率更高，因此在风湿病患者的诊断及治疗过程中应该高度重视结核感染。结核病是由结核分枝杆菌引起的慢性传染病，除了头发和指甲外，身体任何其他部位，如肺脏、淋巴结、骨骼、关节、皮肤等都可以被结核分枝杆菌侵犯，症状可能复杂多变，故常常导致误诊。为了尽可能减少误诊，医务人员应提高对本病的认识，除了详细采集病史、认真查体、分析各实验室检查的结果之外，临床思路要开阔，建立整体观念，避免片面思维，严格掌握类风湿关节炎及各种风湿病的诊断标准。对经抗风湿正规治疗无效者，应想到本病的可能，及时行结核抗体、结核菌素试验、结核感染T细胞斑点试验、胸片或胸部CT等相关检查，积极寻找结核灶，切不要轻易放弃对结核的寻找。

由于结核感染患者可以出现关节肿痛等风湿病症状，以及风湿病患者长期服用激素或免疫抑制剂后结核易感，因此在风湿病患者诊治过程中需高度重视排查结核，将Poncet综合征作为发热和原因不明的关节炎患者的鉴别诊断，特别是在怀疑活动性结核病的情况下，是非常必要的。采集病史和查体时应注意寻找相关特征性的症状及体征，一旦明确为Poncet综合征，需给予正规的抗结核药物治疗，随着结核病情控制，风湿症状也就自然缓解了。

四、思　考　题

结核性风湿症和结核性关节炎有何区别？

参 考 文 献

Ames P R，Capasso G，Testa V，et al. 1990. Chronic tuberculous rheumatism（Poncet's disease）in a gymnast[J]. Br J Rheumatol，29（1）：72-74.

Chakraborty P P，Ray S，Selvan C，et al. 2015. Poncet's disease：An unusual presentation of tuberculosis in a diabetic lady[J]. World Journal of Clinical Cases，3（4）：385.

Irmi Z，Zaiton A，Faezah H. 2013. Reactive arthritis in tuberculosis：A case of Poncet's disease[J]. Malaysian Family Physician the Official Journal of the Academy of Family Physicians of Malaysia，8（1）：24.

Kroot E J A，Hazes J M W，Colin E M，et al. 2007. Poncet's disease：reactive arthritis accompanying tuberculosis. Two case reports and a review of the literature[J]. Rheumatology，46（3）：484.

Lugo-Zamudio G E，Barbosa-Cobos R E，González-Ram í rez L V，et al. 2016. Tuberculous rheumatism "Poncet's disease". Case report[J]. Cirugía Y Cirujanos，84（2）：169.

Miguel A, Ana P, Marta G, et al. 2015. Poncet's disease mimicking rheumatoid arthritis in a patient with suspected Crohn's disease[J]. Clinical Case Reports, 4（1）: 72.

Rueda J C, Crepy M F, Mantilla R D. 2013. Clinical features of Poncet's disease.From the description of 198 cases found in the literature[J]. Clinical Rheumatology, 32（7）: 929-935.

Sait S, Mubashir M, Anwar R, et al. 2016. Poncet's disease（tubercular rheumatism）with primary involvement of the foot-A case report[J]. Foot & Ankle Surgery Official Journal of the European Society of Foot & Ankle Surgeons, 22（3）: e17.

Sasaki H, Inagaki M, Shioda M, et al. 2015. Poncet's. disease with high titers of rheumatoid factor and anti-citrullinated peptide antibodies mimicking rheumatoid arthritis[J]. Journal of Infection & Chemotherapy, 21（1）: 65-69.

Silva I, Mateus M, Branco J C. 2013. Poncet's disease: a symmetric seronegative polyarthritis with enthesopathy refractory to the therapy[J]. Acta Reumatologica Portuguesa, 38（3）: 192-195.

（姚血明）

案例 7　胸锁关节、腰背部疼痛，皮疹

一、病 历 摘 要

患者女性，61 岁，因胸锁关节疼痛 10⁺年，腰背部疼痛 6⁺年，下肢皮疹 1⁺周，于 2017 年 8 月 6 日入院。

患者 10⁺年不慎跌倒，臀部着地，他人扶起后出现胸锁关节疼痛，伴肿胀，无活动受限，此后上述症状时有发作，多次予"膏药"外敷可缓解。6⁺年前不慎跌倒致背部着地，出现腰背部疼痛，自行予"中药外敷"后好转，其间上诉症状多次发作，未正规就诊。1⁺周前无明显诱因出现左踝腓侧处红色皮疹、水疱，患者自行戳破水疱，双下肢逐渐出现对称散在大小不等的暗红色皮疹，部分融合成片，高出皮肤，压之不褪色，伴瘙痒，无明显疼痛，无发热，无皮下结节，无面部红斑、反复口腔溃疡、脱发、慢性腹泻等。4 天前开始出现午后发热，体温最高 38.2℃，双下肢皮疹逐渐向上蔓延，经"抗过敏"等处理后未见明显缓解，皮疹逐渐增多，蔓延过膝，散在水疱、血痂，由门诊以"SAPHO 综合征？"收入院。入院症见：胸锁关节、腰背部疼痛，胸锁关节肿胀，四肢皮肤多发皮疹，伴瘙痒，皮疹高出皮肤，压之不褪色，无明显疼痛，无皮下结节，无发热、面部红斑、反复口腔溃疡、脱发，无咳嗽、咯痰、慢性腹泻不适。

既往有"慢性乙型病毒性肝炎、高血压、胆囊切除术"史，酒精过敏，无类似家族遗传病史。

查体　双下肢对称大小不等、形状不一的瘀斑，瘀斑间隙可见散在分布大小不等暗紫红色皮疹、血痂、水疱，左前臂可见淡红色大小不等的斑片状皮疹（皮疹见图 1-1）。胸骨柄外凸肿胀，肋间隙稍宽，胸锁关节压痛，脊柱胸椎过凸畸形，背部胸 2～腰 4 广泛压痛，以胸 2～腰 4 棘突压叩痛明显，腰部活动受限，双侧直腿抬高试验（−），腰后伸征（+），屈髋伸膝（−）。

辅查　胸椎 CT+骶髂关节 CT 示两侧胸骨柄增大、密度增高，骨小梁结构消失，胸锁关节融合（CT 图片见图 1-2）；胸椎第二三右侧椎体及附件肥大，骨小梁结构消失，呈高

密度改变，小关节融合，多个胸椎边缘骨质增生、硬化，骨赘形成；左侧骶髂关节间隙狭窄，关节对应面增生、硬化，骨小梁结构紊乱，呈片状密度增高影。腰椎 MRI：矢状位显示腰 1 椎体塌陷变扁，各椎体可见斑片状短 T_1 长 T_2 信号影，其边缘显示模糊，蛛网膜下腔受压（MRI 图片见图 1-3）。血沉 108mm/h，C 反应蛋白 18mg/L。血常规：白细胞计数 $11.76×10^9$/L，血红蛋白浓度 110g/L，血小板 $332×10^9$/L。

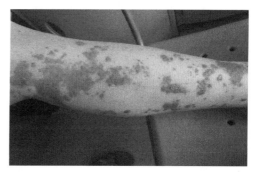

图 1-1　下肢皮疹

肝炎标志物：乙型肝炎表面抗原（+），乙型肝炎 e 抗体（+），乙型肝炎核心抗体（+）。肿瘤标志物阴性。HLA-B27 阴性，类风湿因子、抗环瓜氨酸肽抗体正常。自身抗体：抗核抗体核颗粒型 1：80（弱阳性），余抗体阴性。骨密度检查：骨质疏松（腰 2～4T=–3.1，腰 1 所测值与邻近椎体相差大于 1，故省去）。皮疹处皮肤活检：（下肢）皮肤真皮浅层液化，部分鳞状上皮基底层细胞脱落，上皮下大疱形成，见少量中性粒细胞和较多淋巴细胞浸润。

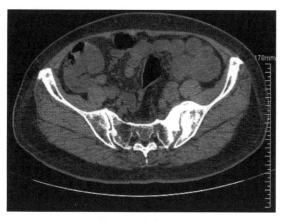

图 1-2　胸部 CT

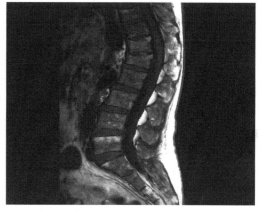

图 1-3　腰椎 MRI

入院予甲泼尼龙 40mg，每日 1 次，泮托拉唑 40mg，每日 1 次，甲氨蝶呤片 10mg，每周 1 次，叶酸片 10mg，每周 1 次，美洛昔康片 7.5mg，每日 1 次，碳酸钙 D3 片 0.6mg，每日 1 次，阿法骨化醇软胶囊 0.5μg，每日 1 次，雷公藤多苷片 20mg，每日 3 次，阿仑膦酸钠片 70mg，每周 1 次，硝苯地平缓释片 10mg，每日 1 次，皮肤科会诊后考虑大疱病，予夫西地酸乳膏皮疹处外用。治疗 10+天后患者胸锁关节、腰背部疼痛缓解，双下肢、臀部、左前臂皮疹控制，水疱消失，颜色变淡，部分痂壳脱落，2+周后复查血沉 15mm/h，C 反应蛋白 0.1mg/L，激素减量为醋酸泼尼松片 35mg，每日 1 次，出院后每半月减量 1 片，随诊 4 个月，醋酸泼尼松片减量为 5mg，每日 1 次，皮疹消失，遗留部分色素沉着，胸锁关节、腰背部无疼痛，继续随访中，未见复发。

　　出院诊断　SAPHO 综合征

二、案 例 解 析

SAPHO 综合征（synovitis-acne-pustulosis-hyperostosis-osteitis syndrome）在 1987 年首先被法国风湿病学家 Chamot 提出，是指由滑膜炎（synovitis）、痤疮（acne）、脓疱病（pustulosis）、骨肥厚（hyperostosis）和骨炎（osteitis）组成的一组综合征，引起皮肤和骨关节受累的自身免疫性非特异性炎症，国外报道的患病率仅有 0.04%，为一种临床罕见病，临床表现多样，易被单独诊断为皮肤、关节、脊柱方面的疾病，误诊率较高。此病好发于中老年，女性多见，病程慢性迁延，反复发作。骨关节病变是 SAPHO 综合征的典型改变，包括外周关节炎、骨肥厚和骨炎，其中以前胸壁（近端锁骨、胸骨、第 1 肋骨及其相邻关节）受累最为典型，发生率为 60%～95%，脊柱为 33%，骶髂关节为 13%～52%。皮肤受累为 20%～60%，以掌跖脓疱病最为常见，占一半以上，其他还有脓疱性银屑病、聚合性痤疮、暴发性痤疮、化脓性汗腺炎等。CT 是显示病变部位最佳的方法，MRI、核素骨显像的敏感度高，CT 表现为骨质硬化、肥厚，关节面破坏、关节间隙变窄，晚期以骨关节肥厚融合为主，MRI 表现为椎体不均匀长 T_1 长 T_2 信号，核素骨显像典型的图像为"牛头征"。SAPHO 综合征的诊断主要依靠病史、核素显像和放射结果及皮肤的表现。SAPHO 综合征的诊断标准 2012 年在 *Semin Arthritis Rheum* 中更新，包括 4 点：①骨关节表现+聚合性痤疮和暴发性痤疮或化脓性汗腺炎；②骨关节表现+掌趾脓疱病；③骨肥厚（上胸壁、肢端骨、脊柱）伴或不伴皮肤损害；④慢性多灶性复发性骨髓炎（CMRO）包含中轴或外周骨，伴或不伴皮肤损害。满足以上 4 个条件之一即可诊断为 SAPHO 综合征。SAPHO 综合征与血沉、C 反应蛋白的升高有关。有一些关于细菌学、免疫学和遗传因素的假说，但其主要的发病机制仍不完全清楚。目前没有针对 SAPHO 综合征的统一治疗指南，其治疗是多模式性和经验性的，主要在于缓解症状，用药包括非甾体类抗炎药、糖皮质激素、改善病情的抗风湿药，有研究证实双膦酸盐类治疗 SAPHO 综合征有效，双磷酸盐类具有抑制骨吸收和抗炎作用，抑制了巨噬细胞引起的细胞因子分泌。越来越多的报道显示生物制剂治疗 SAPHO 综合征有效，尤其在治疗难治性 SAPHO 综合征中取得了满意疗效。

该患者以胸锁关节肿胀、疼痛为特点起病，同时有脊柱、骶髂关节受累，需与弥漫性特发性骨肥厚症（diffuse idiopathic skeletal hyperostosis，DISH）相鉴别，DISH 以脊柱和外周关节大量新骨形成，骨化及结缔组织钙化为特点，但无皮肤改变。该患者皮肤改变虽与诊断标准的典型皮肤受累不一致，相关文献未见报道，但确诊该病可不伴皮肤损害，本例患者有典型的骨肥厚、硬化、增生，虽未行骨扫描检查，但诊断可明确，同时该患者皮肤活检提示有中性粒细胞浸润，抗生素外用有效，考虑可能与 SAPHO 综合征相关。患者病史较长，因有背部外伤史，腰 1 椎体存在压缩性骨折，长期误诊为椎体压缩性骨折，故治疗无效。该患者入院时皮疹严重，炎症指标较高，乙肝病情无活动表现，收入我科后予糖皮质激素治疗后皮疹迅速控制，配合非甾体类抗炎药、钙剂、双膦酸盐类等药物治疗后病情好转，目前随访未见复发。

三、按　　语

该患者是典型的疑难病，对该类患者的诊断既要克服知识的局限性也要克服思维的局限性。对有些疑难病确是"百读不如一见"，有了这一见，下次再见就能认识，这就是经验，经验思维就是大脑对同类信息有意识地反复强化过程中形成的，是有意积累的。大脑对这种反复出现的叠加信息的习惯性处理，逐渐形成牢固的逻辑联系，再遇到相同信息时，立刻就能得出相同的结论。经验思维就能将大脑"仓库"中同类可比信息加以合理参照，这对于诊断疑难病无疑是重要的，我们把对个别疑难病经验积累转化为经验思维，无疑也是重要的。另外，在信息爆炸的时代，利用网络数据库也能获得意想不到的收获，从患者的主要症状归纳出关键词，利用网络数据库搜索可能就有新的发现。

四、思　考　题

如果暂时无法明确患者 SAPHO 综合征的诊断，应如何缓解患者的临床症状？

参 考 文 献

刘记存，陈勇，崔建岭. 2011. SAPHO 综合征的影像表现[J]. 中国医学影像技术，27（8）：1684-1687.

王广举，张国安. 2015. SAPHO 综合征的 CT 特征[J]. 临床放射学杂志，34（3）：435-439.

Colina M，Govoni M，Orzincolo C，et al. 2009. Clinical and radiologic evolution of synovitis, acne, pustulosis, hyperostosis, and osteitis syndrome：A single center study of a cohort of 71 subjects. Arthritis Rheum，61：813-821.

Depasquale R，Kumar N，Lalam R K，et al. 2012. SAPHO：what radiologists should know [J]. Clinical radiology, 67（3）：195-206.

Earwaker J W，Cotten A. 2003. SAPHO：syndrome or concept? imaging findings [J]. Skeletal Radiol, 32（6）：311-327.

Firinu D，Garcia-Larsen V，Manconi P E，et al. 2016. SAPHO Syndrome：Current Developments and Approaches to Clinical Treatment[J]. Curr Rheumatol Rep, 18（6）：35.

Firinu D，Murgia G，Lorrai M M，et al. 2014. Biological treatments for SAPHO syndrome：an update [J]. Inflamm Allergy Drug Targets, 13（3）：199-205.

Hampton S L，Youssef H. 2013. Successful treatment of resistant SAPHO syndrome with anti-TNF therapy [J]. BMJ Case Rep 25：2013.

Kundu B K，Naik A K，Bhargava S，et al. 2013. Diagnosing the SAPHO syndrome：a report of three cases and review of lit-erature[J]. Clin Rheumatol，32（8）：1237-1243.

Leone A，Cassar-Pullicino V N，Casale R，et al. 2015. The SAPHO syn-drome revisited with an emphasis on spinal manifestations[J]. Skel-etal Radiol，44（1）：9-24.

Nguyen M T，Borchers A，Selmi C，et al. 2012. The SAPHO syndrome [J]. Semin Arthritis Rheum，42（3）：254-265.

Olivieri I，Padula A，Palazzi C. 2006. Pharmacological management of SAPHO syndrome[J]. Expert Opin Investig Drugs，15：1229-1233.

Rukavina I. 2015. SAPHO syndrome：A review[J]. J Child Orthop. 9：19-27.

（姚血明）

案例 8　腰骶、双髋疼痛，双下肢无力

一、病 历 摘 要

患者男性，27 岁，因腰骶、双髋部疼痛 1[+]年，加重 2 个月，于 2016 年 2 月 22 日入院。

患者 1[+]年前运动后出现腰骶、双髋部疼痛不适，呈持续性加重，卧床及久坐后起立困难，起步时疼痛明显加重，活动后可减轻，无休息后加重及夜间痛醒，逐渐出现双侧大腿疼痛不适，双下肢无力，行走困难。就诊外院查血沉、C 反应蛋白、类风湿因子正常，自身抗体、HLA-B27 均阴性；腰丛 MRI 示：①扫描范围见各腰椎异常改变，终板发育不良不能除外或其他所致，②腰 4、5 椎体后方脊髓信号紊乱、稍膨大，后方软组织信号异常，考虑"痉挛性截瘫可能"，予非甾体抗炎药、激素、营养神经等治疗效果欠佳，使用镇痛药可稍缓解疼痛。2 个月前患者上症加重于我院就诊，门诊以"腰痛原因待查（脊柱关节炎可能）"收入院。

查体　腰椎前屈、侧弯及旋转受限，腰骶段棘突压痛，双侧臀、髋压痛，双"4"字试验（＋），拾物试验（＋），枕壁试验（－）。心肺腹（－）。近期检查提示三大常规基本正常；生化全套：碱性磷酸酶 221U/L，血钙正常，无机磷 0.58mmol/L，血沉 15mm/h、C 反应蛋白（－）；25-羟基维生素 D 8.6ng/ml，甲状旁腺激素正常；肿瘤标志（－）；抗核抗体、ENA、类风湿因子、HLA-B27（－）；骶髂关节 CT：双侧骶髂关节骨质疏松，未见明显破坏；腰椎 CT：腰 3～骶 1 椎间盘膨出，腰椎骨质疏松；骶髂关节 MR 平扫示双侧骶髂关节局部信号增强，考虑骶髂关节炎可能；胸椎 MRI 提示胸椎轻度退变；双能 X 线骨密度：腰椎 Z 值–3.0，左侧股骨颈 Z 值–2.6，右侧股骨颈 Z 值–2.8。诊断考虑为代谢性骨病（低磷性骨软化症），予口服双氯芬酸钠缓释胶囊、盐酸曲马多片、醋酸钙胶囊、阿法骨化醇软胶囊及阿仑膦酸钠片及注射维生素 D₃ 等治疗，上症无明显好转。进一步完善 PET-CT：左髋部软组织信号异常，后患者于外院行手术切除左髋部皮下包块，病理结果：免疫组化标记结果示 Vimentin（＋）、CD68（＋）、Lysozyme（＋）、SMA（－）、Caldesmon（部分细胞+）、P63（少许细胞+）、EMA（部分细胞+）、Ki-67（约 10%+）。（左髋部）富于巨细胞之肿瘤伴出血及局灶软骨样分化，结合临床及免疫组化标记结果考虑为棕色瘤，明确诊断为肿瘤相关性低磷性骨软化症。1 个月后随访，患者症状明显好转，3 个月后复查碱性磷酸酶、无机磷、25-羟基维生素 D 均恢复正常，半年后复查双能 X 线骨密度恢复正常。

二、案 例 解 析

患者为青年男性，以"腰骶、双髋部疼痛"为主要表现，故辨证属中医学"痹证"范畴。由于患者久居湿地，易感受风寒湿邪，寒湿之邪侵袭，闭阻经络，经络不通，气血不畅，故见腰骶、髋部疼痛；寒性收引，湿性凝滞，故见双下肢无力，行走困难；湿为阴邪，得阳始化，静则湿邪更易停滞，故卧床及久坐后起立困难，活动后气机稍有舒展，湿滞得

减，故活动后可减轻。舌质淡，苔白腻，脉沉细，综观舌脉症，属寒湿阻络之征，病在肌肉关节，证属实证。中医方面需要与痿证相鉴别，痹证和痿证虽都属肢体疾病，但两者在病因病机和临床表现上都有所不同。痿证表现为肢体软弱无力，肌肉瘦削，行动艰难，甚则瘫软于床，但肢体关节多无疼痛；而痹证则主要以肢体关节疼痛、重着、麻木、屈伸不利为主症，后期也可致肢体无力，活动受限，但肢体关节是否疼痛是两者临床鉴别的要点。

西医诊断方面，患者为青年男性，慢性病程，以"腰骶、双髋部疼痛 1^+ 年，加重 2 个月"入院；查体：腰椎前屈、侧弯及旋转受限，腰骶段棘突压痛，双侧臀、髋压痛，双"4"字试验（+）；MRI 平扫：双侧骶髂关节局部信号增高，考虑骶髂关节炎可能，应该考虑脊柱关节炎的可能。但是患者炎性腰背痛特点不突出；HLA-B27 阴性，炎症指标正常；CT 骶髂关节未见骨质破坏，不符合脊柱关节炎临床特点。

综合分析该患者病例特点：青年男性，慢性病程，腰骶部疼痛，乏力，进行性加重；无典型炎性腰背痛特点；活动受限，步态摇摆、步行困难；CT 提示广泛的骨质疏松；碱性磷酸酶升高，应该考虑骨软化症。但患者血钙正常、甲状旁腺激素正常，考虑为非钙源性；查血磷降低，提示为磷源性，诊断为低磷骨软化症。进一步查文献分析患者患低磷骨软化症的病因。①遗传性疾病，多数为 X 连锁低磷软骨病、常染色体显性遗传低磷软骨病，患者年龄偏大，且无相关家族史，暂不考虑；②药物因素，患者无特殊用药（阿德福韦酯等）史，暂不考虑；③系统性疾病，如淀粉样变性、干燥综合征等引起的范科尼综合征，患者无相关临床表现，相关自身抗体均阴性，考虑可能性不大；④肿瘤相关性低磷性骨软化症（TIO），最后经 PET-CT 及手术后病理证实该患者为棕色瘤。

TIO 于 1947 年首次被报道，是一种由肿瘤引起肾脏排磷增加造成的获得性低血磷性骨软化症，好发于成年人，临床特点表现为骨痛呈渐进性发展，多在四肢和负重关节；血磷明显减低，尿磷排泄明显增多，血钙一般正常；碱性磷酸酶升高；血浆 1，25-OH-VD 水平减低。目前普遍认为 TIO 的发病机制主要为肿瘤细胞合成分泌成纤维生长因子-23，作用于肾脏、肠道而影响磷的重吸收，常规补磷及活性维生素 D 效果差。

引起 TIO 的肿瘤多来源于间叶组织，体积较小且生长隐蔽而缓慢，肿瘤切除后症状和生化检查可在短期内显著改善。TIO 的肿瘤多为良性，只有 10% 左右为恶性，多见于四肢，其次为头、颈、颌、面部，可附着于骨骼表面，也可位于软组织浅层或深层，与该患者相符。TIO 的治疗以手术治疗为主，肿瘤切除后血磷迅速纠正，临床症状可以有效缓解。

三、按　语

通过该患者的诊疗过程学习，我们总结认为临床上以多发骨痛、活动受限、伴无力为主要表现，伴有低磷血症的患者需要考虑低磷骨软化症；低磷骨软化症患者多表现为腰背痛，易误诊为脊柱关节炎。

诊断时，当患者症状、体征与实验室指标不符合时，诊断应该慎重，应该建立正确的临床思维，进一步分析患者临床表现和实验室检查结果的内在联系。在治疗过程中，当发现治疗效果欠佳时，应该反思诊断的正确性。

四、思 考 题

如果暂时无法找到引起骨软化症的肿瘤，应如何缓解患者的临床症状？

参 考 文 献

段亮，刘军，弓立群，等. 2017. 13例肿瘤性骨软化症诊治分析[J]. 中华实用诊断与治疗杂志，31（7）：684-686.

姜艳，夏维波，邢小平，等. 2010. 肿瘤性骨软化症的诊断及治疗. 肿瘤性骨软化症的诊断及治疗[J]. 中国医学科学院学报，32（4）：477-478.

Mc Cance R A. 1947. Osteomalacia with Looser's nodes（Milkman's syn-drome）due to a raised resistance to vitamin D acquired about the age of 15 years[J]. Q J Med，16（1）：33-46.

（姚血明）

案例 9　皮疹、发热、转氨酶升高

一、病 历 摘 要

患者男性，17岁。因反复双下肢皮疹3年，加重伴发热3天，于2017年6月18日入院。

患者自3年前起反复出现双下肢瘙痒性黑色皮疹，逐渐增多、破溃，多方诊治疗效不佳。3天前患者皮疹突然增多，皮疹瘙痒、灼热、刺痛，伴咳嗽、咯痰、口干，查体温39.0℃，外院经"输液、退热"等治疗无好转，以"皮疹原因待查"收治入院。既往史无特殊，曾服用"甘草酸二钠、氯雷他定片、依巴斯汀片、沙利度胺片、复方芦丁片、双嘧达莫片、醋酸泼尼松片"等药物治疗。

查体　体温39.5℃。舌质红，苔薄黄，脉浮数。面部、躯干及四肢可见点片状暗红色皮疹，高于皮肤，压不褪色，皮温高（图1-4）。双踝内侧可见陈旧溃疡面（图1-5）。双侧颌下、腋下、滑车上、腹股沟浅表淋巴结扪及肿大，如蚕豆大小，有轻压痛。心、肺、腹无异常。

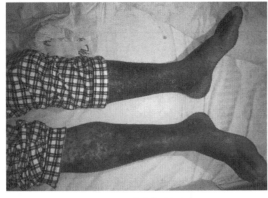

图1-4　下肢隆起性皮疹

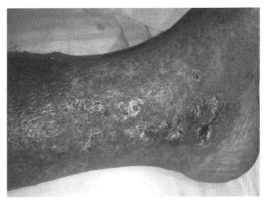

图1-5　下肢陈旧性溃疡面

入院诊断　中医诊断：瘾疹病（风热犯外）

西医诊断：皮疹原因待查

入院后患者转氨酶和白细胞持续升高,6月19日查白细胞29.86×10⁹/L,中性细胞11.46×10⁹/L、淋巴细胞 8.2×10⁹/L,单核细胞 7.28×10⁹/L,嗜酸细胞 2.77×10⁹/L。生化：谷草转氨酶 106U/L,谷丙转氨酶 263U/L,γ-谷氨酰转肽酶 123U/L,乳酸脱氢酶 684U/L,α羟丁酸脱氢酶 610U/L,C 反应蛋白 4.90mg/dl,降钙素原 2.00ng/ml,HBVsAb（+）,血沉 5mm/h（第一小时末）。类风湿因子（−）、抗心磷脂抗体（−）、抗角蛋白抗体（−）、抗核抗体（−）、胞浆型抗中性粒细胞胞浆抗体 1∶10（+−）。风疹病毒 IgG 抗体 316.40U/ml。巨细胞病毒 IgG 抗体>500.00U/mL。EB 病毒：抗 EB 病毒核抗原 IgG 抗体（+）,抗 EB 病毒衣壳抗原 IgG 抗体（+）,抗 EB 病毒衣壳抗原高亲和力抗体（+）。G 试验（−）性。胸部 CT：①双肺感染；②纵隔内及双侧腋下淋巴结肿大。腹部 CT：①胆囊腔内高密度影；②脾大；③腹膜后淋巴结增大；④腹水、双侧胸腔积液。皮肤病理活检示白细胞碎裂性血管炎。右侧腹股沟淋巴结活检病理：皮病性淋巴结炎。骨髓涂片无异常。中医方面予凉血消风散以清热凉血,祛风止痒,柴胡注射液穴位注射清热解表,穴位贴敷调理气血、平衡阴阳。西医方面予甲泼尼龙琥珀酸钠静脉滴注,保肝、抗感染、抗病毒、调节免疫、能量支持治疗。6月 30日再次详细追问病史,患者诉 5月 23 日曾服用"氨苯砜 1 片,每日 2次",共服用 38 片,6月 15 日开始出现全身皮疹伴发热。结合病史,明确诊断氨苯砜综合征,继续予以激素、保肝治疗。皮疹逐渐消退,肝功能、血常规恢复正常,于 2017 年 7月 17 日出院。

出院诊断　中医诊断：瘾疹（风热犯外）

西医诊断：（1）氨苯砜综合征

（2）白细胞碎裂性血管炎

（3）皮病性淋巴结炎

（4）肺部感染

二、案 例 解 析

中医和西医虽有不同的理论体系和诊病方法,但在诊病的思路上却是异曲同工的。其核心要点是找准问题,明确切入点,犹如警察办案,探寻蛛丝马迹,归纳问题,找到突破口。不论中医还是西医,诊断思路多采用一元论模式,即尽量用一个疾病来合理解释所有表现,如不能用一个疾病解释,再考虑多个疾病可能。

中医方面,该患者以"发热、皮疹"为主症,属于中医学"瘾疹"范畴。患者感受风邪,卫表不固,腠理开泄,风热外袭肌表,蕴积肌肤,致营卫失调而发瘙痒、融合成片；热为阳邪,蕴积肌肤,故皮温高；"风为百病之长,善行而数变",因而发病骤急,来势迅速；风热犯肺,肺失宣降,故咳嗽、咯痰；热邪伤津耗液,故口干；热邪上扰清窍,故头昏；舌质红,苔薄黄,脉浮数,结合舌脉症,辨证属风热犯外证。该病应与土风疮相鉴别。土风疮多见于小儿,与昆虫叮咬有关,多在春秋发病,好发于腰腹部及四肢,皮损为纺锤形风团样丘疹，中央有水疱，自觉瘙痒。

在西医诊断方面，皮疹和发热均是临床常见症状，病因众多。该患者以"发热、皮疹、肝功能异常"为主要表现，要考虑以下疾病。

1. 系统性血管炎

血管炎病指因血管壁炎症和坏死而导致多系统损害的一组自身免疫病。该患者胞浆型抗中性粒细胞胞浆抗体呈弱阳性，结合临床表现，不除外此病可能。

2. 类白血病反应

类白血病反应是指继发于各种原因引起的外周血白细胞升高，伴有外周血或骨髓中原始幼稚细胞增多、临床上酷似白血病的一种综合征。该患者为青年男性，血常规示白细胞重度增多，可见分类不明幼稚细胞和幼红细胞，单核细胞增多。红细胞形态大致正常，血小板不少，不排除类白血病反应，需骨髓穿刺明确。

3. 淋巴瘤

淋巴瘤是一组起源于淋巴结或其他淋巴结的恶性肿瘤，多见于中、青年男性，临床可见无痛性淋巴结肿大，脾大，嗜酸粒细胞增多、铁蛋白升高、肝功能异常，晚期有恶病变、发热及贫血。该患者为青年男性，可见浅表淋巴结肿大，嗜酸粒细胞、铁蛋白、转氨酶升高，脾大，不排除淋巴瘤可能。

4. 感染

患者咳嗽、咳痰、发热。查体：体温 39.5℃。胸部 CT 提示双肺感染。肺部感染可明确诊断，但患者白细胞升高幅度巨大，单纯用肺部感染不能解释，应除外血液系统恶性疾病可能。

5. 肝功能异常原因待查

转氨酶升高见于肝脏本身的疾病、药物性肝损伤、其他疾病引起的肝损伤。该患者院外口服多种药物，不排除药物性肝损伤可能。

6. 药物超敏综合征

该病是一种具有发热、皮疹及内脏受累三联征的急性严重性药物不良反应。引起该病常见药物有抗癫痫药（苯巴比妥、卡马西平、拉莫三嗪）、抗生素（米诺环素、β-内酰胺类、磺胺类、阿巴卡韦、奈韦拉平）、别嘌醇、氨苯砜、柳氮磺胺吡啶、卡比马唑及氟茚二酮。也有阿司匹林、雷尼酸锶、阿托伐他汀、万古霉素等引起该病的报道。该患者有发热、皮疹、肝功能异常，但病史中无上述药物，暂不考虑。

随后，我们围绕以上分析，逐一展开了排查。最终排除了淋巴瘤、白血病等血液系统恶性疾病、严重感染、结缔组织病、系统性血管炎可能，问题聚焦在转氨酶持续升高上，高度怀疑药物超敏综合征。但问题是入院病史中并未找到相关药物，因此在梳理相关资料后，怀疑病史询问有遗漏。主管医师再次详细询问了患者病史，并一一查看患者既往用药，终于在他以前服药的药盒中找到了氨苯砜。

氨苯砜超敏反应综合征是药物超敏反应综合征中的一种，以服用氨苯砜后出现发热、皮疹、肝损害、黄疸、淋巴结病及溶血性贫血为主要表现，多发生于服药后 5～6 周，又称为"五周皮炎"。该患者所有表现均符合该病表现，诊断明确。

三、按　　语

随着现代医学的发展，各种检验设备的完善，医学生普遍有轻视基本技能训练的倾向。但从此案例可以看到，该患者最终得以明确诊断，仔细询问既往用药史起到了关键作用。因此，问病史作为医学基本功，有必要大力加强训练。同时值得注意的是，在询问病史中患者自己描述的情况很多时候存在偏差，大部分患者无法确切回忆具体的药物、检查名称、检查结果。所以在询问病史时，不仅要仔细记录患者所说，还要带着医生的思考去核实患者所说是否准确。

四、思　考　题

如果病史中不能获得该患者服用氨苯砜的证据，应继续做什么检查以明确病因？

参 考 文 献

王亮春，赵天恩. 2001. 氨苯砜皮肤科临床应用新进展. 皮肤病与性病，23（1）：21-22.

（刘正奇）

第二章　血液系统疾病

案例 10　皮肤紫斑、关节疼痛、腹痛

一、病 历 摘 要

患儿女性，9 岁。因反复双下肢紫斑、关节疼痛 1 个月，2018 年 2 月 1 日于门诊就诊。

患儿双下肢密布紫红斑点 1 个月，伴关节酸痛，心烦失眠，口干，便秘，心悸胸闷，曾到当地医院诊治，诊断为"过敏性紫癜"，予糖皮质激素治疗，此伏彼起，反复不愈，面色潮红，双下肢膝关节以下密布紫红斑点，指压之不褪色，膝以上及腹部、两上肢皮肤亦见疏落紫斑。舌尖红苔黄，脉弦数。

查体　肝脾无肿大，心肺正常。双下肢出血性皮疹（图 2-1、图 2-2）。

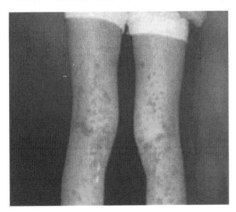
图 2-1　下肢皮疹（一）

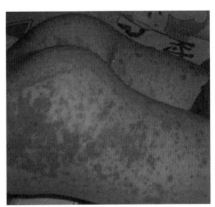
图 2-2　下肢皮疹（二）

辅查　血常规血小板计数正常，凝血象、尿常规、肾功能均正常，骨髓穿刺为正常骨髓象，束臂试验阳性。

治疗上，中医以凉血清热、化瘀止血为法，予凉血地黄汤加减，拟方：水牛角 30g（先煎），生地 20g，丹皮 15g，赤芍 15g，黄芩 15g，秦艽 12g，玄参 12g，紫草 15g，连翘 15g，青天葵 12g，茜根 12g，甘草 6g。水煎服，日 1 剂，分 3 次服。西医予氯雷他定片 1 片，口服，每日 1 次，双嘧达莫 1 片，口服，每日 2 次。药后 1 周，紫斑渐退，守方再服两周，仍未退净。因不遵医嘱饮食不节出现腹痛、呕吐、腹泻，呕吐物为胃内容物，每日 1～2 次，腹泻黄色稀便，每日 2～3 次，腹胀，纳呆，舌红，苔黄厚腻，脉滑数，面色青白，双下肢密布紫红斑点，压之不褪色，咽无充血，扁桃体不肿大，腹软，无包块，上腹有压痛，肠鸣音亢进。此时血

小板、尿常规、凝血象均正常，大便常规：黏液（＋），白细胞（＋）。立即调整方药予四妙散加减[苍术 12g，黄柏 12g，薏苡仁 15g，竹茹 12g，木香 6g（后下），黄连 9g，绵茵陈 15g，木棉花 30g，茜根 12g，赤芍 12g，甘草 6g]，清热祛湿，理气和中，凉血止血。药后 2 日呕吐腹泻止、腹痛减轻，加紫草 12g，丹皮 15g，再服 10 剂，症状消失，紫斑消退。血常规、尿常规、大便常规均正常。

　　出院诊断　中医诊断：紫癜风（湿热证）

　　　　　　　西医诊断：过敏性紫癜　复合型

二、案 例 解 析

　　在中医方面，该患儿以"皮肤紫斑"为主症，属于中医学"紫癜风"范畴。临床上以风热型及血热型最多见，此两型由于病邪尚浅，正气充盛，疗效较好，预后较佳，而气阴两虚兼有血瘀者，病程较长，正气已虚，抗邪无力，易合并多脏损害，大多预后欠佳。辨证应注意病情虚实轻重，新病多实，久病多虚，实则攻邪，虚则补益。但见皮肤紫癜为较轻，兼见多脏受累为较重，紫癜紫红为较轻，紫黑为较重，起疱疹者为毒盛，注意剔除病因，远离过敏物质，以及用药禁忌。无论哪一型，临床治疗均强调清透凉血为重，不宜滥用攻下，如《景岳全书》的"斑疹丹毒"引述"首不可下者为斑未显于表，下则邪气不得伸越，尾不可下者为斑毒已显于外，内无根蒂，下之则斑气逆陷"，故临床用药忌用苦寒泻下之品，同时，亦忌用温燥辛热之品，即使是芳香化浊之品亦要使用得当，切忌量多，以防燥热伤津。治疗时，坚持辨病与辨证相结合，坚持因人而异辨证施治的原则，是提高疗效、防止复发的关键。本患儿因热毒壅滞，迫血妄行，灼伤络脉，血液外渗，故见皮肤瘀点瘀斑，色泽鲜红；瘀血阻滞经络，不通则痛，故见肢体关节疼痛，舌质红，苔黄，脉弦数，结合舌脉症，辨证属血热证。经凉血地黄汤加减治疗后，皮肤紫斑逐渐消退，但患儿因饮食不慎突感湿热之邪，湿与热相搏，郁于肠间，则见腹痛腹泻，胃气上逆，故呕吐，舌红，苔黄厚腻，脉滑数，结合舌脉象，此时为湿热证。紫癜病常因外感、饮食、损伤过度等因素，致使火热伤络迫血妄行、阳气虚寒，气不摄血、瘀血阻络，最终可见皮肤紫斑。

　　在西医方面，患儿以"皮肤紫斑"为主要症状，首先考虑血管性紫癜、出血性紫癜，前者由血管壁结构或功能异常所致；后者由血小板疾病所致。患者血小板正常，骨髓穿刺结果未见异常，故可明确为血管性紫癜。过敏性紫癜，又称出血性毛细血管中毒症，是一种血管变态反应性出血性疾病。由于人体对某些过敏物质发生变态反应，毛细血管壁的通透性和脆性增高所致的一种出血性疾病。过敏性紫癜多见于春秋季，多发于青少年儿童，男性多于女性，男女之比为 4：3。该患儿以紫癜为主，但间或有关节痛和腹痛症状，故应属于复合型；但患儿肾功能无异常，小便检测无蛋白，肾脏未受损，故病情虽急重，预后却良好，应以中医中药治疗为主，糖皮质激素起效虽快，但对儿童副作用较大、影响骨质发育，非紧迫情况尽量不用。

三、按　　语

斑色鲜红，舌质红，苔黄，脉弦数，属于因热致瘀，火热灼伤肌表络脉，故用凉血清热、化瘀止血之法而获效。但这类患者在治疗时，尚需根据具体情况，在配方中有所侧重，在疾病早期，对皮疹成批出现、斑色鲜红者不宜纯用活血化瘀法，否则常致皮损加重，当以祛风清热凉血为主，化瘀为辅，必要时还需适当加一些凉血止血药，寓止血于活血之中，以便止血而不留瘀，化瘀而不动血，才能相得益彰。单纯皮肤型病程较短，治疗过程中应避免病情再次加重，合并腹型、关节型、肾型，使病程延长。至于已无新出血点出现，而原皮损斑色暗褐，皮肤粗糙增厚，呈苔藓样变者，则需重用活血化瘀药，甚则加用破瘀软坚药，方能提高疗效。

四、思　考　题

若患儿小便蛋白阳性，该考虑什么？进一步做什么检查？

参 考 文 献

常克，范涛，邱继春，等.2016. 儿童过敏性紫癜相关因素调查研究[J]. 辽宁中医药大学学报，（5）：5-8.

陈泊，丘和明.2001. 中西医结合血液病治疗学[M]. 北京：人民军医出版社：313.

（李秀军）

案例 11　月经过多、皮肤紫斑、血小板减少

一、病　历　摘　要

患者女性，27 岁。因反复月经过多 1^{+}年，加重 2 个月伴鼻衄、肌衄，于 2017 年 11 月 18 日入院。

患者 1 年余前无明显诱因见月经过多，经期延长，曾在某院妇科就诊，诊为"崩漏"（青春期子宫功能性出血），经益气宁血中药、西药卡巴克络等口服治疗，症状缓解。2 月余前无明显诱因又见月经量多，经妇科予中西药物止血乏效。此次月经来潮持续 20 天，每天用卫生巾 10 块，伴鼻衄、皮肤紫斑，来院急诊，查血常规：白细胞 $10.7×10^9$/L，血红蛋白 79g/L，血小板 $14×10^9$/L。遂入住血液科。

入院后患者月经淋漓不断，鼻衄、鼻塞、咽痛，发热（38.3℃），无关节痛，心悸头晕，不咳嗽，纳可，二便调，舌淡，苔薄黄，脉弦数。查面色苍白少华，发育正常，营养中等，皮肤黏膜未见黄染，无皮下结节，全身皮肤可见散在性针尖样出血点，部分融合成片（图 2-3、图 2-4），浅表淋巴结未扪及，咽部充血，双扁桃体不大。胸骨无压痛，双肺

未见异常，心率110次/分，律齐，二尖瓣区可闻及Ⅱ级收缩期杂音。腹平软，肝脾肋下未扪及。复查血常规：白细胞12.7×10⁹/L，血红蛋白77g/L，血小板11×10⁹/L。骨髓象增生明显活跃，粒系增生明显活跃，各阶段比例及形态未见异常，嗜酸粒细胞易见；红系增生明显活跃，各阶段比例形态大致正常，成熟红细胞大致正常；全片可见巨核细胞245个，其中原始巨核细胞5个，幼稚巨核细胞30个，颗粒巨核细胞200个，产生血小板型巨核细胞5个，裸核型巨核细胞5个，血小板少见、散在，可见大血小板；淋巴、单核、浆细胞比例及形态大致正常，组织细胞易见，形态正常。铁染色：外铁阴性，内铁Ⅰ6%、Ⅱ2%。血片白细胞总数略高，分类中性为主，成熟红细胞明显畸形，见点彩、椭圆、破坏、中央淡染区明显扩大，血小板少见。B超肝胆胰脾未见异常。酸溶血试验、热溶血、糖水溶血试验均阴性，Coombs试验阴性，血沉20mm/h，类风湿因子、自身抗体均正常。结合症状、体征、实验室检查明确诊断为特发性血小板减少性紫癜并缺铁性贫血。

中医治疗，以清热解毒、凉血止血为法，中药内服，拟方：银花20g，连翘15g，桔梗15g，大青叶18g，枇杷叶18g，侧柏叶30g，紫草30g，仙鹤草30g，小蓟30g，白及12g，甘草6g，5剂，水煎服，日1剂。中药穴位贴敷调理气血、平衡阴阳；中药熏洗益气活血。西医方面予地塞米松磷酸钠注射液静脉滴注，口服硫酸亚铁补铁，抗感染，调节免疫等治疗。5天后复查血常规：白细胞8.1×10⁹/L，血红蛋白87g/L，血小板60×10⁹/L。鼻塞、咽喉不适、发热已除，出血止，中医改投益气养阴、凉血止血之剂，拟方：太子参30g，白术15g，茯苓12g，茜草根15g，仙鹤草30g，槐花15g，地榆12g，紫珠草30g，山萸肉15g，三七末3g（冲），黄芪15g，阿胶12g（烊），补骨脂12g，甘草6g，6剂，水煎服，日1剂。西医激素改为泼尼松30mg每日顿服。服药3日后查血常规：白细胞12.1×10⁹/L，血红蛋白90g/L，血小板78×10⁹/L。4日后再查血常规：白细胞12.5×10⁹/L，血红蛋白90g/L，血小板95×10⁹/L。泼尼松25mg每日顿服，每周门诊复查血小板并根据血小板计数逐渐减量激素。遂于2017年12月1日出院。

出院诊断　中医诊断：紫癜（气阴两虚兼风热犯卫）

西医诊断：（1）特发性血小板减少性紫癜

（2）缺铁性贫血

（3）上呼吸道感染

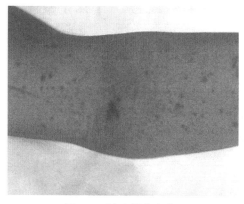 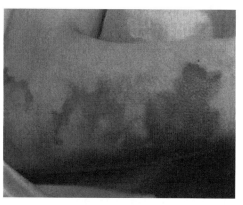

图2-3　针头样出血点　　　　　　　图2-4　瘀斑

一周后门诊复查，患者面色稍苍白，未见出血，纳眠佳，二便调。复查血常规：白细胞 $12.2×10^9/L$，血红蛋白 95g/L，血小板 $92×10^9/L$。中药守方，再进 14 剂，泼尼松改为 15mg，每日顿服。以后一直在门诊随访，以出院时治法、方药为基础随证加减。泼尼松减量维持半年后停药，至今已达两年，血常规一直稳定。近期复查：白细胞 $9.6×10^9/L$，血红蛋白 146g/L，血小板 $191×10^9/L$。

二、案 例 解 析

中医方面，该患者以"月经过多、鼻衄、肌衄"为主症，属于中医学"紫癜"范畴。中医学认为本病的病机有四：热入营血、血热妄行；阴虚火旺、络伤血溢；气虚不摄、血溢脉外；瘀血阻滞、血不归经。血热妄行、瘀血阻滞多属实，阴虚火旺、气虚不摄多属虚，而虚实之间又可互相转化，血热者，若出血过多，可转为阴虚或气虚；阴虚、气虚之证，复感外邪或温补太过，可转以标实为主，或转为火热证，或蓄血而成瘀；而瘀血又可随气逆、随火升，可闭窍、可动风，是为危候，预后则不佳；无论哪一型，临床治疗均应首当止血。"止血以治标、辨证以治本"是临床特发性血小板减少性紫癜的治疗要点。血出之后，留于体内之离经之血即为瘀血，故"止血消瘀"是本病治疗之关键；血热者配以清热凉血，阴虚者配以滋阴清热，气虚者配以健脾益气。总之，临床总应随证施治，免犯虚虚之戒，血止斑消后，还应宁血补虚、调理正气，不应过早停药。本患者气阴两虚，气不摄血，血液不循经脉运行，溢出脉外，故月经过多、鼻衄、肌衄、皮肤紫斑；加之邪犯肺卫，肺气失宣，窍道不利，故鼻塞、咽喉不适；肺气失宣，腠理失司，久而郁热，故而发热；舌淡，苔薄黄，脉弦数，结合舌脉症，辨证属气阴两虚、兼风热犯肺卫证。该病应与温病发斑相鉴别。温病发斑发病急骤，常伴高热烦躁、头痛如劈、昏狂谵语、有时抽搐，同时可有鼻衄、齿衄、便血、尿血、舌质红绛等，其传变迅速、病情险恶。

西医方面，月经过多和皮肤紫斑均是临床常见症状，病因众多。该患者以"月经过多、皮肤紫斑、血小板减少"为主要表现，要考虑以下疾病：特发性血小板减少性紫癜、继发性免疫性血小板减少症、遗传性血小板减少性紫癜、过敏性紫癜等。本患者血小板明显减少，自身抗体无异常，没有其他原发性疾病，骨髓巨核细胞成熟障碍，脾脏不大，故明确诊断为特发性血小板减少性紫癜。

特发性血小板减少性紫癜是一种自体免疫综合征。主要以抗体和细胞介导的血小板破坏及血小板生成受抑，引起血小板数量减少，临床表现为出血或易于出血倾向。该病约占出血性疾病总数的 30%，临床上分为急慢性两类，前者多见于儿童，有一定自限性；后者以青年女性多见，很少自行缓解。本患者发病急、病情重，单用中药难以达到尽快升高血小板从而减少出血的目的，故在中药基础上以糖皮质激素治疗，若激素无效或需大剂量依赖则可选用免疫抑制剂如环孢素等，若免疫抑制剂仍不见效，则可考虑切除脾脏，有患者试用新药艾曲波帕也有一定效果。

三、按　　语

本例特发性血小板减少性紫癜病例，初诊据脉，辨证为气阴两虚、兼邪犯肺卫，予养气养阴、少佐宣肺清热之品。复诊表证已除，然血小板下降明显，出血证犹在，缘何？细思之，初诊之时忽略了其病前月经较乱之病史，此乃青春少女，肾气欠充，故其月经来潮后，一直较杂。于是，前方去宣肺清热之品，加入补肾填精之药，改太子参为党参，配合小剂量激素，共奏补气血、益脾肾之功。血证充盛火旺十属八九，又恐激素壮阳之品动血，故加凉血止血之品以安之。至病情逐步好转，基本治愈。是故辨证论治之法，所有病史均宜合参，审证求因，随证施治，方能收到较好效果。另外，女性特发性血小板减少性紫癜患者有可能以月经过多为主要表现，紫斑反不突出，本例即属此种情况。

四、思　考　题

如果经特发性血小板减少性紫癜相应治疗血小板上升后仍有月经过多的表现，应继续做什么检查，予什么治疗？

参　考　文　献

阮长耿，吴德沛，李建勇，等. 2006. 现代血液病诊断治疗学[M]. 合肥：安徽科学技术出版社：192-200.
王伟涛，吴深涛，刘宝山. 2016. 免疫性血小板减少症的中医病因病机浅析[J]. 中医药学报，44（2）：8-9.

（李秀军）

案例 12　面色苍白、皮肤瘀斑、乏力

一、病　历　摘　要

患者女性，50 岁。因反复面色苍白、皮肤瘀斑、乏力 2$^+$月，加重 3 天，于 2014 年 4 月 21 日入院。

患者 2014 年 2 月初，无明显诱因出现面色苍白，皮肤瘀斑，乏力，纳差。在贵阳附近某县人民医院以"贫血"入院，予维生素 B_{12} 等药物治疗，症状未见好转，呈进行性加重。后转重庆某医院进一步诊治。经骨髓穿刺诊为"急性粒细胞白血病（M_{2a}）"，用 DA（柔红霉素、阿糖胞苷）方案治疗 1 个疗程，出现严重的胃肠道反应及败血症，经抗感染、支持疗法等积极抢救，病情好转，行骨髓常规检查示部分缓解。2014 年 4 月 21 日来我院诊治时，症见面色苍白，灰暗不泽，脱发，时有咳嗽、咯白色黏痰，口干口苦，便秘、皮

下散在紫斑及出血点，纳眠差，神倦乏力，头晕、心悸、稍动更甚。既往史无特殊。

查体 咽部充血，颈部可触及蚕豆大小淋巴结、轻压痛、无粘连，肺部听诊呼吸音粗，心率 88 次/分，律齐，皮肤黏膜苍白，胸骨轻压痛，肝脾不大，舌淡，苔薄白，脉细弱。

辅查 入院后查血常规：白细胞 $1.6×10^9$/L，红细胞 $1.02×10^{12}$/L，血红蛋白 89g/L，血小板 $21×10^9$/L，外周血原始细胞 5%；骨髓穿刺示急性粒细胞白血病（M_{2a}）化疗后部分缓解骨髓象，原始粒细胞 30%。骨髓流式结果：MPO（+）、CD34（+）、CD33（+）、CD13（+）、CD3（−）、CD20（−）。染色体及基因检查未见异常。

治疗上，中医以扶正透毒为法内服中药，配合 DA（柔红霉素、阿糖胞苷）化疗 1 个疗程。化疗前患者气阴已虚，复感表邪。予配方：青蒿 18g，鳖甲 20g，知母 10g，生地 10g，丹皮 10g，银花 20g，连翘 15g，大青叶 18g，枇杷叶 18g，桔梗 15g。水煎服，日 1 剂，分 3 次服。在化疗期间，患者表现为痰浊中阻、气虚、胃失和降，予配方：青蒿 15g，苍术 10g，陈皮 9g，茯苓 12g，法半夏 9g，山慈菇 30g，半枝莲 30g，白花蛇舌草 30g，水煎服，日 1 剂，分 3 次服。1 个疗程后复查骨髓象：原始细胞 5.5%，达到 VGPR（非常好，部分缓解）。遂予 MA（米托蒽醌+阿糖胞苷）配合中药进行第二次诱导化疗，化疗后复查骨髓象：原始细胞 3.5%，达到 CR（完全缓解）。血常规：白细胞 $5.2×10^9$/L，红细胞 $4.21×10^{12}$/L，血红蛋白 136g/L，血小板 $180×10^9$/L，肝肾功能正常。遂出院。

出院诊断 中医诊断：虚劳病（气阴两虚）
    　　　　　西医诊断：急性粒细胞白血病（M_{2a}）

此后陆续予大剂量阿糖胞苷方案行巩固化疗 5 次，在化疗间歇期，患者表现以气阴两虚为主，予配方：青蒿 20g，鳖甲 20g，知母 10g，当归 15g，女贞子 15g，旱莲草 15g，扁豆 10g，生山楂 9g，神曲 9g，麦芽 9g，水煎服，日 1 剂，分 3 次服。完成 5 次巩固化疗后，患者面色转佳，胃纳增加，体力、精神好转，2014 年 11 月 23 日末次骨髓穿刺示化疗后完全缓解骨髓象，原始细胞 2.5%。此后改为门诊随访。

二、案 例 解 析

在中医方面，该患者以"面色苍白、皮肤瘀斑、乏力"为主症，属于中医学"虚劳"范畴。本病因热毒致病，一般将致白血病的因素统称为"邪毒"，病理产物为痰和瘀。内外合毒，温热毒邪蕴积于内，日久化热伤及气阴、气血，毒邪深入，侵入营血，攻注骨髓、肝肾，使阴阳失调，骨髓造血功能障碍，出现白血病细胞显著增生的病理表现，症见面色苍白，灰暗不泽，脱发，皮下散在紫斑及出血点，神倦乏力。《黄帝内经》有云："正气存内，邪不可干；邪之所凑，其气必虚。"人体正气亏虚，邪毒侵袭人体血脉、骨髓是导致白血病发生的基本病机。白血病最根本的病位在骨髓，病性属本虚邪实。本由于患者禀赋素薄，先天不足，后天失调，而致脏腑亏虚，精气内亏，气血不足，以致邪毒入侵，搏结郁蕴，正虚邪恋，阴精更亏，故见头晕、心悸，稍动更甚。故治当扶助正气、调整脏腑功能和祛除邪毒，而邪毒伏留于阴分，补益之品虽能增强化疗的敏感性、调节机体免疫，但难将邪毒托出，须予入阴搜邪、领毒外出于阳分之药物，再行祛毒之剂，方能达祛毒之效，故在治疗上采用具有"先入后出"之妙的青蒿鳖甲汤为主要方剂，配以透毒祛毒方药组方。青蒿鳖甲汤源于《温病条辨》，文出《温病条辨》"夜热早凉，热退无汗，热自阴来者，青蒿鳖甲汤主之"。因青蒿不能直接入于阴分，鳖甲可领其入于阴分；但鳖甲不能单独出于阳分，而青蒿可领其出于阳分；生地一药而擅三功且能标本兼治，具有清热凉血、止血、养阴生津之功。知母上清肺胃而长于润燥生津、下清相火兼可滋养元阴。丹皮清热凉血，活血散瘀，清退虚热。上药合用为养阴透热之典范，再配伍银花、桔梗、枇杷叶、大青叶等清热解表之药，此乃存阴之中不忘透邪。

在西医方面，白血病是一种造血系统的恶性肿瘤，是白细胞及其幼稚细胞（即白血病细胞）在骨髓或其他造血组织中进行性、失控制的异常增生，浸润各种组织，产生不同症状；出现正常血细胞生成减少，周围血白细胞有质和量的变化。临床主要表现为贫血、出血、感染和浸润。目前，形态学、免疫学、细胞遗传学的分类方法更准确，对患者的诊断、治疗和预后更具指导意义。

本患者外周血三系减少，骨髓形态可见原始粒细胞36%，骨髓免疫学符合急性粒细胞白血病诊断，故可明确诊断。本病需与重型再生障碍性贫血（简称再障）相鉴别，重型再障虽病情凶险、预后不良，但再障为造血功能衰竭而非肿瘤细胞克隆性疾病，病性不同，治疗方法也不同，前者以化疗为主，而后者以免疫调节为主。

三、按　　语

该病例首次诱导化疗一个疗程未缓解，后以中西医结合，中医药配合化疗辨证论治，再经两个疗程方能完全缓解。临床上，凡经多次化疗才能缓解者，预后大多不良，易复发，生存期较短，本例存活约4年，显示中医药治疗白血病有一定优势。

毋庸讳言，对于造血细胞呈恶性增殖，并浸润体内各脏器组织，导致正常造血细胞受抑制的急性白血病，单用中药治疗未能满意，而仅西药化疗，在杀死白血病细胞的同时，也杀死了大量正常增殖周期中的细胞，极大地削弱了机体免疫、保护功能，或使变证多端，或告不治。若将两者结合起来，视化疗药物作为辨证论治的一个组成部分（攻邪的主药），并针对化疗的用药时间及毒副作用，有机地运用中药辨证施治、消毒、扶正，提高机体的抗病能力，减免化疗引起的毒副作用，以冀达到扶正祛邪、取长补短、治愈疾病的目的。

四、思　考　题

包括白血病在内的血液病将来一定要开展基因治疗，此时中医在其疗法中将扮演什么角色？

参考文献

黄礼明，姚宇红. 2016. 中医药诊治恶性血液病. 北京：科学出版社，3：450-460.

阮长耿，吴德沛，李建勇，等. 2006. 现代血液病诊断治疗学[M]. 合肥：安徽科学技术出版社：326-338.

（李秀军）

案例 13　乏　　力

一、病 例 摘 要

患者男性，65 岁，因乏力 1 个月于 2017 年 4 月 21 日入院。

患者 1 个月前无诱因出现乏力，活动后心悸气短，无发热及出血表现，无明显头晕、视物模糊，无雷诺现象，于当地县级医院发现贫血、血小板少，给予输血后病情好转出院。既往腰椎间盘突出病史 2 年余，长期口服"戴芬"及抗风湿止痛类中成药，未系统治疗，病情控制不佳。入院症见：乏力，气短，活动后明显，腰背及双下肢隐痛不适，活动受限，病来精神纳眠欠佳，体重无明显变化。

查体　舌质淡、苔薄白，脉弦细，体温 36.5℃，心率 74 次/分，呼吸 20 次/分，血压 120/70mmHg。面色苍白，轻度贫血貌，皮肤黏膜未见出血点及瘀斑，浅表淋巴结未触及肿大。胸骨压痛。双肺呼吸音粗，双肺底可闻及痰鸣音。心率 74 次/分，肝脾肋下未扪及。胸椎、腰椎压痛（＋）。直腿抬高试验（＋）。双下肢轻度凹陷性水肿。

辅查　血常规：白细胞 5.06×10^9/L，血红蛋白 80g/L，血小板 69×10^9/L；免疫球蛋白五项：IgG 5.29g/L，IgA 0.28g/L，IgM 128g/L，补体 C3 0.56g/L，余正常。血沉 100mm/h。免疫固定电泳在 γ 区可见一条单克隆 IgM κ 成分，尿固定电泳在 β 区可见一条单克隆轻链 κ 成分。肾功能正常。骨髓涂片：浆细胞 15%，符合多发性骨髓瘤骨髓形态学特征。骨 X 线检查：颅骨 X 线片未见异常，胸椎轻度侧弯，胸椎退行性变，胸 6、胸 12 椎体楔变，颈椎病，骨盆各骨增生退变，盆腔骨质疏松，两肺纹理重，右侧第 5 肋骨可疑陈旧性骨折，主动脉迂曲，主动脉结节钙化。腹部超声：胆囊结石并胆囊内沉积物，胆囊小息肉样病变可能，肝囊肿，右肾中上极巨大囊性包块，左肾多发囊肿，脾、胰未见明显异常。腰椎核磁：腰椎骨质退行性改变，胸 12、腰 3、腰 4 椎体压缩性骨折，腰 3～4、腰 4～5 椎间盘后突出伴腰 4～5 水平椎管狭窄，腰 1 椎体后缘血管瘤或脂肪变，腰背部软组织损伤。

入院诊断　中医诊断：虚劳病（气血亏虚）

　　　　　西医诊断：（1）多发性骨髓瘤？

　　　　　　　　　　（2）瓦氏巨球蛋白血症？

诊疗经过　入院后行骨髓穿刺，骨髓细胞学提示大量浆细胞增生，三系造血增生低下，骨髓病理学提示骨小梁间片状增生的淋巴样细胞，浆细胞样细胞，考虑为非霍奇金淋巴瘤。骨髓免疫组化示肿瘤细胞呈 CD10（－），CD20（＋），CD79a（＋），Ki-67（约 5%＋），CD5（－），CD23（－），CD138（部分＋），CD38（个别＋），支持淋巴浆细胞淋巴瘤/瓦氏巨球蛋白血症。予以 RCD 方案（利妥昔单抗＋环磷酰胺＋地塞米松）化疗配合中药归脾汤＋桃红四物汤加减，患者好转出院。

出院诊断　中医诊断：虚劳病（气血亏虚夹瘀）
　　　　　西医诊断：淋巴浆细胞淋巴瘤

二、案 例 解 析

中医诊疗思路　患者以"乏力、腰背部疼痛"为主要表现，病程较长，证属中医学"虚劳"范畴。患者为老年男性，素体脾胃虚弱，平素饮食不节，脾胃受损，气血生化乏源，不能濡养四肢百骸，故见肢软乏力；气血不足，血行不畅，易致血瘀，不通则痛，则腰背部疼痛；舌质淡、苔薄白，脉弦细皆为气血亏虚夹瘀之征，证属本虚。治以益气养血、活血止痛为法，选归脾汤+桃红四物汤加减，配合药棒穴位按摩（双侧足三里、三阴交、阴陵泉、阳陵泉、血海）以补气养血、调理脏腑；穴位贴敷（气海、肩井、腰俞、龟尾、脾俞、肾俞）补益气血、行气止痛。归脾汤出自宋代严用和《济生方》，治思虑过多，劳伤心脾，健忘怔忡。心藏神而主血，脾主思而统血，思虑过度，心脾气血暗耗，脾气亏虚则体倦、食少；心血不足则见惊悸、怔忡、健忘、不寐、盗汗；面色萎黄，舌质淡，苔薄白，脉细缓均属气血不足之象。上述诸症虽属心脾两虚，却是以脾虚为核心，气血亏虚为基础。脾为营卫气血生化之源，《灵枢·决气》曰："中焦受气取汁，变化而赤是为血。"故方中以人参、黄芪、白术、甘草大队甘温之品补脾益气以生血，使气旺而血生；当归、龙眼肉甘温补血养心；茯苓（多用茯神）、酸枣仁、远志宁心安神；木香辛香而散，理气醒脾，与大量益气健脾药配伍，复中焦运化之功，又能防大量益气补血药滋腻碍胃，使补而不滞，滋而不腻；用法中姜、枣调和脾胃，以资化源。全方共奏益气补血、健脾养心之功，为治疗思虑过度、劳伤心脾、气血两虚之良方。本方的配伍特点：一是心脾同治，重点在脾，使脾旺则气血生化有源，方名归脾，意在于此；二是气血并补，但重在补气，意即气为血之帅，气旺血自生，血足则心有所养；三是补气养血药中佐以木香理气醒脾，补而不滞。故张璐说："此方滋养心脾，鼓动少火，妙佐以木香少许，调畅诸气……反以木香性燥不用，服之多致痞闷减食者，以其补药多滞，不能输化故耳。"本方原载于宋代严用和《济生方》中，但方中无当归、远志，至明代薛己补此二味，使养血宁神之效尤彰。本方的适用范围随着后世医家的临床实践不断有所扩充，原治思虑过度、劳伤心脾之健忘、怔忡。元代危亦林在《世医得效方》中增加治疗脾不统血之吐血、下血。明代薛己《内科摘要》增补了治疗惊悸、盗汗、嗜卧少食、月经不调、赤白带下等症。

西医诊疗思路　淋巴浆细胞淋巴瘤/瓦氏巨球蛋白血症是同一个疾病的两种不同表现形式，通常具有淋巴结的侵犯和瓦氏巨球蛋白血症，主要特点是小的成熟B淋巴细胞或淋巴浆细胞侵犯骨髓，以及血液中存在不同量的单克隆IgM。临床上如果同时存在这两种症状应该考虑淋巴浆细胞淋巴瘤/瓦氏巨球蛋白血症的可能，应进行诊断或鉴别诊断。值得注意的是，不是所有分泌单克隆IgM的都是瓦氏巨球蛋白血症，如很多B淋巴细胞的增殖性疾病，包括慢性淋巴细胞性白血病、B细胞淋巴瘤等都可能出现单克隆的IgM。淋巴浆细胞淋巴瘤/瓦氏巨球蛋白血症是一个排他性诊断，必须在排除其他小细胞淋巴瘤后再考虑淋巴浆细胞淋巴瘤/瓦氏巨球蛋白血症的诊断，当淋巴浆细胞淋巴瘤/瓦氏巨球蛋白血症侵犯骨髓并分泌克隆 IgM 时应诊断为淋巴浆细胞淋巴瘤/瓦氏巨球蛋白血症。

遵循淋巴浆细胞淋巴瘤/瓦氏巨球蛋白血症诊断与治疗中国专家共识（2016 年版）的诊断标准：血清中检测到单克隆性的 IgM（不论数量）。骨髓中浆细胞样或浆细胞分化的小淋巴细胞呈小梁间隙侵犯（不论数量）。免疫表型：CD19（+），CD20（+），sIgM（+），CD22（+），CD25（+），CD27（+），FMC7（+），CD5（+/-），CD10（-），CD23（-），CD103（-）。10%～20%的患者可部分表达 CD5、CD10 或 CD23，此时不能仅凭免疫表型排除瓦氏巨球蛋白血症。此外有研究者报道 MYD88 L265P 突变在瓦氏巨球蛋白血症中的发生率高达 90%以上，但其阳性检出率与检测方法和标本中肿瘤细胞的比例等有关，MYD88 L265P 突变也可见于其他小 B 细胞淋巴瘤、弥漫大 B 细胞淋巴瘤等。因此 MYD88 L265P 突变是瓦氏巨球蛋白血症诊断及鉴别诊断的重要标志，但不是特异性诊断指标。

淋巴浆细胞淋巴瘤/瓦氏巨球蛋白血症无特异的形态学、免疫表型及遗传学改变，故淋巴浆细胞淋巴瘤/瓦氏巨球蛋白血症的诊断是一个排他性诊断，需要紧密结合临床表现及病理学等检查结果进行综合诊断。虽然通过骨髓检查可诊断淋巴浆细胞淋巴瘤/瓦氏巨球蛋白血症，但如有淋巴结肿大仍建议尽可能获得淋巴结等其他组织标本进行病理学检查，以除外其他类型淋巴瘤可能。

不是所有瓦氏巨球蛋白血症患者都需要立即治疗，如果伴有症状性高黏滞血症、冷球蛋白血症的患者，建议先行血浆置换 2～3 次后续以化疗。并避免直接应用利妥昔单抗（R）化疗，建议先以硼替佐米或氟达拉滨为主的方案降低 IgM 水平，再考虑应用含 R 的方案或其他方案化疗。主要症状为瓦氏巨球蛋白血症相关的血细胞减少或器官肿大者，首选含 R 为基础的方案化疗，如 RCD（利妥昔单抗+环磷酰胺+地塞米松）方案或苯达莫司汀+R，可以较快降低肿瘤负荷。伴有 IgM 相关的神经性病变患者，首选含 R 的方案化疗，应避免使用有潜在神经毒性的药物如长春新碱、硼替佐米和沙利度胺等。虽然 R-CHOP 方案仍是被推荐方案，但蒽环类药物在瓦氏巨球蛋白血症中的地位受到质疑，有研究结果显示 R-CVP（环磷酰胺、长春新碱、泼尼松）或 R-CP（环磷酰胺、泼尼松）方案与 R-CHOP 疗效相当，不良反应发生率更低。

三、按　语

一般来讲，淋巴浆细胞淋巴瘤很少出现溶骨性病变，此例患者有明显的胸椎、腰椎骨质破坏，骨髓细胞学明确提示浆细胞比例高，免疫固定电泳提示明确的单克隆球蛋白，普通思路是考虑多发性骨髓瘤的，但病理学是肿瘤性疾病诊断的金指标，在没有明确病理学结果之前，任何结果都不能下结论性的意见。

四、思　考　题

（1）淋巴浆细胞淋巴瘤/瓦氏巨球蛋白血证的诊断标准是什么？

（2）多发性骨髓瘤的诊断标准是什么？

参 考 文 献

中国抗癌协会血液肿瘤专业委员会，中华医学会血液学分会白血病淋巴瘤学组，中国抗淋巴瘤联盟.2016. 淋巴浆细胞淋巴瘤/
　　华氏巨球蛋白血症诊断与治疗中国专家共识（2016年版）. 中华血液学杂志，37（9）：729-734.
中国医师协会血液科医师分会.2017. 中国多发性骨髓瘤诊治指南（2017年修订）. 中华内科杂志，56（11）：866-870.

（陈　涛）

案例 14　发热、全血细胞减少

一、病 例 摘 要

患者男性，76岁，因间断发热4年，全血细胞减少1年，复发加重10天，于2016年12月13日入院。

患者近4年来，间断发热（低热为主），体重下降、易疲劳和厌食，间断性皮肤红斑，以四肢多见，先后就诊于我省多处医院，经相关辅助检查，考虑"结节性红斑""结缔组织病"等，予以"甲泼尼龙、沙利度胺、羟氯喹"等，病情控制不理想，发热时有反复。患者自诉1年前复查血常规提示白细胞、血红蛋白、血小板计数出现下降（具体不详），未系统明确诊断及治疗。10日前，患者无明显诱因再次出现发热，就诊于风湿免疫科，考虑"白塞综合征"，予以甲泼尼龙20mg静脉滴注，病情稍好转，经会诊后转入血液科。入院症见：发热（38.3℃），畏寒，乏力，伴咳嗽，咯白色黏痰，口干，喜冷饮，视物模糊，时有心慌、胸闷，恶心，干呕，病来精神纳眠差，大便干，小便可，体重近4年下降约20kg。

查体　体温38.3℃，心率83次/分，呼吸20次/分，血压101/60mmHg，舌质淡，苔黄腻，脉濡数，肝脾肿大，不对称的腋下淋巴结肿大，全身皮肤未见黄染及出血点，余无特殊。

辅查　白细胞数2.85×10^9/L，血小板28×10^9/L，血红蛋白87g/L。血液生化：谷草转氨酶73U/L，谷丙转氨酶69U/L，总胆红素56.7μmol/L，直接胆红素11.1μmol/L，乳酸脱氢酶871U/L，三酰甘油2.54mmol/L，余未见明显异常。凝血功能：正常。自身抗体、结核抗体、自身免疫性肝病抗体、抗环瓜氨酸肽抗体均正常，类风湿因子IgG 96.9U/ml，类风湿因子IgM 313.9U/ml。胸部CT平扫提示右肺上叶斑点状密度增高影，考虑陈旧性病变，双肺纹理增粗紊乱，纵隔及双侧肺门淋巴结钙化，双侧胸膜增厚。肿瘤标志物未见明显异常，血清铁蛋白853ng/ml。肝炎标志物未见异常，EBV抗体检测提示既往感染。骨髓细胞学、骨髓病理学检查均提示造血功能差，余未见明显异常。

入院诊断　中医诊断：虚劳（气血亏虚）
　　　　　　西医诊断：（1）全血细胞减少原因？
　　　　　　　　　　　　药源性？

自身免疫性？

溶血性？

（2）结节性红斑

诊疗经过　入院后积极完善相关辅助检查，查 CD55、CD59 阴性，腹部 CT 检查提示肝脏多发囊肿，脾大，余未见明显异常，复查胸部 CT 提示慢性支气管炎改变。再次骨髓穿刺（一次髂前，一次髂后）细胞学均提示增生减低，粒系以中幼以下阶段为主，中毒性颗粒及空泡易见，红系、淋巴系未见异常，巨核细胞数量少，分类无异常。骨髓病理学检查亦提示增生低下。骨髓增生异常综合征基因全套结果回示无异常，染色体核型分析结果正常。患者行多次病原学检查，并根据药敏结果调整抗生素，发热情况控制不理想。入院 1 周后，患者发热情况呈进行性加重，体温最高达 39.7℃，血常规提示三系细胞呈进行性下降，入院第 11 天，复查血常规提示红细胞 $1.96 \times 10^9/L$，血小板 $5 \times 10^9/L$，血红蛋白 63g/L，凝血功能提示凝血酶原时间 18.5 秒，国际标准化比值 1.68，活化部分凝血活酶时间 54.3 秒，纤维蛋白原 1.1g/L，凝血酶时间 26.1 秒，D-二聚体 24.17mg/L，纤维蛋白降解产物 $\geq 20\mu g/ml$。血液生化提示谷草转氨酶 73U/L，谷丙转氨酶 50U/L，总胆红素 $63\mu mol/L$，三酰甘油 2.8mmol/L，铁蛋白 $> 2000ng/ml$。患者开始出现消化道出血，予以补充新鲜血浆、单采血小板及丙种球蛋白（15g×3d）病情稍好转。入院第 14 天行胸骨骨髓穿刺，涂片提示红系存在噬血现象。2016 年 12 月 27 日明确诊断：噬血细胞综合征。28 日予以依托泊苷（150mg，第 1 天、第 8 天）+地塞米松（10mg，第 1～14 天）联合化疗，支持以广谱抗生素联合抗感染治疗，配合青蒿鳖甲汤合当归补血汤加减后，患者症状逐渐好转，目前随访中，患者恢复良好。

出院诊断　中医诊断：虚劳（气血亏虚）

西医诊断：噬血细胞综合征

二、案　例　解　析

中医辨证施治思路　患者以"间断低热、乏力"为主症，病程较长，属于中医学"虚劳""内伤发热"等范畴。患者为老年男性，素体虚弱，脾胃乃后天之本，气血生化之源，脾气虚弱，虚火内生，故见发热；气虚血亏，不能濡养头脑四肢百骸，故见头晕、乏力，活动后明显，筋脉失养，不荣则痛，而见腰背、四肢隐痛不适，舌质淡，苔薄白，脉细数乃气虚血亏之征象，病位在脾胃，证属虚证。入院时治以益气养血，健脾和胃。住院期间，气虚卫外不固，邪气内侵，治以驱邪为主，热退，外邪去除，当以益气养阴为主。青蒿鳖甲汤出自清吴鞠通《温病条辨》"夜热早凉，热退无汗，热自阴来者，青蒿鳖甲汤主之"。青蒿鳖甲汤，用小柴胡法而小变之，却不用小柴胡之药者，小柴胡原为伤寒立方，疟缘于暑湿，其受邪之源，本自不同，故必变通其药味，以同在少阳一经，故不能离其法。青蒿鳖甲汤，以青蒿领邪，青蒿较柴胡力软，且芳香逐秽开络之功，则较柴胡有独胜。寒邪伤阳，柴胡汤中之人参、甘草、生姜皆护阳者也，胃热伤阴，故改用鳖甲护阴，鳖甲乃蠕动之物，且能入阴络搜邪。柴胡汤以胁痛、干呕为饮所致，故以姜、半通阳降阴而清饮邪。青蒿鳖甲汤以邪热伤阴，则用知母，花粉以清热邪而止渴，丹皮清少阳血分，桑叶清少阳络中气分。宗古法而变古方者，以邪之偏寒偏热不同也。

  西医诊治思路 患者有明确的自身免疫性疾病病史，长期应用抗风湿类药物，对骨髓造血功能有一定程度的负面影响，住院期间，患者病情加重，激活炎症介质瀑布，诱发噬血淋巴细胞增生症，病情一度危急，予以HLH04方案化疗后，扑灭激活的噬血淋巴细胞，辅以积极的支持治疗，配合中医扶正透毒，病情转危为安。噬血细胞综合征是由于T细胞和NK细胞的细胞毒作用受损，导致失控的T淋巴细胞过度活化，大量分泌细胞因子，直接激活巨噬细胞引起的。继发性噬血淋巴细胞增生症是指在无已知基因突变的情况下出现的噬血淋巴细胞增生症，多在有免疫缺陷或有恶性肿瘤、感染或自身免疫性疾病的基础上发病。噬血细胞综合征的诊断是基于一组临床和实验室标准，包括高热、器官肿大、显著的血细胞减少、高乳酸脱氢酶水平、高铁蛋白及高三酰甘油。组织样本如骨髓、肝、脾的细胞学特征中能看到噬血现象。该患者满足了《噬血细胞综合征诊治中国专家共识（2018）》的诊断标准：

  （1）发热≥38.5℃。

  （2）脾大，淋巴细胞或组织细胞浸润。

  （3）至少两系血细胞下降：①血红蛋白<90g/L；②血小板<100×10^9/L；③中性粒细胞<1.0×10^9/L。

  （4）高甘油血症和（或）低纤维蛋白原血症：①三酰甘油≥265mg/dl；②纤维蛋白原≤150mg/dl。

  （5）骨髓、脾或淋巴结看到噬血细胞。

  （6）NK细胞活性低或无功能。

  （7）铁蛋白≥500μg/L。

  （8）sCD25（即sIL2R）>2400U/ml。

三、按　　语

  治疗噬血细胞综合征需要三步。第一，由于可能常有危及生命的并发症，需要对症支持治疗。第二，去除诱因至关重要，这是治愈该病的关键。第三，在一些严重的病例中，必须使用免疫抑制剂和细胞毒性药物（如依托泊苷）来迅速抑制炎症反应。

四、思　考　题

  （1）噬血细胞综合征的诊断标准是什么？

  （2）扶正透毒法的代表方剂有什么？

参 考 文 献

王昭. 2016. 我如何诊断噬血细胞综合征[J]. 中华血液学杂志, 7（37）: 550-553.

吴塘. 2008. 温病条辨[M]. 北京：人民卫生出版社.

周芳芳, 陈莉, 王红详. 2017. 噬血细胞综合征的救治与文献复习[J]. 临床内科杂志, 5（34）: 312-315.

（陈　涛）

案例 15　血三系减少

一、病历摘要

　　患者女性，71 岁，因头昏、乏力 1 年于 2016 年 10 月 17 日入院。

　　患者 1 年前因受凉后出现头昏、乏力、咳嗽、肌肉酸痛，无发热、胸痛、咯痰等不适，就诊于省内某医院，查血常规提示白细胞减少（具体不详），经抗感染等治疗后，病情好转出院，此后头昏、乏力时有出现，未系统治疗。半年后，再次因感冒于省内某医院查血常规提示白细胞 $2.52 \times 10^9/L$，中性粒细胞 $1.76 \times 10^9/L$，红细胞 $2.88 \times 10^{12}/L$，血红蛋白 86g/L，血小板 $71 \times 10^9/L$，予以对症治疗后，好转出院。此后患者多次于省内多家医院查血常规均提示三系减少，未系统诊治。头昏、乏力症状时有反复，现为求系统中西医结合治疗收入院。入院症见：头昏、乏力，腹部不适，无咳嗽、咳痰、消瘦，无长期发热、皮肤黏膜瘀点瘀斑、巩膜黄染、口腔溃疡、光过敏、血管神经性水肿；无头痛、骨痛，尿频、尿急，精神、纳眠可，二便调。既往史无特殊。

　　查体　血压 135/70mmHg，舌质淡白，苔白腻，脉虚大无力。全身皮肤及巩膜未见黄染，全身浅表淋巴结未扪及，睑结膜稍苍白。胸骨无压痛，双肺呼吸音清，未闻及明显干湿啰音。心律齐，心率 63 次/分，各瓣膜听诊区未闻及病理性杂音。腹平软，肝脾不大，双下肢无水肿。

　　辅查　血液生化、凝血功能、尿常规无异常；血常规：红细胞计数 $3.52 \times 10^{12}/L$，血红蛋白浓度 105g/L↓，血细胞比容 0.32↓，血小板计数 $64 \times 10^9/L$，红细胞分布宽度 48.20fl。心脏彩色 B 超、浅表淋巴结 B 超均未见明显异常。颅脑 CT：①双侧基底节区、半卵圆中心多发腔隙性梗死；②脑萎缩。

　　入院诊断　中医诊断：髓毒劳（气阴两虚，毒瘀阻滞）

　　　　　　　西医诊断：（1）血三系减少原因？

　　　　　　　　　　　　慢性再障？

　　　　　　　　　　　　骨髓增生异常综合征？

　　　　　　　　　　　　自身免疫性全血细胞减少症？

　　　　　　　　（2）腔隙性脑梗死

　　入院后查自身抗体（-），溶血性贫血全套检查（-），行骨髓穿刺检查，骨髓常规：成熟红细胞大小不等，血小板散在少见。骨髓活检：骨髓增生低下，小梁内红系增生活跃，红系早幼系各阶段可见，粒系前体细胞可见，全片未见巨核细胞，淋巴细胞散在，双核浆细胞可见。各阶段粒系细胞符合骨髓增生性病理改变。骨髓病理学检查：骨髓增生稍低下，未见异常造血结构。骨髓染色体核型分析：46XX（20），所分析细胞中未见克隆性结构和数目异常。骨髓增生异常综合征基因全套突变检测：检测到 *TET2*、*DNMT3A* 基因突变。给予中医益气养阴、解毒化瘀法配合补充叶酸、维生素 B_{12}，口服十一酸睾酮 40mg，每日 3 次治疗。

　　出院诊断　中医诊断：髓毒劳（气阴两虚，毒瘀阻滞）

　　　　　　　西医诊断：（1）意义未明的特发性全血细胞减少症

　　　　　　　　　　　　（2）腔隙性脑梗死

二、案 例 解 析

　　中医诊疗思路　患者以"乏力、头昏"为主要表现，病程较长，属中医学"髓毒劳"范畴。患者为老年女性，平素饮食欠佳，损伤脾胃，加之外受毒邪，损伤脾肾，脾肾亏虚，气血生化乏源，不能濡养四肢百骸，故见肢软乏力；气为血之帅，血为气之母，气血亏虚，久病瘀毒内结，上扰清窍，故见头昏；舌质淡白，苔白腻，脉虚大无力，皆为气阴亏虚、毒瘀阻滞之征，证属本虚。治疗以益气养阴、解毒化瘀为法，方药：生脉饮合大补元煎加减。生脉饮所治为温热、暑热之邪，耗气伤阴，或久咳伤肺、气阴两虚之证。温暑之邪袭人，热蒸汗泄，最易耗气伤津，导致气阴两伤之证。肺主皮毛，暑伤肺气，卫外失固，津液外泄，故汗多；肺主气，肺气受损，故气短懒言、神疲乏力；阴伤而津液不足以上承，则咽干口渴。舌干红少苔，脉虚数或虚细，乃气阴两伤之象。咳嗽日久伤肺，气阴不足者，亦可见上述征象，治宜益气养阴生津。方中人参甘温，益元气，补肺气，生津液，是为君药。麦门冬甘寒养阴清热，润肺生津，用以为臣。人参、麦冬合用，则益气养阴之功益彰。五味子酸温，敛肺止汗，生津止渴，为佐药。三药合用，一补一润一敛，益气养阴，生津止渴，敛阴止汗，使气复津生，汗止阴存，气充脉复，故名"生脉"。《医方集解》说："人有将死脉绝者，服此能复生之，其功甚大。"至于久咳肺伤、气阴两虚证，取其益气养阴，敛肺止咳，令气阴两复，肺润津生，诸症可平。大补元煎出自《景岳全书》，主治气血大亏，精神失守之危重病证。本方用人参、山药健脾益气，配以当归、熟地黄、枸杞子、山茱萸滋养肝肾。临床应用以神疲气短、腰酸耳鸣、脉微细为辨证要点。如见阴虚甚，可加龟板、鳖甲、旱莲草；阳虚明显，可加巴戟天、肉苁蓉；纳差，加神曲、砂仁、谷芽、麦芽等。如元阳不足多寒者，于本方加附子、肉桂、炮姜之类随宜用之；如气分偏虚者，加黄芪、白术，如胃口多滞者，不必用；如血滞者，加川芎，去山茱萸；如滑泄者，加五味子、破故纸之属。

　　本例患者以太子参、麦冬、天冬、五味子益气养阴，黄芪益气，生地黄、山茱萸、白芍、当归滋阴养血，女贞子、枸杞子滋阴补肾，全方通过益气滋阴以达解毒化瘀之效。配合穴位贴敷以益气养阴、调理脏腑；药棒穴位按摩健脾益气养血；中药热奄包及中药熏药治疗双足以安神定志、助眠。

　　西医诊疗思路　根据《骨髓增生异常综合征诊断与治疗中国专家共识（2014 年版）》诊断标准：骨髓增生异常综合征诊断需满足两个必要条件和一个确定标准。

（1）必要条件：①持续一系或多系血细胞减少，红细胞（血红蛋白浓度＜110g/L）、中性粒细胞[中性粒细胞绝对计数＜$1.5×10^9$/L]、血小板（血小板计数＜$100×10^9$/L）；②排除其他可以导致血细胞减少和发育异常的造血及非造血系统疾病。

（2）确定标准：①发育异常，骨髓涂片中红细胞系、粒细胞系、巨核细胞系中发育异常细胞的比例≥10%；②环状铁粒幼红细胞占有核红细胞比例≥15%；③原始细胞，骨髓涂片中达5%～19%；④骨髓增生异常综合征常见染色体异常。

（3）辅助标准：①流式细胞术检查结果显示骨髓细胞表型异常，提示红细胞系和（或）髓系存在单克隆细胞群；②遗传学分析提示存在明确的单克隆细胞群；③骨髓和（或）外周血中祖细胞的CFU（±集簇）形成显著和持久减少。当患者符合必要条件、未达确定标准（不典型的染色体异常、发育异常细胞＜10%、原始细胞比例≤4%等）、存在输血依赖的大细胞性贫血等常见骨髓增生异常综合征临床表现、临床表现高度疑似骨髓增生异常综合征时，应进行骨髓增生异常综合征辅助诊断标准的检测。符合者基本为伴有骨髓功能衰竭的克隆性髓系疾病。

骨髓增生异常综合征的鉴别诊断：骨髓增生异常综合征的诊断依赖于骨髓细胞分析中所发现细胞发育异常的形态学表现、原始细胞比例升高和细胞遗传学异常。骨髓增生异常综合征的诊断一定程度上仍然是排除性诊断，应首先排除其他可能导致反应性血细胞减少或细胞发育异常的因素或疾病，常见需要与骨髓增生异常综合征鉴别的因素或疾病：①维生素B_{12}和叶酸缺乏；②接受细胞毒性药物、细胞因子治疗或接触有血液毒性的化学制品或生物制剂等；③慢性病性贫血（感染、非感染性炎症或肿瘤）、慢性肝病、人类免疫缺陷病毒感染；④自身免疫性血细胞减少、甲状腺功能减退或其他甲状腺疾病；⑤重金属中毒、过度饮酒；⑥其他可累及造血干细胞的疾病，如再障、原发性骨髓纤维化（尤其需要与伴有纤维化的骨髓增生异常综合征相鉴别）、大颗粒淋巴细胞白血病、阵发性睡眠性血红蛋白尿症、急性白血病（尤其是伴有血细胞发育异常的形态学特点的患者或急性髓系白血病-M7患者）及其他先天性或遗传性血液病（如先天性红细胞生成异常性贫血、遗传性铁粒幼细胞性贫血、先天性角化不良、范科尼贫血、先天性中性粒细胞减少症和先天性纯红细胞再障等）。

骨髓增生异常综合征的诊断方法：骨髓增生异常综合征诊断依赖于多种实验室检测技术的综合使用，其中骨髓细胞形态学和细胞遗传学检测技术是骨髓增生异常综合征诊断的核心。

骨髓增生异常综合征患者自然病程和预后的差异性很大，治疗宜个体化。应根据骨髓增生异常综合征患者的预后分组，同时结合患者年龄、体能状况、治疗依从性等进行综合分析，选择治疗方案。骨髓增生异常综合征患者可按预后分组系统分为两组：相对低危组（IPSS-低危组、中危-1组，IPSS-R-极低危组、低危组和中危组，WPSS-极低危组、低危组和中危组）和相对高危组（IPSS-中危-2组、高危组，IPSS-R-中危组、高危组和极高危组，WPSS-高危组和极高危组）。IPSS-R-中危组患者根据其他预后因素如发病年龄、体能状况、血清铁蛋白水平和乳酸脱氢酸水平决定采取相对低危组或相对高危组方案，且对低危方案疗效不佳者亦可采用高危组治疗方案（表2-1）。

表 2-1　骨髓增生异常综合征的国际预后积分系统（IPSS）

预后变量	积分				
	0	0.5	1	1.5	2
骨髓原始细胞	<5%	5%～10%		11%～20%	21%～30%
染色体核型 [a]	好	中等	差		
血细胞减少系列 [b]	0～1	2～3			

a：预后好核型，正常，–Y，del（5q），del（20q）；预后中等核型，其余异常；预后差核型，复杂（≥3 个异常）或 7 号染色体异常

b：$ANC<1.8\times10^9/L$，$HGB<100g/L$，$PLT<100\times10^9/L$。IPSS 危险度分类：低危：0 分；中危–1：0.5～1 分；中危–2：1.5～2 分；高危：≥2 分

目前患者采用的治疗以图 2-5 为主，并积极随访中。

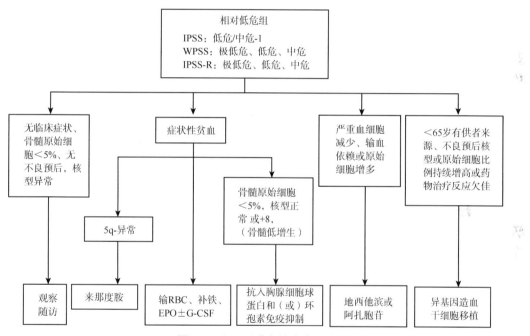

图 2-5　血三系减少的诊疗思路

三、按　语

本例患者疑似骨髓增生异常综合征，又尚未达到骨髓增生异常综合征的诊断标准，明确排除慢性再障、自身免疫性全血细胞减少症时，则应对患者进行随访，或暂时归为意义未明的特发性血细胞减少症，值得注意的是，部分意义未明的特发性血细胞减少症可逐渐发展为典型骨髓增生异常综合征，随访过程中如患者出现典型的细胞遗传学异常，即使仍然缺乏原始细胞增加及细胞发育异常的表现，也应诊断为骨髓增生异常综合征。

对于此患者，我们制定了以中医药治疗为主，患者血常规各项指标稳中有升，以提高患者生活质量为主要目的，目前仍在随访中。

四、思 考 题

1. 骨髓增生异常综合征的诊断标准是什么?
2. 骨髓增生异常综合征预后积分系统对治疗有何指导意义?

参 考 文 献

肖志坚. 2017. 骨髓增生异常综合征的精准诊断与治疗: 现况与问题[J]. 临床血液学杂志, (3): 339-341.
中华医学会血液学分会. 2014. 骨髓增生异常综合征诊断与治疗中国专家共识(2014 年版)[J]. 中华血液学杂志, 35(11): 1042-1048.

（陈　涛）

案例 16　乏力、全血细胞减少

一、病 历 摘 要

患者女性, 30 岁, 因反复乏力 9^+ 年, 加重 2 天, 于 2017 年 10 月 3 日入院。

9^+ 年前患者无明显诱因出现乏力、发热、牙龈肿痛, 就诊于当地医院查血常规示三系血细胞减低(具体不详), 考虑巨幼细胞贫血, 以维生素 B_{12} 口服治疗半月, 血象有所上升, 后多次复查血象均提示全血细胞减少(具体不详), 多次行骨髓穿刺提示增生减低, 淋巴百分率明显增高, 未见巨核细胞。骨髓活检: 骨小梁间隙主要为脂肪组织, 骨髓造血组织增生明显减少。CD55、CD59: 无异常。溶血性贫血: 无异常。考虑诊断为"三系减少原因: 再障? 骨髓增生异常综合征?", 予服用中药及输注红细胞纠正贫血治疗, 半年前就诊于上级医院复查骨髓穿刺, 胸骨骨髓涂片: 增生明显活跃, 红系比例增高, 巨核细胞不少。(髂后)病理: 造血细胞增生极低下, 三系均低。染色体: 46, XX[12]。骨髓增生异常综合征基因突变检测: 未检测到突变。仍未明确诊断。2 天前感乏力加重, 时感心慌、头晕, 无皮肤黏膜出血情况, 以"全血细胞减少原因"就诊于我院。

否认放射性物质、毒物接触史, 否认氯霉素、非甾体类药物、神经和精神药物病史。

查体　舌淡, 苔薄白, 脉细弱。贫血貌, 全身皮肤未见皮疹、黄染、出血点, 全身浅表淋巴结未扪及, 胸骨无压痛。腹平软, 无压痛及反跳痛, 肝脾肋下未扪及, 双下肢无浮肿。

辅查　血常规: 白细胞计数 2.21×10^9/L, 血红蛋白浓度 35g/L, 平均红细胞容积 128.4fL, 血小板计数 20×10^9/L, 中性粒细胞绝对值 1.04×10^9/L, 网织红细胞计数百分数 4.310%。贫血全套: 铁蛋白 1147.00ng/mL。

入院诊断　中医诊断: 虚劳(脾肾亏虚)

西医诊断：（1）全血细胞减少原因？

（2）骨髓增生异常综合征？

（3）再障？

诊疗经过 输注同型红细胞纠正贫血，完善相关检查，髂骨骨髓常规示增生重度减低，粒系明显减少，尤其是红细胞，减少极为明显，全片未见巨核细胞，为三系增生减低骨髓象。胸骨骨髓常规：增生明显活跃，粒系比例减低，部分细胞可见核浆发育不平衡，红细胞比例增高，碳核细胞易见，偶见巨幼样变、核出芽、双核红和核分裂象，全片见巨核细胞 42 个，为三系增生伴发育异常骨髓象。流式免疫分型结论：粒系核左移，红系比例增高，各系表型未见明显异常。T 细胞亚群检测无明显异常。骨髓活检：骨髓增生极度低下，造血组织缺乏，未见原始细胞及异常淋巴细胞明显增多。免疫组化检测三系无异常。染色体核型分析：46，XX[20]。促红细胞生成素检测＞797mU/ml。自身抗体检测无异常。溶血性贫血检测无异常。中医治疗方面：予黄芪注射液静脉滴注补中益气，内服中药治疗，以补脾益肾、益气生血为法，方用补脾益肾汤加减，方药：黄芪 30g，炒山药 30g，焦白术 10g，茯苓 15g，陈皮 10g，菟丝子 15g，补骨脂 15g，焦山楂 10g，肉桂 6g，水煎服，日 1 剂，分 3 次服。药棒穴位按摩（足三里、血海、悬钟、阴陵泉、阳陵泉）健脾化痰、滋阴养血，穴位贴敷（气海、血海、中脘、心俞、脾俞）健脾益气养血。西医方面：予促进造血、补充造血原料、免疫抑制等治疗，具体用药如下。环孢素 100mg 口服早晚各 1次，司坦唑醇早 2mg、中 1mg、晚 2mg，叶酸 5mg，口服，每日 1 次，甲钴胺 0.5mg，口服，每日 1 次，谷胱甘肽 3 粒，口服，每日 3 次。后患者出院。嘱定期复查血常规、肝肾功能、血清环孢素浓度等。

出院诊断 中医诊断：慢性髓劳（脾肾亏虚）

西医诊断：慢性再障（偏重型）

二、病案解析

中医方面，患者为青年女性，以"乏力"为主要表现，病史长达 9 年余，证属中医学"髓劳"范畴，由于患者禀赋素薄，先天不足，后天失调，以致脏腑亏虚，精气内亏，气血不足，四末及清窍失养，故见乏力、头晕。本病病位在脾肾，属本虚之证。舌质淡红，苔薄白，脉细弱，皆为气血亏虚之象。髓劳在《灵枢·根结》中称为髓枯。髓劳是指因先后天不足，精血生化无源，或因有毒药物及理化因素伤正，邪毒瘀阻，新血不生。以出血、血亏、全血细胞减少、易染邪毒为主要表现的劳病类疾病。《圣济总录·虚劳门》云："热劳之证，心神烦躁，面赤头痛，眼色唇焦，身体壮热，烦渴不止，口舌生疮，饮食无味，肢节酸痛，多卧少起，或时盗汗，日见羸瘦者是也"；又说"急劳之病其证与热劳相似，而得之差暴也，缘禀受不足，忧思气结，荣卫俱虚，心肺壅热，金火相刑，脏气传克，或感外邪，故烦躁体热，颊赤心忪，头痛盗汗，咳嗽，咽干。骨节酸痛，久则肌肤销铄，咯涎唾血者，皆其候也"。可见"劳"有轻重缓急之不同。因骨髓受损，髓不生血，虽可泛称虚劳，但不如直称髓劳更具体、更直接反映疾病的本质。

西医方面，该患者为青年女性，病史长，三系减少为主要表现，其中主要以贫血、血小板减低为甚，一直诊断不明，治疗无针对性，因诊断过程中多次骨髓常规结果血稀，但胸骨常规均提示存在红系、粒系病态造血，故诊断一直徘徊于再障、骨髓增生异常综合征之间，胸骨常规提示两系病态造血，但比例均不达10%，同时染色体核型、骨髓增生异常综合征相关基因检查、流式等均不支持骨髓增生异常综合征诊断。最终根据多次髂骨骨髓常规、病理活检结果明确诊断再障（偏重型），结合患者年龄，治疗应首选骨髓移植，但因经济等多方面原因无法进行，故治疗予雄激素刺激造血、环孢素免疫抑制等治疗，此方案治疗观察 3~6 个月效果不佳，且疾病进展变化为重型再障，其治疗还是应首选造血干细胞移植。其治疗过程中应定期复查骨髓常规等，因慢性再障亦有转化为骨髓增生异常综合征的可能，因慢性再障与骨髓增生异常综合征都是克隆性疾病，其具有细胞凋亡增多的共性，国内有文献报道此类病例。

三、按 语

再障是一种骨髓造血衰竭综合征。其年发病率在我国为 0.74/10 万人口，可发生于各年龄组，老年人发病率较高，男、女发病率无明显差异。再障分为先天性及获得性两类。目前认为 T 淋巴细胞异常活化、功能亢进造成骨髓损伤在原发性获得性再障发病机制中占主要地位，新近研究显示遗传背景在再障发病及进展中也可能发挥一定作用，如端粒酶基因突变，也有部分病例发现体细胞突变。结合此病例，诊断应与骨髓增生异常综合征相鉴别，骨髓增生异常综合征，尤其是低增生性者，亦有全血细胞减少，网织红细胞有时不高甚至降低，骨髓低增生，易与再障混淆，但骨髓增生异常综合征有以下特点：粒细胞和巨核细胞病态造血，血片或骨髓涂片中出现异常核分裂象。骨髓增生异常综合征可伴骨髓纤维化，骨髓活检示网硬蛋白增加，而再障不会伴骨髓纤维化。骨髓活检中灶性的髓系未成熟前体细胞异常定位非骨髓增生异常综合征所特有，因再障患者骨髓的再生时也可以出现不成熟粒细胞。红系病态造血再障中亦可见，不作为与骨髓增生异常综合征鉴别的依据。

四、思 考 题

（1）如何诊断再障？
（2）如何判断再障的预后及转归？

参 考 文 献

丁训杰. 1992. 实用血液病学[M]. 北京：上海医科大学出版社.
中华医学会血液学分会. 2017. 再生障碍性贫血诊断与治疗中国专家共识（2017 年版）. 中华血液学杂志，38（1）：21-22.

（宋 娟）

案例 17 白细胞减少、乏力、头晕

一、病历摘要

患者女性，61 岁。因发现白细胞减少 14$^+$年，加重伴乏力、头晕 1$^+$周，于 2017 年 6 月 6 日入院。

14$^+$年前患者于当地医院行"左眼睑麦粒肿挑除术"时发现白细胞减低，患者无特殊不适，予"利可君、维生素 B$_4$、鲨肝醇"升白细胞，但患者自诉无改善，白细胞总数维持在（2.5~4）×10^9/L。2 天前感乏力、头晕，无发热，无骨痛，无酱油色尿等，门诊血常规：白细胞计数 0.50×10^9/L，中性粒细胞绝对值 0.25×10^9/L，淋巴细胞绝对值 0.2×10^9/L，以"白细胞减少症"收入院。

既往"2 型糖尿病并周围神经病变""糖尿病肾病"病史。否认放射性物质、毒物接触。无止痛药、抗甲状腺药、磺胺类药物服用史。

查体 舌暗红，苔薄白，脉弦细。全身皮肤、黏膜无黄染及出血点，全身浅表淋巴结未扪及。胸骨无压痛，腹稍膨隆，无压痛、反跳痛及肌紧张，肝脾未扪及。

辅查 骨髓常规检查示骨髓增生活跃；粒系增生活跃。贫血全套、CD55、CD59、甲状腺功能、肿瘤标志物、自身抗体、免疫球蛋白、补体 C3、补体 C4 等检查未见异常。

中医治疗，内服血复生胶囊益气养阴，化瘀解毒。中药内服，以健脾益气、养阴生津为法，予生脉饮加减，穴位贴敷（肝俞、心俞、脾俞、肾俞、肺俞、足三里）益气养阴，养心安神；药棒按摩（双侧足三里、三阴交、内关、丰隆、阴陵泉）以调理脏腑。西医治疗：予重组人粒细胞集落刺激因子皮下注射升白细胞、促进粒细胞分化；脱氧核糖核苷酸静脉滴注促进血细胞生成，同时予调节血糖、调脂，加强口腔、肛周等护理，避免感染。经治疗好转出院。复查血常规：白细胞计数 4.2×10^9/L，中性粒细胞绝对值 2.1×10^9/L。

出院诊断 中医诊断：虚劳（气阴两虚）

西医诊断：（1）白细胞减少症

（2）2 型糖尿病并周围神经病变、视网膜病变

二、病案解析

中医方面，患者为老年女性，以"乏力、头晕"为主症，病史长达 10$^+$年，属中医学"虚劳"的范畴。患者久劳伤脾，故而耗损肾精，脾为后天之本，气血生化之源；肾为先天之本，人之精气所藏，脾肾不足，"虚劳"之病乃生。气阴两虚，头目、心脉及四末失其濡养，故乏力、头晕、心慌；舌暗红、苔薄白、脉弦细为气阴两虚之象。本病病位在肾、

脾。病性为本虚。

西医方面，白细胞减少症是由化学药剂、放射线、感染或其他恶性疾病引发的外周血白细胞持续状态低于正常值的常见血液疾病。该病可分为不明原因性、继发性两种。结合患者既往史、个人史，经完善骨髓常规、自身抗体、甲状腺功能等检查排除继发性因素导致的白细胞减少症，其诊断不难。白细胞减少症的治疗目标为升高白细胞、避免发生感染。中医治疗与西医治疗相比较，中医治疗具有中医辨证施治的优势和灵活多样的治疗手段，作用平稳、持久，价格便宜，效果较好。西药治疗起效快，如粒细胞集落刺激因子，其持续时间不长，价格较高，部分患者会出现骨痛、皮疹、消化道不良反应等，甚至出现休克、急性呼吸窘迫综合征等。该患者予以中西医结合治疗方法，西药立即升高中性粒细胞数，避免粒细胞缺乏状态下出现感染情况，效果立竿见影，同时予中药健脾益肾、益气养阴。

三、按　　语

成人外周血液中白细胞数持续低于 $4 \times 10^9/L$ 时，统称为白细胞减少症，若白细胞总数明显减少，低于 $2 \times 10^9/L$，中性粒细胞绝对值低于 $0.5 \times 10^9/L$，甚至消失者，称为粒细胞缺乏症。该病可以是原发性的，也可以是继发性的。原发性者原因不明；继发性者认为其病因可为急性感染，物理、化学因素，血液系统疾病，脾功能亢进，结缔组织疾病，过敏性疾病，遗传性疾病等。其病因病机主要有以下几个方面：①白细胞生成障碍，包括由干细胞的增殖减低或再生障碍。②白细胞破坏过多，由于感染、免疫学因素而使白细胞破坏过多，使外周血中白细胞减少。③粒细胞分布异常，由于各种原因而使边缘池中白细胞增多，循环池中白细胞减少，亦可形成白细胞减少症。白细胞减少症的治疗主要是病因治疗，如停用可疑药物、停止接触可疑毒物、治疗原发疾病等，但此患者未明确相关病因，考虑原发性可能性大。该病治疗应因人而异，因病因而异。除了祛除病因，还应根据中性粒细胞数值及是否合并感染等情况制定治疗方案，因感染发生的危险度、频率及严重程度与中性粒细胞减少程度密切相关，中性粒细胞减少的程度越大，感染发生的可能性及程度越大，尤其是中性粒细胞绝对值低于 $0.5 \times 10^9/L$，即粒细胞缺乏症患者应积极进行治疗，运用中西医结合治疗方法，尽快升高中性粒细胞数，避免感染的发生，同时调节机体，使其维持在安全水平。

四、思　考　题

如何诊疗白细胞减少症？

参 考 文 献

李现金，陶有为，等. 2017. 补肾健脾汤联合鲨肝醇治疗白细胞减少症的临床研究[J].当代医学，5（23）：25-26.

张之南，郝玉书，王建祥，等. 2011. 血液病学[M]. 北京：人民卫生出版社.

（宋　娟）

案例 18　头晕、乏力

一、病 历 摘 要

患者女性，43 岁。因头晕、乏力 1 周，于 2018 年 1 月 2 日入院。

患者 1 周前无明显诱因出现头晕、乏力，面色萎黄，全身酸软，偶感恶心不适，自行服用"抗病毒颗粒、复方氨酚烷胺片"后症状未见明显缓解，于当地医院查血常规示白细胞计数 1.30×10^9/L、中性粒细胞绝对值 0.74×10^9/L，血红蛋白浓度 85g/L，未予治疗，以"两系减少原因"收治入院。既往史：3 年前因"右侧腹股沟疝"于当地医院行"腹股沟疝修补术"。平素饮食不节。月经史：13 岁初潮，28～30 天，经期 7 天，其中经期内 3 天月经量多，每天需使用 7 张卫生巾，末次月经 2017 年 12 月 5 日。其父母均有高血压病史，余无特殊。

查体　生命体征平稳。舌淡，苔薄白，脉细弱。轻度贫血貌。全身皮肤黏膜无黄染及出血点，全身浅表淋巴结未扪及肿大。心肺未见明显异常。腹软，全腹无压痛、反跳痛及肌紧张，肝脾肋下未扪及。

辅查　血常规+网织红细胞：白细胞计数 2.61×10^9/L，血红蛋白浓度 89g/L，血细胞比容 0.30，平均红细胞容积 74.5fl，单核细胞百分比 14.20%，中性粒细胞绝对值 1.28×10^9/L，淋巴细胞绝对值 0.9×10^9/L，网织红细胞正常。生化全套：白球比例 1.48，磷 0.85mmol/L，铁 1.9μmol/L。甲状腺功能：游离三碘甲状腺原氨酸（T3）8.76pmol/L，游离甲状腺素（T4）33.10pmol/L，促甲状腺激素 0.067μU/ml。甲状腺抗体回示未见异常。贫血相关检测：铁蛋白 7.49ng/ml，叶酸 43.2nmol/L。自身抗体无异常。甲状腺彩超：甲状腺实质回声稍增粗。腹部彩超：肝、胆、胰、脾、双肾超声未见明显异常。骨髓常规：①骨髓增生活跃；②粒红比偏低为 1.21：1；③铁染色阴性。

中医治疗予健脾和胃养血为法，方以香砂六君子汤合当归补血汤加减内服，同时配合中医穴位贴敷以健脾益气，中药熏洗双足以活血通络、调理脏腑。西医予脱氧核苷酸钠促进细胞生长，增强细胞活力；甲巯咪唑抑制甲状腺内过氧化酶，阻碍甲状腺素和三碘甲状腺原氨酸的合成，抑制甲状腺激素的合成；复方硫酸亚铁叶酸片补铁等治疗。治疗后复查血常规+网织红细胞：红细胞计数 5.19×10^{12}/L，平均红细胞容积 73.8fl，幼稚网织红细胞比率 2.2%，白细胞计数及中性粒细胞绝对值恢复正常。甲状腺功能：促甲状腺激素 0.268μU/ml。

出院诊断　中医诊断：萎黄（脾胃虚弱）

　　　　　　西医诊断：（1）缺铁性贫血

　　　　　　　　　　　（2）原发性甲状腺功能亢进症

　　　　　　　　　　　（3）右侧腹股沟疝修补术后

二、案例解析

　　中医学文献中，没有缺铁性贫血的病名，依据其证候特征当属于"萎黄"等范畴，属慢性虚损性病证，与脾胃密切相关。患者为中年女性，以"头晕、乏力、面色萎黄"为主症，当属中医学"萎黄"范畴。《诸病源候论》记载："夫羸瘦不生肌肤，皆为脾胃不和，不能饮食，故气血衰弱，不能荣于肌肤。"《幼幼集成》认为"凡人身充皮毛，肥腠理者，气也；润皮肤，美颜色者，血也。所以水谷素强者无病，水谷减少者病，水去谷亡则死矣。凡病疳而形不魁者，气衰也；色不华者，血弱也。气衰血弱，知其脾胃必伤"。患者长期饮食不节，脾胃受损，后天气血生化乏源，加之失血过多，不能濡养肌肤、四肢百骸，故见乏力；血为气之母，气为血之帅，血虚而致气虚，气血亏虚，脑窍失养，故头晕；舌质淡，苔薄白，脉细弱，结合患者舌脉症，辨证属脾胃虚弱证。该病应与黄疸相鉴别，黄疸发病与感受外邪、饮食劳倦或病后有关；其病机为湿滞脾胃，肝胆失疏，胆汁外溢；其主症为身黄、目黄、小便黄。

　　头晕、乏力均是临床常见症状，病因较多。但根据该患者体格检查及血常规检查结果，考虑血液系统疾病可能性大。该患者贫血伴有白细胞异常，需行骨髓检查、分析是否存在白血病、再障、骨髓增生异常综合征、骨髓纤维化、骨髓病性贫血等可能。骨髓常规：①骨髓增生活跃；②粒红比偏低，为 1.21∶1；③铁染色阴性。排除以上疾病。患者自身抗体正常、无特殊服药史、无感染、无放射线物质及有毒有害物质接触史，然而患者甲状腺功能异常：游离三碘甲状腺原氨酸 8.76pmol/L，游离甲状腺素 33.10pmol/L，促甲状腺激素 0.067μU/ml。甲状腺功能亢进可使周围血中白细胞总数偏低，同时由于消耗增多、营养不良和铁的利用障碍也可引起贫血，是否由于甲状腺功能亢进导致的白细胞减少呢？予抑制甲状腺激素的合成治疗后，复查血常规示白细胞计数及中性粒细胞绝对值均恢复正常。根据患者实验室检查及诊断性治疗，明确白细胞减少的原因为原发性甲状腺功能亢进症。患者生化示血清铁明显降低，贫血全套：铁蛋白降低，可明确诊断为缺铁性贫血。然而患者贫血是否由于甲状腺功能亢进铁的利用障碍引起的呢？需我们进一步思考。缺铁性贫血的病因主要为铁的摄入不足、铁吸收障碍及铁丢失过多。慢性失血是缺铁性贫血最常见的病因，该患者有月经过多史，所以该患者贫血原因除考虑与甲状腺功能亢进铁的利用障碍有关外，更应该考虑与患者月经量过多、慢性失血有关。

　　贫血诊断流程图见图 2-6。

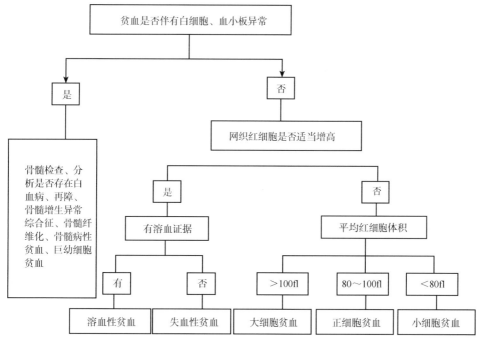

图 2-6　贫血诊断流程图

三、按　　语

对于血液系统疾病的诊断，我们需要借助完善的实验室检查，但仅仅依靠实验室检查结果能做出明确的诊断吗？答案是否定的，对于一个疾病的诊断我们除依靠各种完善的检验设备外，更需要扎实的医学基础知识，就该案例而言，病史的询问对该疾病的诊断起着关键作用。因此，在疾病的诊断过程中，我们不能只单纯地依靠辅助检查结果，更需要综合多方面的信息进行疾病的诊断。

四、思　考　题

如在治疗后患者贫血没有得到纠正，治疗失败，我们需要考虑哪些原因？

参 考 文 献

陈灏珠，林果为，王吉耀，等.2015. 实用内科学[M]. 北京：人民卫生出版社：1216.
张之南，郝玉书，赵永强，等.2011. 血液病学[M]. 北京：人民卫生出版社：279.

（尹尚瑾）

案例 19　肢软、乏力

一、病历摘要

　　患者女性，83 岁。因肢软、乏力 20⁺天，加重伴咳嗽、咯痰 1 天，于 2018 年 2 月 8 日入院。

　　患者 20⁺天前无明显诱因出现肢软、乏力，遂就诊于当地医院，予输液治疗（具体不详），症状未见明显好转，后于当地医院查血常规示血红蛋白 69g/L，予"促红细胞生成素"治疗无好转。由门诊以"贫血原因"收治入院。既往 2⁺年前于当地医院诊断为"冠状动脉粥样硬化性心脏病、稳定型心绞痛、心功能 II 级"，平素喜食肥甘厚味，余无特殊。

　　查体　生命体征平稳。舌质淡，苔薄白，脉细弱。贫血貌。巩膜轻度黄染，胸廓对称无畸形，双肺叩诊呈清音，双肺呼吸音粗，双肺可闻及散在湿啰音。心、腹、神经系统检查无明显异常。

　　辅查　血常规：白细胞计数 9.92×10^9/L，红细胞计数 2.1×10^{12}/L，中性粒细胞绝对值 6.98×10^9/L，血红蛋白浓度 52.2g/L，血细胞比容 0.12。生化全套：总胆汁酸 13.6mmol/L，总蛋白 59.4g/L，白蛋白 28.9g/L，总胆红素 49.3μmol/L，直接胆红素 17.1μmol/L。凝血象无异常。自身抗体阴性。感染性标志物阴性。胸部 CT：双下肺感染，双侧胸腔少量积液。腹部 B 超：肝、胆、胰、脾、肾未见异常。贫血全套：铁蛋白 245.20ng/ml。Coombs 实验阴性。骨髓细胞学报告：红细胞系统增生异常占 61.00%。粒细胞 CD55、CD59 评估：CD55 阴性粒细胞/总粒细胞 37.49%、CD59 阴性粒细胞/总粒细胞 39.87%，红细胞 CD55、CD59 评估：CD55 阴性红细胞/总红细胞 4.29%、CD59 阴性红细胞/总红细胞 5.87%。

　　中医治疗，内服中药，以益气养血为法，方拟补中益气汤加减，配合中医穴位贴敷健脾益气，中药熏洗双足以益气活血。西医予输注洗涤红细胞纠正贫血，进行抗感染、调节免疫、稳定细胞膜治疗，予糖皮质激素减轻溶血发作。治疗后复查血常规：白细胞计数 17.30×10^9/L，红细胞计数 2.6×10^{12}/L，中性粒细胞绝对值 13.46×10^9/L，中性粒细胞百分比 78%，血红蛋白浓度 81.00g/L，血细胞比容 0.12。生化全套：总蛋白 53.0g/L，白蛋白 31.7g/L，胆碱酯酶 3376U/L，总胆红素 39.8μmol/L，直接胆红素 12.3μmol/L。患者治疗后白细胞明显升高考虑与使用糖皮质激素有关。

　　出院诊断　中医诊断：血疸（气血虚弱）

　　　　　　　　西医诊断：（1）阵发性睡眠性血红蛋白尿

　　　　　　　　　　　　　（2）社区获得性肺炎

　　　　　　　　　　　　　（3）冠状动脉粥样硬化性心脏病

　　　　　　　　　　　　　（4）稳定型心绞痛

　　　　　　　　　　　　　（5）心功能 II 级

二、案 例 分 析

中医学中没有阵发性睡眠性血红蛋白尿一词，但根据本病的临床表现和病程转归，可归属于中医学"血疸"范畴。该患者以"肢软、乏力、巩膜轻度黄染"为主症，故当属中医学"血疸"范畴。《卫生宝鉴》云："因官事劳役，饮食不节，心火乘脾，脾气虚弱，又以患怒，气逆伤肝，心下痞满，四肢困倦……"，本病的病因多为体质虚弱，又感湿热外邪；也可因为患者素体脾胃虚弱，内生湿浊之邪，导致郁而化热，湿热之邪相搏，损伤气血，从而出现气血两虚、黄疸之证。此病的病性为虚中夹实，以瘀血、湿热为标，气血阴阳亏虚为本。患者年老体虚，平素嗜食肥甘厚味，而致脾胃虚弱，气血运化无权，气血不足，不能濡养四肢，故见肢软、乏力；脾胃虚弱，内生湿浊之邪，导致郁而化热，湿热之邪上乘于目，则见巩膜黄染；湿热犯肺，肺失宣降，故咳嗽、咯痰。舌质淡，苔薄白，脉细弱。结合舌脉症，辨证属气血两虚证。该病应与胆疸相鉴别。胆疸患者常有胆石、蛔厥、胆瘅、脘腹部癌肿、胆道手术等病史，存在导致胆汁排泄受阻的证据。肤色暗黄、黄绿或绿褐，皮肤瘙痒明显，尿如浓茶，粪便呈浅灰色或如陶土，常伴有厌食油腻、腹泻、右胁下或上腹部疼痛等症。血清中结合胆红素明显增高，尿中胆红素强阳性，但尿胆原减少或缺如。粪中尿胆原减少或缺如。

西医诊断方面，肢软、乏力作为临床上最为常见的症状，存在很多的病因。该患者以肢软、乏力、咳嗽、咯痰、贫血为主要表现，需考虑溶血性贫血、白血病、淋巴瘤、骨髓增生异常综合征等血液系统疾病及自身免疫性结缔组织疾病。根据临床病史，患者无不明原因的长期发热，无体重的减轻，无肝脾的肿大，亦无浅表淋巴结的肿大，淋巴瘤及白血病的可能性很小；患者无高热、腰痛等症，入院后查 Coombs 实验阴性，故暂不考虑溶血性贫血可能；患者自身抗体阴性，无皮疹、多部位小关节疼痛、难治性口腔溃疡等表现，故自身免疫性结缔组织疾病可能性也很小。患者骨髓细胞学报告：红细胞系统增生异常占 61.00%。粒细胞 CD55、CD59 评估：CD55 阴性粒细胞/总粒细胞 37.49%、CD59 阴性粒细胞/总粒细胞 39.87%；红细胞 CD55、CD59 评估：CD55 阴性红细胞/总红细胞 4.29%、CD59 阴性红细胞/总红细胞 5.87%。根据上述检查报告可明确诊断为阵发性睡眠性血红蛋白尿。

三、按 语

对于血液系统疾病的诊断，我们除了需具备扎实的医学基本功、完善的临床思维外，还应注重实验室检查，并能对实验室检查具有一定的判读及操作能力。因为血液系统疾病基本上都需要相应的检查结果才能明确诊断，是需要以形态学为基础、结合免疫表型、细胞遗传学及分子生物学进行诊断的疾病。

四、思 考 题

测定 CD55、CD59 明确诊断后，是否还需要进行红细胞补体溶血实验检查？

参 考 文 献

陈灏珠，林果为，王吉耀，等. 2015. 实用内科学[M]. 北京：人民卫生出版社：1826.

（尹尚瑾）

第三章　消化系统疾病

案例 20　反复腹痛、腹泻

一、病 历 摘 要

患者女性，40 岁，因反复腹痛、腹泻 3^+ 年，复发加重 1^+ 天，于 2017 年 9 月 21 日收治入院。

患者 3^+ 年前无明显诱因出现右下腹疼痛，呈隐痛，间歇性发作，进餐后加重，排气、排便后缓解，时有腹泻、黏液脓血便；无发热、黄疸、里急后重等症，就诊于外院，行无痛电子肠镜检查示回盲部多发溃疡。病理活检示（回盲部）黏膜中度慢性炎症。考虑为"炎症性肠病——克罗恩病"，住院期间给予"美沙拉秦缓释颗粒"1g，每日 4 次，治疗后上述症状稍缓解。2^+ 年前患者在上症基础上出现明显潮热、盗汗，无明显咳嗽、咯血、消瘦症状，来院就诊，行无痛电子肠镜检查仍提示回盲部多发溃疡（图 3-1）。病理活检示（回盲部）黏膜中度慢性炎症，可见坏死及炎性渗出，查结核感染 T 细胞斑点试验阴性，但结合患者病情综合考虑仍不能排除"肠结核"可能，予诊断性抗结核治疗，但经 3 个月规范抗结核治疗后患者症状仍未见明显缓解，停止抗结核治疗。此后患者长期于门诊服用"中药及美沙拉秦缓释颗粒"控制病情，经治疗后潮热、盗汗症状消失，仍有腹痛、腹泻症状。1^+ 天前患者进食后腹痛复发加重，大便约 10 次，为糊状便，无发热、心慌、胸闷、黄疸、里急后重、黏液脓血等症状，来院就诊，以"炎症性肠病"收治入院。

既往 10^+ 年前曾患"盆腔结核"，自诉已治愈。吸烟 30$^+$ 年，约 10 支/日，偶有少量饮酒。近期体重减轻约 10kg。

查体　体温 36.8℃，心率 68 次/分，呼吸 19 次/分，血压 130/80mmHg；舌质紫暗，舌苔黄厚，脉细弱；面色萎黄，体形偏瘦，神清合作，步入病房。心、肺无异常，腹部平软，右下腹压痛，无肌紧张及反跳痛，肝脾肋下未扪及，墨菲征（－），无移动性浊音，肠鸣音 5 次/分。

辅查　血常规：白细胞计数 3.49×10^9/L，红细胞计数 4.0×10^{12}/L，血红蛋白浓度 100g/L，血细胞比容 0.28；生化全套：尿酸 90μmol/L，血清铁 7.0μmol/L，淀粉酶 107U/L，白蛋白 32.1g/L；感染性疾病标志物：乙型肝炎表面抗体（＋）；肿瘤标记物：糖类抗原 125 60.05U/ml。C 反应蛋白 3mg/dl；血沉 29mm/h；尿常规：未见明显异常；大便常规+隐血试验：黄稀便，隐血阳性；肠道造影：升结肠炎性病变；胸部正侧位片：主动脉硬化；全腹 CT：升结肠壁稍增厚，建议行进一步内镜检查；无痛电子胃镜：慢性非萎缩性胃炎伴糜烂；无痛电子肠镜：回盲部、升结肠多发溃疡（图 3-2）。病理活检：（回盲部、升结肠）黏膜中度慢性炎症；先后三次大便细菌培养均未检出致病菌。

患者入院后中医方面，中药内服，以健脾益气活血、清热除湿为法，中药结肠水疗（中药）清热除湿止泻。西医方面继续予美沙拉秦缓释颗粒口服抗炎，泮托拉唑抑酸护胃，双歧杆菌乳杆菌三联活菌片调节肠道微生态，住院期间患者出现明显直肠瘘管，结合患者病情特点，符合克罗恩病表现，加用甲泼尼龙 40mg/d 口服抗炎，经上述治疗方式治疗 2 周后，患者无明显腹痛、腹泻等症状，于 2017 年 10 月 4 日出院。

出院诊断　中医诊断：腹痛（脾虚湿蕴）

西医诊断：（1）克罗恩病

（2）慢性非萎缩性胃炎伴糜烂

（3）轻度贫血

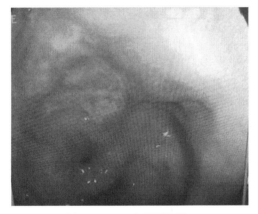 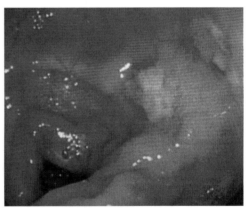

图 3-1　2015 年肠镜图片　　　　　图 3-2　2017 年肠镜图片

二、案 例 解 析

克罗恩病病程长短不一，各阶段临床表现不一，故难以以单一的中医病证名诊断，根据其病情特点可属于中医学"腹痛""泄泻""痢疾""肛痈""血证"范畴等。本病病机复杂，但其基本病机变化为脾胃受损，湿困脾土，肠道功能失司，病位在肠，脾失健运是关键，同时与肝肾关系密切。中医对本病的治疗，首辨虚、实、寒、热和证候特点，特别是不同阶段个体化病程特点的辨证是本病诊治关键，所谓急者治其标，缓者治其本。以中医基础理论为指导，通过辨证论治，配合西药治疗本病，往往能取得相对满意的疗效。

西医方面，具有持续性或反复性腹痛、腹泻和黏液脓血便，伴有（或不伴）不同程度全身症状者，我们主要考虑细菌性痢疾、阿米巴痢疾、肠结核等传染性肠炎及以溃疡性结肠炎、克罗恩病、缺血性肠病为代表的非传染性肠炎，还有肠道肿瘤可能。以上述患者为例，该患者既往 3[+]年反复出现腹痛、腹泻，入院辅查血常规、大便常规及培养可排除细菌性痢疾及阿米巴痢疾；胃肠道肿瘤亦可导致上述症状，结合患者近期体重减轻约 10kg，肿瘤标志物回示糖类抗原 125 值高于正常，不排除肿瘤诱发的腹痛、腹泻可能，但腹部 CT

及既往结肠镜结果未提示占位性病变，故排除肠道肿瘤可能。肠结核患者除了上述症状之外，一般还伴有低热、盗汗、神疲乏力、消瘦、食欲不振等不适；由于患者既往有盆腔结核病史，虽然结核感染 T 细胞斑点试验检查阴性，仍不能排除肠结核可能，给予抗结核治疗后症状仍未见明显缓解，进一步排除肠结核诊断。故引起黏液脓血便的原因应主要考虑溃疡性结肠炎和克罗恩病；二者在临床上均以腹痛、腹泻及黏液脓血便为主要表现，由于患者肠镜溃疡特异性不明显，故临床诊断未能明确，而患者因肛门部发现瘘管，最终锁定克罗恩病。

三、按　　语

炎症性肠病是一种病因尚不十分清楚的慢性非特异性肠道炎症性疾病，包括溃疡性结肠炎和克罗恩病。我国虽尚无普通人群的流行病学资料，但近十多年来本病就诊人数呈逐步增加趋势，炎症性肠病在我国已成为消化系统常见病。由于其诊断及治疗相对困难，往往需要做大量排他性诊断，临床医生需要通过综合评定、多向思维、辨证取舍从而获得最优的诊断路径。

临床中经常会遇到反复腹痛、腹泻的患者，除外常见疾病后，考虑炎症性肠病时，诊断思路如下。

1. 病史和体检

详细的病史询问应包括从首发症状开始的各项细节，特别注意腹泻和便血的病程；还要注意近期旅游史、用药史（特别是非甾体消炎药和抗菌药物）、阑尾手术切除史、吸烟史、家族史；口、皮肤、关节、眼等肠外表现及肛周情况。体检特别注意患者一般状况及营养状态、细致的腹部检查、肛周和会阴检查及直肠指检。

2. 常规实验室检查

强调粪便常规检查和培养不少于 3 次，根据流行病学特点，为除外阿米巴肠病、血吸虫病等疾病应做相关检查。常规检查包括血常规、血清白蛋白、电解质、血沉、C 反应蛋白等。有条件的单位可行粪便钙卫蛋白和血清乳铁蛋白等检查作为辅助诊断指标。

3. 结肠镜检查并活检

这是建立诊断的关键。结肠镜检查时应进入末段回肠。结肠镜检查遇肠腔狭窄镜端无法通过时，可应用钡剂灌肠检查、CT 或 MRI 结肠显像显示结肠镜检未及部位。

4. 小肠检查

这些情况应考虑小肠检查：病变不累及直肠（未经药物治疗者）、倒灌性回肠炎（盲肠至回肠末段的连续性炎症）及其他难以与克罗恩病鉴别的情况。左半结肠炎伴阑尾开口炎症改变或盲肠红斑改变在溃疡性结肠炎常见，因此一般无须进一步行小肠检查。

5. 重度活动性患者检查的特殊性

以常规腹部 X 线检查了解结肠情况及有无穿孔。缓做全结肠检查，以策安全。但为诊断和鉴别诊断，可行不做常规肠道准备的直肠乙状结肠有限检查和活检，操作要轻柔，少注气。为了解有无合并艰难梭菌和（或）巨细胞病毒感染，行有关检查。

如果发现肠道溃疡，则最常见下列三种疾病，需进行鉴别（表 3-1）。

表 3-1 肠结核、克罗恩病、溃疡性结肠炎比较鉴别

指标	肠结核	克罗恩病	溃疡性结肠炎
病因	人型结核分枝杆菌	环境因素作用于遗传易感者，在肠道菌群的参与下，启动了肠道免疫及非免疫系统，最终导致免疫反应和炎症过程	
好发部位	回盲部	回肠末端与右侧结肠	自肛端始，逆向近端发展
病理学特征	分为溃疡型（淋巴组织充血水肿炎症渗出进而干酪样坏死而溃疡）、增殖型（肉芽肿和纤维组织增生肠壁增厚僵硬）、混合型	病变为节段性跳跃性不连续；为纵行溃疡裂隙，溃疡呈鹅卵石样变；为肠壁全层，肠壁增厚变硬，肠腔狭窄	黏膜充血水肿呈细颗粒状，脆性增加，出血糜烂及溃疡限于黏膜与黏膜下层
病理联系临床	少发生出血，少发生急性穿孔，易形成瘢痕导致肠腔变形和狭窄引起梗阻	非干酪性肉芽肿；裂隙溃疡；肠壁各层炎症；肠腔狭窄致梗阻；溃疡穿孔局部脓肿或瘘管	少发生穿孔瘘管及脓肿；并发中毒性巨结肠可发生穿孔；形成炎性息肉，溃疡愈合后的瘢痕使结肠变形缩短，结肠袋消失或缩窄
临床表现	腹痛；腹泻与便秘，粪便呈糊样，不含脓血，不伴里急后重；腹部肿块右下腹固定压痛	腹痛间歇发作，右下腹餐后加重便后缓解；腹泻呈糊状，无黏液脓血；右下腹包块；瘘管形成	腹泻黏液脓血便；左下腹或下腹痛，便意便后缓解
全身表现	结核毒血症状	发热，营养障碍	外周关节炎、结节性红斑、坏疽性脓皮病、巩膜外层炎、前葡萄膜炎、口腔复发性溃疡
并发症	肠梗阻，可合并结核性腹膜炎	肠梗阻、腹腔内脓肿	中毒性巨结肠、直肠结肠癌变
X 线征象	病变肠段呈激惹征象，排空快，充盈不佳；病变上下肠段充盈良好，呈跳跃征象；病变肠段黏膜皱襞粗乱，肠壁边缘不规则呈锯齿状，肠腔狭窄肠段缩短变形	黏膜皱襞粗乱，纵行性溃疡或裂沟、鹅卵石征、假息肉、多发性狭窄或肠壁僵硬、瘘管形成，节段性或跳跃式分布	黏膜粗乱和（或）颗粒状；多发性溃疡呈管壁边缘毛糙毛刺状小龛影；肠管缩短，结肠袋消失，肠壁变硬呈铅管状。重度中毒型不做钡灌肠
结肠镜检查	肠黏膜充血水肿，溃疡形成，炎症息肉，肠腔变窄	呈节段性非对称性分布，见阿弗他溃疡或纵行溃疡，鹅卵石样改变，肠腔狭窄，肠壁僵硬，炎性息肉	急性黏膜血管纹理模糊紊乱消失，充血水肿，易脆出血脓性分泌物，慢性见假性息肉，结肠袋变浅变钝消失
治疗	休息与营养、抗结核化学药物治疗、对症治疗、手术治疗	戒烟，高营养低渣饮食，富含维生素，氨基水杨酸制剂、糖皮质激素、免疫抑制剂、抗菌药物、生物制剂	休息饮食与营养、氨基水杨酸制剂、糖皮质激素、免疫抑制剂、手术治疗

四、思 考 题

（1）如果一个以腹痛、腹泻为主症的患者前来就诊，我们如何去明确这例患者的病因，哪些辅助检查又可以帮助我们去明确诊断？

（2）从上述医案中我们知悉了很多关于消化系统疾病引起腹痛、腹泻的诊断方法及鉴别诊断；但在临床实践中，我们发现非消化系统疾病也能引起上述症状不适，那么请你考虑有哪些非消化系统疾病？我们如何去确诊这些疾病？

参 考 文 献

中华医学会消化病学分会.2018.炎症性肠病学组炎症性肠病诊断与治疗的共识意见（2018年，北京）[J].中华消化杂志，38（5）：292-311.

APDW 2004 Chinese IBD Working Group.2006.Retrospective analysis of 515 cases of Crohn's disease hospitalization in China：Nationwide study from 1990 to 2003. J Gastroenterol Hepatol，21：1009-1015.

Wang Y，Ouyang Q，APDW 2004 Chinese IBD working group. 2007. Ulcerative colitis in China：retrospective analysis of 3100 hospitalized patients. J Gastroenterol Hepatol，22：1450-1455.

（赵 琦）

案例 21 腹痛、黑便

一、病 历 摘 要

患者女性，65岁，因间歇性上腹烧灼痛 1+年，黑便 3 天，于 2017 年 6 月 18 日入院。

患者自 1+年前无明显诱因出现上腹烧灼痛，间歇性发作，饥饿后加重，伴嗳气、反酸，就诊于外院，行电子胃镜示胃窦及十二指肠球部轻度慢性炎症，经抑酸止痛等治疗（具体药物不详），症状缓解出院，后症状仍间歇性发作。5 个月前再次就诊于外院复查电子胃镜：十二指肠溃疡（A2 期），予口服"奥美拉唑""铝碳酸镁""瑞巴派特""康复新液"后症状缓解，自行停药后症状间歇性发作，3 天前上述症状复发，并解黑便、偶感眩晕、自感心跳加快，遂入院治疗。既往史无特殊，平素喜食肥甘厚腻辛辣之品。

查体 体温 36.3℃，心率 98 次/分，呼吸 24 次/分，血压 92/60mmHg。面色萎黄，舌淡，苔薄黄，脉细数。腹平软，上腹部剑突下压痛，无反跳痛及肌紧张，墨菲征阴性，肝脾未扪及，无移动性浊音，肝脾区、双肾区无叩痛，肠鸣音 4 次/分。心肺无异常。入院当天予抑酸止血、补充血容量等常规治疗。

患者 18 日查末梢血糖：6.0mmol/L。心电图：①窦性心律（心室率 98 次/分）；②电轴不偏。急查血常规:红细胞计数 3.59×10^9/L,白细胞计数 6.5×10^9/L,血红蛋白浓度 85g/L,血细胞比容 0.30,余无异常。急查凝血象:无异常。胸部 X 线:未见明显异常。腹部彩超:肝、胆、胰、脾、双肾未见明显异常。19 日查生化全套、肝炎标志物、尿常规:无异常。空腹下行无痛胃镜:见胃窦黏膜见斑点样及斑片状充血。十二指肠球部前壁见一约 $0.4cm\times0.5cm$ 浅表溃疡,底部血痂覆盖,并有血管搏动性出血,在胃镜直视下将注射针沿胃镜活检孔道伸出,对准病灶,沿出血灶边缘行硬化剂治疗,再予钛夹止血治疗。肠镜:全大肠大致正常。碳 14 呼气试验:幽门螺杆菌阴性。术后中医方面以清热养血、益气摄血为治则,中药口服归脾汤加减。西医方面予泮托拉唑 40mg,每日 2 次,静脉滴注,联合硫糖铝口服抑酸止血保护胃黏膜,经治疗后,复查患者血红蛋白逐渐恢复正常。经两周治疗后病情好转出院。

  出院诊断 中医诊断:便血(胃热壅盛、气虚血溢)
       西医诊断:(1)十二指肠杜氏病并出血
           (2)慢性非萎缩性胃炎

二、病 例 解 析

  中医方面,该患者以"上腹痛、黑便"为主症入院,属于中医学"血证"范畴。患者平素嗜食肥甘厚腻辛辣之品,损伤脾胃,脾虚健运失司,水液代谢失常,聚湿生热,阻于中焦,局部气机不利,气滞血瘀,故发生本病,上腹烧灼痛。湿热中阻,胃气上逆,故嗳气反酸;脾胃亏虚,脾失摄血之功,故便血;气血不足以上承于脑、肌肤,故出现眩晕,面色萎黄。舌质淡,苔薄黄,脉细数为胃热壅盛、气血亏虚之征,病位在胃,发病与脾相关,胃热壅盛所致脾不统血为病机关键。

  西医诊断方面,腹痛、黑便均是临床常见症状,病因众多。该患者以上腹痛、黑便为主要表现,要考虑以下疾病:消化性溃疡、肝硬化-胃底静脉曲张破裂、结肠炎、克罗恩病、溃疡性结肠炎等。

  外院按消化性溃疡治疗,仍反复出血,最终通过胃镜检查,见十二指肠球部前壁血管搏动性出血,找到出血灶,经硬化剂及钛夹等对症治疗后病情好转,诊断明确:十二指肠杜氏病。并排除其他可能性疾病。而病因考虑为既往十二指肠溃疡病史,胃黏膜损伤变薄并在辛辣饮食刺激下引起畸形动脉破裂所致。

三、按 语

  杜氏病,又称黏膜下恒径动脉综合征,由于消化道浆膜下小动脉垂直贯入黏膜而不变细,故称为恒径动脉,是畸形的小动脉。该病 80% 好发于胃底贲门下 6 cm 范围内,通常是在小弯侧,可能是由于这个区域的血液供应直接来源于胃左动脉,因而会出现这样粗管径的黏膜下动脉畸形,极少见于十二指肠、空肠、升结肠。杜氏病发病机制尚不明确,有学者认为与长期服用抗炎非甾体或激素等损伤胃黏膜的药物、大量饮酒吸烟或胆汁反流等有关，也有学者认为与年龄增长所致血管弹性变弱同时脆性增加，当随胃蠕动血管受压或机械性损伤引起破裂有关。

杜氏病的诊断主要通过以下检查：

（1）内镜可见孤立性浅表溃疡或糜烂，大小为 2～5cm，基底常有动脉突起；出血部位多在胃-食管连接处 6cm 以内的小弯侧。

（2）选择性腹腔动脉造影在活动性出血速度达 0.5ml/min 以上时，可见造影剂从胃左动脉分支进入胃腔，明确出血部位及性质，因而阳性率高。

（3）放射性核素闪烁摄影也可用于诊断杜氏病，其在胃肠道出血速度达 0.05～0.1ml/min 时，即能测到放射性核素从血管内外溢到胃肠腔内。

杜氏病仅占消化道出血比例的 0.3%，而在十二指肠此部位发生杜氏病更少见，但并不意味着发生概率为 0，临床上仍应考虑及注意本病的可能性。杜氏病往往以喷射性出血和血管搏动性渗血两种方式出血，若未及时发现，可出现休克甚至致死率高。随着现代医学的发展，内镜技术介入治疗的成熟，内镜下止血方式日益增多：注射疗法、电凝止血、激光止血、血管夹或套扎法等，且止血效果良好，我们应该利用好内镜技术，提高杜氏病诊断率，并在急诊内镜下提高患者的治愈率及存活率。

四、思 考 题

（1）上述病例行胃镜时刚好发现出血灶并及时处理，如果胃镜检查时十二指肠处未处于出血期而未能发现出血灶，应该做哪些检查协助诊断，以及做何诊疗以止血及减轻症状？

（2）发现出血灶时，除上述我科止血方法外，还可用什么方法止血，具体如何操作？

参 考 文 献

孙兰英，宋海澄. 2002. 十二指肠 Dieulafoy 病 3 例[J]. 中华消化内镜杂志，19（4）：201.

（赵 琦）

案例 22 反 复 腹 痛

一、病 历 摘 要

患者女性，59 岁。因反复上腹部胀痛 6$^+$月，加重 3 天入院。

患者 6$^+$月前因饮食不节出现上腹部胀痛，呈间断性，疼痛能忍受，进食后加重，伴恶心欲吐、反酸、乏力，于外院行胃镜检查，诊断为"胃溃疡"，经住院治疗（具体治疗不详）后症状缓解。此后上症反复发作，严重时就诊当地社区医院行静脉滴注（具体药物不详）治疗后症状可缓解。3 天前患者感上腹隐痛加重，腹部胀满，伴头晕、疲倦乏力、不欲饮食，时感恶心欲吐，遂收治入院。

　　查体　体温 36.5℃，心率 82 次/分，呼吸 19 次/分，血压 106/64mmHg。舌质淡，苔白，脉细弱。营养中等，形体适中，面色苍白，睑结膜苍白，右侧颌下、左侧颈后三角、左侧锁骨上窝可扪及数枚肿大淋巴结，最大约 1.5cm×2.0cm，无明显压痛，表面光滑，质稍硬，活动度可。心、肺无异常。腹部平软，上腹部轻压痛，无反跳痛及肌紧张，肝脾未扪及，肝区、脾区无叩痛，无移动性浊音，双下肢无水肿。神经系统未见异常改变。

　　辅查　患者既往查心电图：①窦性心律（平均心室率 82 次/分）；②电轴左偏。胸部正侧位片示双肺纹理紊乱。腹部 B 超：①胆囊切除术后改变；②胃窦部壁增厚。上腹部 CT：①胆囊切除术后改变；②胃窦壁增厚。入院急查血常规：红细胞计数 $2.81×10^{12}$/L，血红蛋白浓度 69g/L，血细胞比容 0.23，血小板计数 $353×10^9$/L，中性粒细胞百分比 83.90%，淋巴细胞百分比 8.30%，淋巴细胞绝对值 $0.6×10^9$/L。急查凝血象未见明显异常。急查肾功能、电解质：肌酐 33.5μmol/L，钾 2.98mol/L。入院后胃镜检查：①胃溃疡 A1 期；②胃癌？病理检查：（幽门口）黏膜非霍奇金淋巴瘤，B 细胞来源。肿瘤组织免疫组化结果：LCA（＋）、CD20（＋）、CD3（－）、CK（－）、CD34（－）、EMA（－）、CEA（－）、Vimentin（－）、CK7（－）、CK20（－）、P53（－）、Ki-67（3%）。

　　确诊淋巴瘤，需进一步行放疗、化疗治疗，转肿瘤科继续治疗。

　　出院诊断　中医诊断：胃脘痛（气血亏虚）
　　　　　　　　西医诊断：（1）非霍奇金淋巴瘤
　　　　　　　　　　　　　（2）十二指肠球部溃疡 A1 期
　　　　　　　　　　　　　（3）慢性非萎缩性胃炎伴胆汁反流
　　　　　　　　　　　　　（4）中度贫血

二、案 例 解 析

　　腹痛是临床常见症状，病因众多，根据患者病情特点，诊断思路分析见图 3-3。

　　最终依据胃镜及病理检查明确诊断为非霍奇金淋巴瘤。根据病理结果能与胃癌相鉴别，患者幽门螺杆菌阴性，暂排除幽门螺杆菌引起的胃黏膜相关淋巴组织淋巴瘤，但患者所做检查并不完善，加之患者查体发现右侧颌下、左侧颈后三角、左侧锁骨上窝可扪及数颗肿大淋巴结及血常规提示中度贫血等症状及体征，不能排除是否有其他部位存在结内或者结外淋巴瘤转移，故需做相关检查及检验以进一步了解病情，制订诊疗方案。

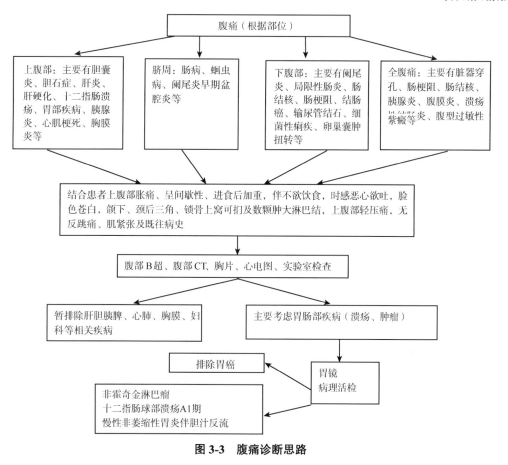

图 3-3　腹痛诊断思路

三、按　　语

　　淋巴瘤是起源于淋巴造血系统的恶性肿瘤，主要表现为无痛性淋巴结肿大，肝脾肿大，全身各组织器官均可受累，伴发热、盗汗、消瘦、瘙痒等全身症状。淋巴瘤分为非霍奇金淋巴瘤和霍奇金淋巴瘤两类。非霍奇金淋巴瘤主要亚型有弥漫性大 B 细胞淋巴瘤、边缘区淋巴瘤、滤泡性淋巴瘤、套细胞淋巴瘤、Burkitt 淋巴瘤/白血病、血管免疫母细胞性 T 细胞淋巴瘤、间变性大细胞淋巴瘤等，其中边缘区淋巴瘤按累及部位不同，分为：①结外黏膜相关淋巴组织边缘区淋巴瘤，进一步分为胃黏膜相关淋巴组织淋巴瘤和非胃黏膜相关淋巴组织淋巴瘤；②脾 B 细胞边缘区淋巴瘤；③淋巴结边缘区淋巴瘤。非霍奇金淋巴瘤主要发生在淋巴结、脾脏、胸腺等淋巴器官，也可发生在淋巴结外的淋巴组织和器官，而胃肠道是结外非霍奇金淋巴瘤最常见的原发部位，占所有结外非霍奇金淋巴瘤的 30%～40%，原发胃非霍奇金淋巴瘤由于缺乏特异性的临床症状，易与胃其他恶性肿瘤相混淆。

　　胃是结外淋巴瘤的好发部位。胃淋巴瘤在各个年龄组均可发生，常见于 50 岁以上，男性多于女性，临床表现与胃癌相似。非霍奇金淋巴瘤是胃淋巴瘤最常见的类型。胃淋巴瘤可以发生于胃的任何部位，以胃体、胃窦多见。胃淋巴瘤影像学检查包括胃对比造影、胃十二指肠镜、传统超声或内窥镜超声、CT 等，影像学检查可以发现 90% 的病理性结构变化，其中胃镜是目前最主要的诊断手段。常见的胃镜下表现为胃腔内巨大的隆起性黏膜下肿块，亦可表现为表浅的小溃疡，同时伴有胃壁增厚、僵硬。定性诊断依靠胃十二指肠镜检查并通过多次、多点活检进行病理学诊断。然而需要注意的是，经内窥镜活检的诊断与手术后切除标本的诊断不一致率达 27%；侵袭性病变早期诊断的误诊率达 13%。超声胃镜可较准确地判断肿瘤侵犯胃壁的深度及是否发生周围淋巴结转移，并且胃淋巴瘤特殊的超声透壁回声形态有助于同其他胃肿瘤进行鉴别，但其仍存在一定的假阳性。根据 CT 扫描及骨髓穿刺、骨髓活检等检查结果对胃淋巴瘤进行治疗前分期，从而有助于评估预后。近年来，PET-CT 在淋巴瘤的临床应用中得到肯定，在淋巴瘤的分期及疗效观察中有重要作用。

随着现代医学的迅速发展，各种检验设备的完善，为临床工作带来了极大的便利，使医生能够更加准确地诊断疾病。该患者"非霍奇金淋巴瘤"的诊断，即是最终依靠胃镜和病理检查明确的。胃镜检查，能直接观察到被检查部位的真实情况，更可通过对可疑病变部位进行病理活检及细胞学检查，以进一步明确诊断，是上消化道病变的首选检查方法。但该患者曾在外院做胃镜检查，未活检，故未能确诊，可见单纯胃镜检查而不进行活检，可能会误诊。

四、思 考 题

（1）目前患者非霍奇金淋巴瘤诊断明确，为进一步了解胃非霍奇金淋巴瘤是否发生其他部位转移，以及其他淋巴结内或者结外器官、组织受累情况，还需完善哪些检查？

（2）针对患者此病的病因，在排除由肝炎病毒、幽门螺杆菌感染的基础上，还需考虑哪些病因？哪些检查有助于找到病因？

参 考 文 献

马莉，苏丽萍. 2015. 原发性胃非霍奇金淋巴瘤的研究进展[J]. 白血病. 淋巴瘤，24（5）：311-314.

（赵 琦）

案例 23 腹痛、呕吐

一、病 历 摘 要

患者女性，26 岁，职工。因上腹部疼痛 2$^+$月，复发加重 1$^+$周入院，于 2017 年 10 月 31 日入院。

患者入院 2$^+$月前饮酒后出现上腹部疼痛不适，以上腹部为主，伴有恶心呕吐，呕吐物为少量胃内容物，量为每次 50～100ml，1～3 次/天。偶感有胸骨后梗阻感、嗳气，无明显反酸、发热、胸痛、呕血、黑便等不适，患者自服胃药（具体不详）未见明显好转，于出现症状 2 天后来诊，电子胃镜检查提示：①食管多发溃疡（A1 期）；②慢性非萎缩性胃炎伴糜烂。病理结果提示（食管）少量鳞状上皮黏膜见坏死及炎性渗出，符合溃疡改变，^{13}C 呼气试验：阳性。IgA 4.13g/L。门诊予四联疗法治疗两周（雷贝拉唑 20mg，口服，每日 2 次，胶体果胶铋胶囊 0.1g，口服，每日 3 次，阿莫西林胶囊 1g，口服，每日 2 次，克拉霉素分散片 0.25g，口服，每日 2 次），呕吐稍有好转，但上腹部疼痛症状未见明显好转，继而转诊当地县医院予输液制酸治疗（具体药物不详）后上腹部疼痛稍有好转。此后上腹部疼痛、呕吐症状多于饮食辛辣后复发。1 周前患者无明显诱因出现上腹部疼痛复发加重，呈持续性，疼痛无明显规律，伴有干呕，再次来诊，行胃镜检查及病理活检与之前相比未见明显变化，入院治疗。

查体　生命体征正常，心肺无异常，上腹部剑突下轻压痛，未见明显反跳痛、肌紧张。

入院诊断　中医诊断：胃脘痛（脾胃气虚，湿热夹瘀）

　　　　　　西医诊断：（1）食管多发溃疡（A1 期）

　　　　　　　　　　　（2）慢性非萎缩性胃炎伴糜烂

入院后西医方面予泮托拉唑制酸，铝碳酸镁保护胃黏膜，中医方面考虑患者证属脾胃气虚、湿热夹瘀，于口服中药（参苓白术散加减）并配合针灸治疗。入院后查血常规、尿常规、大便常规+隐血试验、生化全套、感染性血清标志物、凝血功能、自身抗体、幽门螺杆菌检查提示无异常。免疫球蛋白提示 IgA 4.10g/L，IgG 13.24g/L，IgM 1.46g/L，补体 C3 1.47g/L，补体 C4 0.48g/L。

上述治疗后患者症状并无明显好转，查房时可见针刺处见红色皮疹出现，追问病史，患者有 2^+ 年反复口腔溃疡病史，且伴随双膝、肘、腰部关节疼痛不适，无明显晨僵，近期有晨起双眼畏光、视力下降情况。补充查体："4"字试验阳性，针刺试验阳性。结合患者症状及检查结果并请风湿免疫科、眼科医师做相关会诊后考虑最后修改诊断为食管贝赫切特综合征（白塞综合征），在原有基础上加沙利度胺 50mg，口服，每日 1 次，醋酸泼尼松龙 15mg，口服，每日 1 次，一周后患者关节疼痛、眼部症状消失，口腔溃疡及上腹部疼痛症状明显好转，出院后继续服用沙利度胺、泼尼松龙、泮托拉唑、铝碳酸镁，2 个月后复查胃镜提示溃疡消退，已停用口服药物，随诊。

出院诊断　中医诊断：胃脘痛（脾胃气虚，湿热夹瘀）

　　　　　　西医诊断：食管贝赫切特综合征

二、案例解析

患者以"胃脘痛"为主症，属于中医学"胃脘痛"范畴。患者平素喜食辛辣之品，长期导致损伤脾胃，脾胃气虚，脾失运化则内生湿浊，郁久生热，湿热阻于脾胃，气机不利，气滞血瘀，气血受阻，不通则痛，故腹痛不适，气机不利，胃气上逆故呕吐。中医治疗主要从湿热、阴虚、脾虚三大方面着手，此病用药覆盖面广，临证需四诊合参，辨证分析使用。

临床多种疾病均可出现胃肠道溃疡表现，如消化性溃疡、药物性胃黏膜病变、胃泌素瘤、卓-艾综合征、食管癌、食管缺血性病变、食管贝赫切特综合征等，临床上需要多方面考虑及分析后方可做出准确的判断。2014年贝赫切特综合征国际标准修订小组（27个国家参与）新发布的贝赫切特综合征国际标准敏感度和特异度分别达到93.9%及92.1%（表3-2）。

表3-2　2014年贝赫切特综合征的国际标准评分系统（得分≥4，提示诊断贝赫切特综合征）

症状/体征	分数
眼部损坏	2
生殖器溃疡	2
口腔溃疡	2
皮肤损害	1
神经系统表现	1
血管表现	1
针刺实验阳性	1[*]

 * 针刺试验是非必需的，最初的评分系统未包括其在内。但如果进行了针刺试验，且结果为阳性，则加上额外的1分

此患者有明显口腔溃疡（2分），眼部损伤症状（2分），针刺实验阳性（1分），总分5分符合贝赫切特综合征诊断。

西医治疗食管贝赫切特综合征的目的是控制症状，缓解病情发展，主要用药为激素、免疫抑制剂、非甾体消炎药等。

三、按　　语

临床诊治疾病首先要明确诊断，如果治疗效果不佳时除了考虑治疗计划的合理性之外，还应想到疾病诊断是否正确。如果疾病诊断错误，当然不可能取得好的疗效。

四、思　考　题

（1）哪些疾病可出现食管、胃肠的溃疡，而各自的诊断差异在哪里？
（2）贝赫切特综合征有哪些分型？各自特点是什么？

参 考 文 献

Davatchi F, Assaad-Khalil S, Calamia K T, et al. 2014. The International Criteria for Behcet's Disease（ICBD）：A collaborative study of 27 countries on the sensitivity and specificity of the new criteria. Journal of the European Academy of Dermatology and Venereology, 28（3）：338-347.

（刘　恒）

案例 24 腹胀、腹水

一、病 历 摘 要

患者男性，54 岁。因反复上腹部胀满 4$^+$年，复发加重半月，于 2017 年 10 月 10 日入院。

患者 4$^+$年前患者无明显诱因感腹部胀满不适，餐后加重，伴有食欲不振，乏力，双下肢浮肿，来我院就诊，结合患者多年饮酒史及上腹部 CT 提示诊断为酒精性肝硬化失代偿期并腹水，经 "利尿、保肝" 等治疗后病情好转。后仍间断性饮酒，腹部胀满反复发作。半月前患者无明显诱因出现腹部胀满加重明显，并伴呼吸困难，乏力，门诊以 "酒精性肝硬化失代偿期并腹水" 收入院。入院症见腹部胀满不适，伴呼吸困难，乏力，口干，双下肢浮肿，无呃逆、反酸、恶心、腹泻、黑便等症，舌质干，无苔，脉细弱。

查体 心率 110 次/分，血压 90/50mmHg，心肺无异常，可闻及移动性浊音及液波震颤，肝脾触诊不理想。

入院诊断 中医诊断：臌胀（脾肾阳虚）
　　　　　西医诊断：酒精性肝硬化失代偿期并腹水

入院后西医方面予呋塞米 20mg，口服，每日 1 次，螺内酯 40mg，口服，每日 2 次，中医口服中药温补脾肾，化气利水（附子理中丸合五苓散）。入院时腹围为 156cm，体重 75kg，经上述治疗 3 天后腹围 158cm，体重 74.5kg，患者症状并无明显好转，予呋塞米 20mg，口服，每日 2 次，螺内酯 60mg，口服，每日 2 次，2 天后患者症状、体征未见明显好转，又予呋塞米 20mg，口服，每日 2 次，螺内酯 80mg，口服，每日 2 次，入院 10 天后，根据患者体重、尿量、腹围情况结合 2017《肝硬化腹水及相关并发症的诊疗指南》判断标准，判定为无效，并符合顽固性肝腹水诊断标准。结合患者病情并与家属沟通后拟行腹腔穿刺术放液体治疗，第一次放液体至 300ml 时患者出现心慌、胸闷不适，呼吸困难加重，立即终止放腹水治疗。因医疗条件及患者经济条件因素无法行腹水浓缩回输及介入治疗，现利尿药方案治疗无效，再次选择腹腔穿刺术放液体治疗，并输注人血白蛋白（8g/1000ml 腹水），于放液体治疗前使用人参、附子、红参等中药内服及艾叶、补骨脂、肉桂等温阳药物外敷神阙。腹腔穿刺术放出淡黄色液体 3000ml，患者无明显不适，此后反复按此法治疗，经 4 次治疗后患者腹围为 110cm，体重 60kg，呼吸困难消失，乏力明显好转，出院后继续口服呋塞米 20mg，口服，每日 1 次，螺内酯 40mg，口服，每日 2 次及中药治疗，并嘱患者择期选择介入治疗。

二、案 例 解 析

关于顽固性腹水的诊断，2012 年美国肝病研究学会推荐的诊断标准：①限盐（4～6g/d）

及强化利尿药物（螺内酯 400mg/d，呋塞米 160mg/d）治疗至少 1 周或治疗性放腹水（每次＞5000ml），腹水无治疗应答反应（4 天内体重平均下降＜0.8kg/d，尿钠排泄少于 50m Eq/d；或已经控制的腹水 4 周内复发，腹水增加至少 1 级）。②出现难控制的利尿药物相关并发症或不良反应：如急慢性肾损伤、难控制的电解质紊乱、男性乳房肿大胀痛等。临床仅以对利尿药物的治疗反应作为顽固性腹水的定义一直存在争论。2014 年国内学者报告了肝硬化顽固性腹水的参考诊断标准：①较大剂量利尿药物（螺内酯 160mg/d，呋塞米 80mg/d）治疗至少 1 周或间断治疗性放腹水每次 4000～5000ml）联合白蛋白（每天每次 20～40g）治疗 2 周后腹水无治疗应答反应；②出现难控制的利尿药物相关并发症或不良反应。

关于顽固性腹水治疗，2017 年中华医学会肝病学分会发布了《肝硬化腹水及相关并发症的诊疗指南》。

（1）利尿剂：肝硬化患者口服呋塞米的生物利用度较好，静脉效果优于口服。对于肝硬化腹水复发及顽固性腹水患者，祥利尿剂联合螺内酯的疗效与安全性优于单用螺内酯。

（2）人血白蛋白：在肝硬化腹水，特别是顽固性腹水、肝肾综合征患者的治疗中，补充人血白蛋白对于改善肝硬化患者预后及提高利尿药物、抗菌药物的治疗效果都十分重要。国外指南建议，每放 1000ml 腹水，补充 6～8g 白蛋白，可以防治大量放腹水后的循环功能障碍，提高患者生存率。临床试验发现，在腹腔穿刺放腹水即将结束或刚结束时，补充人血白蛋白 8g/1000ml 或减半剂量 4g/1000ml，大量放腹水后循环功能障碍的发生率相似。

（3）研究证实，连续大量放腹水（4～6L/d）同时补充人血白蛋白（8g/1000ml 腹水）较单用利尿剂更有效，并发症更少。肝硬化顽固性腹水患者早期大量放腹水可显著降低 30 天再住院率及 90 天病死率。

（4）经颈静脉肝内门静脉系统分流术是治疗顽固性腹水的有效方法之一，可以作为需要频繁进行腹腔穿刺放腹水或频繁住院患者（≥3 次/月）或肝移植的过渡治疗。

（5）腹水超滤浓缩回输及肾脏替代治疗：细胞腹水浓缩回输也是临床治疗顽固性腹水的方法之一。细胞腹水浓缩回输可提高药物治疗无反应的失代偿期肝硬化顽固性腹水患者的生活质量，改善部分患者的症状。

（6）肝移植：对于 Child C 级肝硬化合并顽固性腹水患者应优先考虑肝移植。

三、按 语

对于多发病疑难病的诊治应广泛熟悉疾病的各种治疗方案。对顽固性肝硬化腹水患者治疗方案的制订高度个体化，应结合患者病情及实际情况选择，即使患者现条件不允许选择最佳治疗方案，也应退而求其次选择目前条件下最好的方案而为下一步最佳治疗创造条件。

四、思 考 题

顽固性腹水的治疗手段有多种，该具体如何选择？

参 考 文 献

中华医学会肝病学分会.2018.肝硬化腹水及相关并发症的诊疗指南 2017 版,实用肝脏病杂志,21（1）：21-31.

Runyon B A. 2013. Introduction to the revised American Association for the Study of Liver Diseases Practice Guideline management of adult patients with ascites due to cirrhosis 2012. Hepatology, 57（4）：1651-1653.

Zhang X, Wang S Z, Zheng J F, et al. 2014. Clinical efficacy of tolvaptan for treatment of refractory ascites in liver cirrhosis patients. World J Gastroenterol, 20（32）：11400-11405.

（刘　恒）

案例 25　腹泻黏液脓血便、腹痛

一、病 历 摘 要

患者女性，45 岁，因腹泻黏液脓血便、腹痛 8[+]月，加重 1[+]周，于 2017 年 1 月 3 日入院。

8[+]月前患者因饮食不慎诱发腹泻黏液脓血便 3～4 次/天，总量约 100ml，伴里急后重、肛门灼热、下腹疼痛，以左下腹明显，无发热、黄疸、黑便等症，小便短赤。于某医院就诊，查电子肠镜、病理检查诊断为"溃疡性结肠炎"，服"补脾益肠丸""固肠止泻丸"后，症状未见好转，腹泻黏液脓血便 4～5 次/天，总量约 120ml，里急后重，下腹隐痛、肛门灼热。1[+]周前患者在上症基础上，出现疲乏，精神饮食差，来门诊就诊，无痛电子肠镜检查示"降结肠溃疡，考虑溃疡性结肠炎"，肠黏膜病理活检示"（结肠）急慢性炎症"，为中西医结合治疗，门诊以"溃疡性结肠炎"收入院。

查体　体温 36.8℃，舌质紫暗，苔黄腻，脉细数。心肺无异常，腹平软，左下腹压痛，无反跳痛及肌紧张。肝脾未扪及，墨菲征阴性，肝区、脾区无叩击痛，无移动性浊音，肠鸣音 6 次/分。

入院诊断　中医诊断：痢疾（脾虚夹湿热）

西医诊断：溃疡性结肠炎（慢性复发型　左半结肠　活动期中度）

入院查大便常规+隐血试验：白细胞（++++），隐血试验阳性；大便培养未检出致病菌；血常规、凝血象、C 反应蛋白、尿常规、血沉、生化全套、肿瘤标志物、自身抗体未见明显异常。全腹 CT：①脾脏结节，建议增强进一步检查；②降结肠壁增厚，建议活检除外占位性病变。腹部增强 CT：脾脏内结节，考虑慢性感染所致纤维结节可能性大。西医方面：予美沙拉秦缓释颗粒口服抗炎；中医方面：中药内服，予参苓白术散合葛根芩连汤加减以健脾清热除湿、调气和血，拟方：党参 20g，茯苓 15g，白术 15g，山药 15g，莲子肉 15g，白扁豆 15g，薏苡仁 20g，砂仁 6g（后下），葛根 15g，黄芩 10g，黄连 6g，当归 15g，木香 15g，炙甘草 6g，水煎 600ml，日服 1 剂，分 3 次服。经中西医结合治疗后，患者无腹痛，大便质软成形，偶混有少许黏液，未见脓血，2 次/天，总量正常，精神可，饮食可。

查体　腹软，全腹无压痛、反跳痛及肌紧张，肠鸣音 4 次/分。舌质紫暗，苔薄黄，脉细。于 2017 年 1 月 22 日出院。患者出院后继予美沙拉秦缓释颗粒联合中药内服治疗，1 个月后大便正常，门诊复查电子肠镜示全结肠未见明显异常。

出院诊断　中医诊断：痢疾（脾虚夹湿热）

西医诊断：溃疡性结肠炎（慢性复发型　左半结肠　活动期中度）

二、案 例 分 析

患者以"腹泻黏液脓血便、腹痛"为主症入院，当属中医学"痢疾"范畴。《类证治裁》曰："症由胃腑湿蒸热壅，致气血凝结，夹糟粕积滞，进入大小肠，倾刮脂液，化脓血下注。"患者久病损伤脾胃，脾虚健运失司，水液代谢失常，聚湿生热，湿热积聚，蓄积肠腑，气机失于调畅，气滞血瘀，加重气机阻滞，湿热、血瘀之邪壅塞肠中，气血与之相搏击，肠道传导失司，脂络受伤，气血凝滞，腐败化为脓血，故发生本病，腹泻黏液脓血便、下腹隐痛。气机阻滞，腑气不通，故里急后重。湿热下注，熏灼肛门，故肛门灼热；脾虚气血生化乏源，气血亏虚，心脉、肢休失养，故疲乏、精神饮食差。苔黄腻、脉细数为脾虚夹湿热之征，舌质紫暗为久病入络之征。总之，本病病位在肠，发病与脾有关，脾虚夹湿热蕴于肠腑、局部气机不利为病机关键，属本虚标实之证，脾虚为本，湿热蕴结肠腑为标。本病需与泄泻相鉴别。两者均多发于夏秋季节，病变部位在胃肠，病因亦有相同之处，症状都有腹痛，大便次数增多。但痢疾大便次数虽多但量少，排赤白脓血便，腹痛伴里急后重感明显。而泄泻大便溏薄，粪便清稀，或如水，或完谷不化，而无赤白脓血便，腹痛多伴肠鸣，而无里急后重感。正如《景岳全书》所言："泻浅而痢深，泻轻而痢重，泻由水谷不分，出于中焦，痢以脂血伤败，病在下焦。"当然，泻、痢两病在一定条件下，又可以相互转化，或先泻后痢，或先痢而后泻。一般认为先泻后痢病情加重，先痢后泻为病情减轻。

西医方面，腹泻超过 8 周为慢性腹泻，对慢性腹泻的病因诊断非常重要，不仅要考虑消化系统疾病，还要考虑全身疾病。在消化系统疾病中也不要仅仅局限于胃肠道，还要考虑肝胆胰。慢性腹泻、腹痛需要考虑的疾病：①消化系统疾病，肠道感染性疾病（慢性菌痢、肠结核等）、非感染性炎症（如克罗恩病、溃疡性结肠炎、结肠多发息肉、吸收不良综合征）、肠道肿瘤（腺瘤、间质瘤、胃泌素瘤、类癌综合征、淋巴瘤等）、胰腺疾病（慢性胰腺炎）、肝胆疾病（肝硬化、慢性胆囊炎与胆石症等）；②全身性疾病，内分泌及代谢障碍疾病（甲状腺功能亢进、肾上腺皮质功能减退、糖尿病等）、结缔组织病（系统性红斑狼疮、硬皮病、干燥综合征）；③药物，利血平、甲状腺素、洋地黄类药物等；④功能性疾病，肠易激综合征等。

患者为中年女性，以"腹泻黏液脓血便、腹痛"为主症，需要考虑以下疾病：肠道感染性疾病、非感染性疾病、结直肠肿瘤性疾病，少数情况下可见于放射性肠炎、缺血性肠病。该患者病史较长，年轻，一般情况可，无肿瘤家族史，结肠恶性肿瘤暂排；无结核病史及结核接触史，肠结核不予考虑；肠道感染性疾病常有一定的诱发因素，如可疑不洁饮食史，尤其可出现共餐者集体发病，且感染性疾病常伴发热，大便培养可查见致病菌，该患者不符合。患者电子肠镜及病理检查提示"溃疡性结肠炎"，美沙拉秦为溃疡性结肠炎治疗的一线用药，对肠道炎症有抑制作用。该病例美沙拉秦缓释颗粒抗炎治疗有效，结合患者病史、症状、体征考虑"溃疡性结肠炎"可能性大。

三、按　　语

溃疡性结肠炎的诊断缺乏"金标准"，主要结合临床表现、内镜和病理组织学进行综合判断。诊断过程中应注重病史询问，详细的病史询问应包括从首发症状开始的各项细节，特别注意腹泻和便血的病程；近期旅游史、用药史（特别是非甾体消炎药和抗菌药物）、阑尾手术切除史、吸烟、家族史；溃疡性结肠炎除腹痛、解黏液脓血便等症状外，还可有皮肤、黏膜、关节、眼、肝胆等肠外表现。故查体应特别注意患者一般状况和营养状态，并进行细致的腹部、肛周、会阴检查和直肠指检；常规实验室检查：强调粪便常规检查和培养不少于 3 次。根据流行病学特点，需进行排除阿米巴肠病、血吸虫病等的相关检查。常规检查包括血常规、血清白蛋白、电解质、血沉、C 反应蛋白等。结肠镜检查（应进入末端回肠）并活检，是建立诊断的关键。

在排除细菌性痢疾、阿米巴痢疾、慢性血吸虫病、肠结核、艰难梭菌感染等感染性结肠炎及缺血性结肠炎、放射性结肠炎等非感染性结肠炎的基础上，可按下列诊断标准诊断：①具有典型临床表现为临床疑诊；②根据临床表现及结肠镜和（或）钡剂灌肠检查具有上述特征时可初步诊断本病；③上述诊断标准，结合黏膜组织活检和（或）手术切除标本组织病理学特征时，可以确诊；④初发病例如临床表现、结肠镜及或活检组织学改变不典型者，暂不确诊，继续随访观察。明确诊断后需进一步对临床分型、病情严重程度、病变范围、病情分期进行划分。

四、思　考　题

早期溃疡性结肠炎肠镜下表现不典型，且可伴发热等全身症状，若大便中未检出致病菌，更加难以与肠道感染性疾病相鉴别，在暂无法排除感染性肠病的情况下，当如何进行诊疗？

参 考 文 献

李军祥，陈誩. 2018. 溃疡性结肠炎中西医结合诊疗共识意见（2017 年）[J]. 中国中西医结合消化杂志，26（2）：105-111, 120.
李亚红，韩英，吴开春，等. 2006. 炎症性肠病危险因素的流行病学调查研究[J]. 胃肠病学和肝病学杂志，15（2）：161-162.

（刘　恒）

案例 26　上腹痛、呃逆、反酸

一、病 历 摘 要

患者女性，59 岁，因反复上腹痛 15$^+$年，复发加重 3$^+$天，于 2017 年 12 月 26 日入院。

患者 15$^+$年前无明显诱因出现上腹隐痛，伴反酸、呃逆，未系统诊治，症状反复发作。4$^+$年前因上腹痛于我院行无痛电子胃镜，诊断为"慢性萎缩性胃炎伴胆汁反流"，胃黏膜病理活检示"胃窦部黏膜呈中度慢性炎症改变，活动性（＋），黏膜萎缩伴部分腺体肠上皮化生"，予抑酸止痛、保护胃黏膜等治疗后症状好转。5$^+$月前饮食不慎诱发上腹痛，反酸、呃逆，无发热、恶心、呕吐、黄疸、腹泻、黑便等症，就诊于我院，查无痛电子胃镜诊断为"慢性萎缩性胃炎伴糜烂"，胃黏膜病理活检示"黏膜中度慢性炎症，部分腺体轻度肠化并低级别上皮内瘤变"，经泮托拉唑静脉滴注抑酸止痛，瑞巴派特片口服保护胃黏膜、硒酵母口服补硒等治疗后症状好转。此后上症常因饮食不慎反复发作，多次就诊于我院门诊，服中药治疗后，症状可缓解。3$^+$天前因饮食不慎上腹痛复发加重，呈隐痛、灼痛，间歇性发作，疼痛无规律性，呃逆、反酸、乏力，无发热、恶心、呕吐、黄疸、腹泻、黑便等症，自服中药治疗（具体不详）症状未见好转而入院。

平素嗜食肥甘厚腻，有 20$^+$年吸烟史，约 10 支/日，现已戒烟半年。

查体　舌质紫暗，苔黄腻，脉细弱，心、肺无特殊，上腹部剑突下压痛，下腹压之不适，无反跳痛及肌紧张，肝脾肋下未扪及，肝区及脾区无叩痛，墨菲征（－），无移动性浊音，肠鸣音 4 次/分。

辅查　无痛电子胃镜（2017 年 7 月）：慢性萎缩性胃炎伴糜烂。胃黏膜病理活检（2017 年 7 月）：黏膜中度慢性炎症，部分腺体轻度肠化并低级别上皮内瘤变。早期胃癌筛查（2017 年 7 月）：G-17 0.83pmol/L，PGⅡ 2.65ug/L，PGⅠ 73.49μg/L，PGR 27.73，提示高度萎缩性胃炎风险。

入院诊断　中医诊断：胃脘痛（脾胃虚弱，湿热夹瘀）

西医诊断：慢性萎缩性胃炎伴糜烂

入院查幽门螺杆菌分型检测：Ⅱ型幽门螺杆菌感染。无痛电子胃镜：慢性萎缩性胃炎伴胆汁反流。胃黏膜病理活检：①胃窦黏膜轻度慢性炎症，腺体轻度肠化；②胃角黏膜轻度慢性炎症，腺体中度肠化；③胃体黏膜轻度慢性炎症。修正诊断：慢性萎缩性胃炎伴胆汁反流。嘱患者清淡饮食，予阿莫西林胶囊、克拉霉素分散片、胶体果胶铋胶囊、雷贝拉唑钠肠溶片口服根除幽门螺杆菌，硒酵母片口服补硒等治疗。中医以荆花胃康胶丸口服理气化瘀、清热止痛，中药内服予四君子汤合丹参饮加减以补益脾胃、清热化湿、活血化瘀，拟方：太子参 15g，白术 15g，法半夏 9g，茯苓 20g，金荞麦 30g，蒲公英 15g，藤梨根 60g，八月札 15g，赤芍 20g，丹参 15g，檀香 6g（后下），砂仁 6g（后下），生稻芽 20g，生麦芽 20g，石斛 15g，炙甘草 6g。水煎 600ml，日服 1 剂，分 3 次服。

经上诉治疗后，患者上腹痛、呃逆、反酸消失，乏力明显缓解。查体全腹无压痛，无反跳痛及肌紧张。舌质紫暗，苔薄黄，脉细。于 2018 年 1 月 10 日出院。

出院诊断　中医诊断：胃脘痛（脾胃虚弱，湿热夹瘀）

西医诊断：慢性萎缩性胃炎伴胆汁反流

二、案 例 解 析

患者以上腹痛为主症，当属中医学"胃脘痛"范畴，胃脘痛的病机属本虚标实，本虚以脾胃气阴两虚为主，标实有湿阻、热毒、血瘀等，关于胃脘痛病机，叶天士《临证指南医案》云："胃痛久而屡发，必有凝痰聚瘀。"脾胃气阴两虚为基础，湿热、瘀毒阻滞胃络，日久损伤胃络而出现器质性病变。加之患者平素嗜食肥甘厚腻，损伤脾胃，脾虚健运失司，水液代谢失常，聚湿生热，阻于中焦，局部气机不利，气滞血瘀，故发生本病。胃脘痛病起初在气，气滞日久，气血运行不畅而为瘀，瘀血阻滞胃络，气郁化火，血瘀日久亦可化热，热易伤津耗液，致胃阴受损。病久及脾，脾气亏虚，运化失职，湿邪内生，或外感湿邪，阻滞中焦，气机壅滞，血行不畅，涩而成瘀，瘀血内结，虚实夹杂，多因相兼，故病情缠绵经久不愈，因此补益脾胃、益气养阴、活血化瘀、清热解毒应贯穿于治疗始终。该患者久病多虚，久病入络，脾胃虚弱兼湿热夹瘀阻于中焦，属本虚标实之征，脾胃虚弱为本，湿热夹瘀为标，中药内服治以补益脾胃、清热化湿、活血化瘀为法，方以四君子汤合丹参饮加减。现代药理研究表明四君子汤有调节胃肠功能、增强机体免疫力、抗肿瘤等作用，对伴有不典型增生或肠上皮化生的胃癌前病变患者可选用，处方用药时可选用现代研究中有防癌抗癌作用的中药，如藤梨根、白花蛇舌草、半枝莲、莪术等。方中太子参、白术健脾益气；法半夏、茯苓健脾除湿；金荞麦、蒲公英、藤梨根清热除湿；八月札活血止痛、软坚散结；赤芍、丹参活血化瘀；檀香、砂仁行气止痛；稻芽、麦芽健胃消食；石斛滋阴润胃；炙甘草调和诸药。中成药对于逆转、减缓萎缩进展有一定疗效，荆花胃康胶丸可活血化瘀清热，大量临床研究发现该药物可有效提高幽门螺杆菌根除率，且有助于患者症状的改善，故选用。

慢性萎缩性胃炎的治则在于消除或削弱攻击因子，增强胃黏膜防御能力，改善胃动力，防止胆汁反流，改善萎缩和预防胃癌的发生，常用药物有抑酸剂（H_2 受体阻断剂、质子泵抑制剂）；根除幽门螺杆菌药物（铋剂+质子泵抑制剂+阿莫西林+克拉霉素）；胃黏膜保护剂（如铋剂、硫糖铝、铝碳酸镁等）；增强胃动力药物（如莫沙必利、盐酸伊托必利等）；助消化药（如复方阿嗪米特肠溶片、复方消化酶胶囊等）；生物活性食物成分（如叶酸、维生素 C、维生素 E、β-胡萝卜素），补充微量元素（如硒酵母）等。针对该患者予硒酵母口服补硒。该患者合并幽门螺杆菌感染，予四联疗法根除幽门螺杆菌治疗。并嘱患者清淡饮食，多食含维生素丰富的食物，少吃腌制及烧烤等食品，避免过硬、过酸、过辣等刺激性食物及生冷不易消化的食物摄入。

三、按　语

　　慢性萎缩性胃炎是消化系统常见病、疑难病，患者可逐步进展至胃黏膜肠上皮化生、胃黏膜上皮内瘤变及胃癌，其中合并肠上皮化生和异型增生者又称慢性萎缩性胃炎癌前病变，与胃癌的发生密切相关，需定期复查电子胃镜、胃黏膜病理检查，因而对慢性萎缩性胃炎的防治具有重要意义。幽门螺杆菌感染是影响慢性萎缩性胃炎发生发展的重要因素，对于幽门螺杆菌阳性的患者，根除治疗是目前腺体萎缩和肠化最基本的治疗方法，多项Meta分析显示根除幽门螺杆菌可以逆转萎缩，虽不能逆转肠化，但可以延缓肠化进展。按照我国幽门螺杆菌共识意见，推荐铋剂+质子泵抑制剂+2种抗菌药物组成的四联疗法。此外，中医药治疗可拓宽慢性萎缩性胃炎的治疗途径，以四君子汤合丹参饮化裁可显著改善慢性萎缩性胃炎癌前病变患者临床症状，促进萎缩胃黏膜腺体及异型增生上皮细胞的修复。中药穴位注射针对萎缩性胃炎及癌前病变脾胃亏虚、血瘀阻络等病理特点，不仅能提高临床疗效，且可有效促进损伤胃黏膜的修复。针灸治疗亦有助于改善萎缩性胃炎的临床症状，可有效减轻胃脘痛、胀满、嗳气等症状，基本取穴为足三里、中脘、胃俞、脾俞、内关等，各证型均可配合运用。相关文献研究结果显示，中西医结合改善慢性萎缩性胃炎较单纯西医治疗有优势，中西医结合治疗慢性萎缩性胃炎是符合中国国情的治疗模式，也是今后发展的必然趋势。

四、思　考　题

　　（1）如何理解叶天士《临证指南医案》所说"胃痛久而屡发，必有凝痰聚瘀"，瘀血是怎么形成的，在胃脘痛发病过程中的作用是什么？

　　（2）幽门螺杆菌的检测方法有哪些，怎么确定患者幽门螺杆菌已成功根除？

　　（3）目前推荐铋剂+质子泵抑制剂+2种抗菌药物组成的四联疗法根除幽门螺杆菌，那么对于长期应用抗生素、多重耐药的患者，幽门螺杆菌根除方案当如何制定？

参 考 文 献

纪云飞，王瑞君，李晓波. 2016. 复方四君子汤的化学成分和药理作用研究进展[J]. 中草药，47（5）：837-843.

韦信安. 2017. 慢性萎缩性胃炎的危险因素分析及其临床治疗[J]. 临床合理用药杂志，10（36）：145-146.

叶晖，张学智. 2014. 荆花胃康胶丸治疗幽门螺杆菌相关上消化道疾病临床研究进展[J]. 中国中西医结合消化杂志，22（11）：694-698.

游绍伟. 2015. 魏善初教授治疗慢性萎缩性胃炎经验介绍[J]. 贵阳中医学院学报，37（3）：81-82+71.

游绍伟，何鲜平，詹亚梅，等. 2014. 萎胃通调汤合穴位注射对慢性萎缩性胃炎COX-1、GST-π的影响[J]. 中华中医药杂志，29（11）：3649-3652.

中国中西医结合学会消化系统疾病专业委员会. 2018. 慢性萎缩性胃炎中西医结合诊疗共识意见（2017）[J]. 中国中西医结合消化杂志，26（2）：121-131.

Kong Y J，Yi H G，Dai J C，et al. 2014. Histological changes of gastric mucosa after Helicobacter pylori eradication: A systematic review and meta-analysis[J]. World Journal of Gastroenterology，20（19）：5903.

（游绍伟）

案例 27　腹痛、口干

一、病 历 摘 要

患者女性，78 岁，退休。因反复上腹部疼痛 2 年，复发加重 2 天，于 2017 年 12 月 25 日入院。

患者 2[+]年前无明显诱因感上腹部疼痛，餐后加重，疼痛放射至背心时有上腹烧灼样不适，伴口干、盗汗，遂就诊于我院，行胃镜及病理检查确诊为"胃体低分化腺癌"，患者拒绝手术及放化疗治疗，于内科保守止痛、制酸、保护胃黏膜治疗，病情多因情绪激动、饮食不慎后反复发作，2 天前患者因饮食不慎后再次出现上腹部疼痛加重，就诊于我院，门诊以"胃癌"收入我院。入院症见：上腹部疼痛，呈持续性隐痛，饥饿时加重，伴口干，无呃逆、反酸、恶心、腹泻、黑便等症，舌质干，无苔，脉细弱。

查体　生命体征正常，心肺无异常，上腹部剑突下压痛，神经系统无明显异常。

入院诊断　中医诊断：胃脘痛（胃阴不足）

西医诊断：胃低分化腺癌

入院后西医方面予泮托拉唑制酸，瑞巴派特保护胃黏膜，中医方面考虑患者证属胃阴不足，予口服中药并配合针灸治疗，中药处方：玄参 15g，麦冬 15g，生地 15g，党参 15g，白术 15g，天花粉 15g，甘草 6g，水煎服，日 1 剂，分 3 次服。经治疗后 1[+]周患者腹痛好转不明显，舌质脉象无明显变化。考虑患者病程较长，阴伤较重，原方加阿胶膏口服加强滋阴力度，另加枸杞子、熟地。服药 1 周患者仍腹痛不适，伴腹胀、口干，舌质脉象同前。再次对病情分析，在第一次处方基础上加巴戟天、淫羊藿、补骨脂、肉桂以阳中求阴，服药 1 周后患者症状均有所好转，继续服药 2 周后腹痛、口干等症状明显改善，然继续予肾四味（枸杞、菟丝子、补骨脂、淫羊藿）、党参、紫河车、茯苓、白术等中药原药材打粉每日少量吞服，随访 3 个月，患者腹痛时有复发，但程度较轻，其余症状消失，舌淡红，薄白苔，脉弱。继续上述中药打粉吞服。

二、案 例 解 析

胃癌的诊断主要依赖胃镜及病理检查。现代医学治疗胃癌的主要方法：①手术治疗，包括根治性手术、姑息性手术；②化疗，给药途径有口服给药、静脉给药、腹膜腔给药、动脉插管区域灌注给药等；③靶向治疗；④其他药物治疗，如非特异生物反应调节剂、细胞因子、过继性免疫治疗；⑤支持治疗，旨在减轻患者痛苦，改善生活质量，延长生存期，包括镇痛、纠正贫血、改善食欲、改善营养状态、缓解梗阻、控制腹水、心理治疗等。目前强调胃癌的早期筛查及诊断，图3-4为早期胃癌筛查流程图。

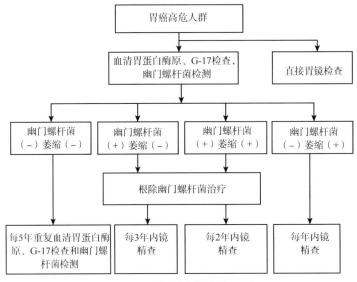

图3-4 早期胃癌筛查流程图

胃癌的诊断的金标准是内镜+病理活检，现在诊断胃癌方面的胃镜技术主要有普通白光内镜、色素内镜（chromoendoscopy）、电子染色内镜（digital chromoendoscopy）/窄带成像内镜（narrow-band imaging，NBI）、放大内镜（magnifying endoscopy）、共聚焦激光显微内镜（confocal laser endomicroscopy，CLE）、荧光内镜（fluorescence endoscopy）等。活组织病理检查仍然为诊断肿瘤的金标准：①如内镜观察和染色等特殊内镜技术观察后未发现可疑病灶，可不取活检。②如发现可疑病灶，应取活检，取活检块数视病灶大小而定。可按照以下标准进行：病变＞1cm，取标本数≥2块；病变＞2cm，取标本数≥3块；病变＞3cm，取标本数≥4块。标本应足够大，深度应达黏膜肌层。

胃癌根据其临床症状属于中医学"癌病""胃脘痛""反胃""噎膈""血证"范畴。病程较长者多以虚证为主，此病病位在胃，与脾、肝关系密切，临床观察胃癌日久多出现阴虚症状，继而逐渐阴损及阳，阴阳俱损。朱丹溪指出，阳常有余，阴常不足，阴虚难治，阳虚易补。所以对于晚期胃癌患者补阴是临床难题之一。此患者先以益胃汤滋阴益胃，但效果不佳，一次更方加入阿胶乃血肉有情之品以加强补阴，然因阿胶滋腻太过，患者脾胃虚弱，运化失司，故出现腹胀不适，而补阴仍未见好转。二次更方，根据阴阳互根互用的理论，阴阳互根互用是指在一定条件下阴阳可各自向其对立的属性转化。事物内部阴阳的主次不是一成不变的，他们处于消长变化之中，一旦这种消长变化达到一定阈值，就可能导致阴阳属性的相互转化。"善补阴者，必于阳中求阴，则阴得阳升而泉源不竭"。所以加入补阳药物，阴虚得复。而后继续以药粉口服维持治疗，收获疗效。

肾四味出自《李可老中医急危重症疑难病经验专辑》，即枸杞子、酒泡菟丝子、盐水补骨脂、淫羊藿四味。李老认为万病不治求之于肾，故常以肾四味鼓舞肾气。

三、按　　语

　　癌症的诊治应当以早期发现，行根治手术为主，但因胃镜、染色、放大精查等检查技术的普及程度低、早癌诊断知识及器材缺乏、患者对疾病认识不足等因素，导致目前胃癌仍为高发肿瘤之一。许多患者发现胃癌已经错过了手术机会，又因经济限制、基础疾病多等因素而放弃化疗，选择保守治疗的患者居多数，而中医药是此类患者最好的选择。中医理论经典为先辈临床经验所得，是实践得来，临证应结合经典理论加以诊治可获得理想疗效，要做到此点必须熟读经典，牢固掌握中医基础理论，临床结合实践才能学以致用。

四、思　考　题

　　临床有哪些常用的补阴药物？如何辨证区别使用？

参 考 文 献

中华医学会消化内镜学分会，中国抗癌协会肿瘤内镜学专业委员会. 2014. 中国早期胃癌筛查及内镜诊治共识意见[J]. 胃肠病学，19（7）：408-427.

（游绍伟）

案例 28　皮肤巩膜黄染，转氨酶升高

一、病 历 摘 要

　　患者男性，41 岁，因皮肤巩膜黄染 3 天，于 2016 年 4 月 19 日入院。

　　3 天前因上腹痛服用中药后出现皮肤巩膜黄染，黄色鲜明，伴上腹隐痛、腹胀、胁痛、口干、口苦、恶心欲吐、乏力，无发热、恶寒、皮肤瘙痒、腹泻、黑便等症，小便黄，门诊就诊，以"黄疸原因待查"收入院。

　　既往 11[+] 年前因"结石性胆囊炎"于某医院行"腹腔镜胆囊切除术"。有 7[+] 年"慢性萎缩性胃炎"病史，长期内服中药治疗（处方含法半夏 15g）。平素嗜食肥甘厚腻，无烟酒等不良嗜好。

　　查体　体温 36.7℃，舌质紫暗，苔黄腻，脉滑数。全身皮肤、巩膜中度黄染，无出血点，未见肝掌、蜘蛛痣，全身浅表淋巴结未扪及，心肺无异常，腹平软，上腹部剑突下压痛，无反跳痛及肌紧张，肝脾未扪及，肝区、脾区无叩击痛，无移动性浊音，肠鸣音 4 次/分。

入院诊断　中医诊断：黄疸　阳黄（热重于湿）

　　　　　西医诊断：（1）黄疸原因

　　　　　　　　　　药物性肝损伤？

　　　　　　　　　　病毒性肝炎？

　　　　　　　　（2）慢性萎缩性胃炎

　　入院后查谷草转氨酶 1287U/L，谷丙转氨酶 1925U/L，总胆红素 82.5μmol/L，直接胆红素 59.8μmol/L，间接胆红素 22.7μmol/L，总胆汁酸 59.3μmol/L；乙型肝炎表面抗体（＋）、乙型肝炎 e 抗体（＋），丙型肝炎病毒 RNA-PCR 低于最低检出限。自身抗体（－）；血常规示白细胞计数 $3.19×10^9$/L，红细胞计数 $5.2×10^{12}$/L，血红蛋白浓度 157g/L，血小板计数 $101×10^9$/L，中性粒细胞百分比 59%。腹部彩超示肝脏光点稍增粗、胆囊切除术后改变、脾大。全腹 CT 示胃壁稍增厚、胆囊切除术后改变。结合患者病史、症状、体征及辅助检查明确诊断为药物性肝损伤。中医治疗，膀胱经药物罐疏通膀胱经经气、祛湿通络、调节脏腑功能；普通针刺清热除湿、理气活血。患者肝功能异常，查看处方，发现法半夏15g，考虑为中药所致药物性肝损伤，停中药内服，中医外治治疗。西医治疗，嘱患者注意休息，增加新鲜果蔬的摄入，予还原型谷胱甘肽、复方甘草酸苷静脉滴注保肝降酶；硒酵母片口服补硒；铝碳酸镁片餐后嚼服保护胃黏膜。皮肤巩膜黄染逐渐消退，上腹痛、腹胀、胁痛、口干、口苦、恶心欲吐消失，时感上腹不适、乏力。4 月 30 日复查谷草转氨酶 98U/L，谷丙转氨酶 321U/L，总胆红素 28.5μmol/L，直接胆红素 22.6μmol/L。5 月 5 日皮肤巩膜黄染消退，复查谷草转氨酶 32U/L，谷丙转氨酶 36U/L，总胆红素 18.5μmol/L，直接胆红素 12.6μmol/L。舌质紫暗，苔黄，脉弦。于 2016 年 5 月 6 日出院。

　　出院诊断　中医诊断：黄疸　阳黄（热重于湿）

　　　　　　　西医诊断：（1）药物性肝损伤

　　　　　　　　　　　　（2）慢性萎缩性胃炎

二、案 例 分 析

　　患者以"皮肤巩膜黄染"入院，黄疸诊断明确。但黄疸的治疗针对的不是胆红素，而是引起黄疸的基础疾病。因此明确黄疸的病因是合理治疗的前提，也是该案例的重点和难点。

　　根据胆红素代谢障碍累及的环节不同，可将黄疸分为肝前性、肝性和肝后性三大类，分别代表溶血性贫血、弥漫性肝病和胆道梗阻。药物性肝损伤没有特异性检查，因此在诊断药物性黄疸时，需除外其他疾病。本例患者无贫血，溶血性黄疸可能性相对较小；肝后性黄疸多见于胆道梗阻，患者曾行胆囊切除，腹部彩超、腹部 CT 等检查结果亦不支持，故不考虑；该患者相对年轻，发病急，没有任何消耗症状，恶性肿瘤亦可不考虑；因此肝性黄疸可能性相对较大。就胆红素构成而言，结合性胆红素占总胆红素的 70% 以上，故属于结合性胆红素为主的黄疸，应重点考虑肝细胞性黄疸和胆汁淤积。本例患者转氨酶明显升高，肝细胞性黄疸可能性大，同时伴有总胆汁酸上升，即存在胆汁淤积。患者既往曾行胆囊切除，胆道梗阻证据不足，故肝内胆汁淤积可能性最大。因此，本病例同时存在肝细胞性黄疸和肝内胆汁淤积，从病史来看，在其他疾病均无证据的情况下，查看患者长期服用中药处方，均有法半夏 15g，考虑药物性肝损伤最为合理。本例黄疸时间较短，除服用中药外，目前没有发现其他病因。有研究表示中药导致的肝损伤占全部临床药物肝损伤的2.6%～4.8%，为引起肝损伤的首位药物。《中药大辞典（第 2 版）》记载，单味中药明确记录存在毒性的中药有 28 种，包括川楝子、白屈菜、斑蝥、雷公藤、常山、大风子、苦楝皮、轻粉、石蒜、雄黄、藤黄、芫花、朱砂、藜芦、胆矾、硫黄、吴茱萸、香加皮、全蝎、水蛭、商陆、蓖麻子、北豆根、密陀僧、半夏、蜈蚣、鸦胆子、黄药子。患者长期服用中药治疗"慢性萎缩性胃炎"，方中"半夏"已被证实有单味药毒性，可能是造成该患者肝损伤的原因。

三、按　　语

中药所致的药物性肝损伤发病机制复杂，尚未完全阐明，临床上也难以判定中成药（中药汤剂）导致肝损伤的确切成分。药物性肝损伤的临床诊断仍为排他性诊断，应结合用药史、临床特征和肝脏生物化学指标动态改变的特点、药物再刺激反应、其他肝损伤病因的排除等进行综合分析，必要时可行肝活检组织学检查用于诊断和鉴别诊断。一旦确诊，需立即停用可疑肝损伤类药物。因此在问诊过程中应注意采集性别、年龄，注意患者工作、生活情况；用药史：种类、剂量、疗程、起止日期、以往肝毒性信息、再用药反应；既往病史及饮酒史、疫区冶游史；本病需与病毒性肝炎、酒精性肝病、非酒精性脂肪性肝病、自身免疫性肝病、胆汁淤积性肝病、遗传代谢性肝病等疾病相鉴别。

四、思　考　题

患者可能同时服用多种药物，可能还合并其他肝损害因素（如感染、心力衰竭、手术打击等），有时很难明确究竟系何种因素造成的肝毒性。对于相对复杂的病例，应当如何进行诊疗？

参 考 文 献

南京中医药大学. 2006. 中药大辞典[M]. 2 版. 上海：上海科学技术出版社，2.
邵颖，李昀嬗，谭漫红，等. 2010. 168 例药物性肝损伤的临床特点分析[J]. 临床消化病杂志，22（4）：195.
宋雪英. 2010. 探析中药肝毒性之成因及对策[J]. 浙江中医杂志，45（5）：379.
滕光菊，常彬霞，邹正升，等. 2013. 186 例药物性肝损伤组织病理学及临床特征分析[J]. 肝脏，18（9）：596.
姚飞，汪燕燕. 2011. 综合分析药物性肝损伤 9355 例[J]. 安徽医药，15（10）：1312.
于乐成，茅益民，陈成伟. 2017. 药物性肝损伤诊治指南[J].实用肝脏病杂志，20（2）：257-274.

（游绍伟）

第四章 心血管系统疾病

案例 29 心悸、腹痛

一、病 历 摘 要

患者女性，85 岁。因反复心悸 5 年，再发伴右侧肢体无力 2 天，于 2017 年 3 月 9 日入院。

患者自 5 年前无明显诱因反复出现活动时心悸、胸闷不适，无胸痛、呼吸困难，无咳嗽、咯痰，无发热、汗出、乏力等症。未系统诊治，此后心悸、胸闷反复发作，多次住院治疗，其间经相关检查明确诊断为"冠心病、心房颤动、高血压、糖尿病"。2 天前患者再发心悸、胸闷不适，伴活动时气促，右侧肢体无力，自行居家观察未见好转，门诊以"心房颤动、冠心病、急性脑梗死？"收入院。既往有明确的"高血压、2 型糖尿病、骨质疏松症"等病史。

查体 血压 160/80mmHg，心率 98 次/分，舌质淡，苔白，脉沉涩无力。形体肥胖，颈静脉稍充盈，双肺呼吸音粗，未闻及干湿啰音。心界叩诊不清，心室率 110 次/分，律绝对不齐，心音强弱不等，脉搏短绌，未闻及病理性杂音。双下肢轻度水肿。腹部查体无特殊。生理征存在，病理征未引出。

辅查 心电图提示心房颤动心律，心室率 138 次/分，未见明显 ST-T 改变，肝肾功能、电解质、心肌酶谱、血脂、凝血四项、甲功等未见明显异常，脑钠肽稍高，胸片提示心影稍大，心脏超声提示左房增大，二尖瓣、三尖瓣轻度反流，左室舒张功能减低；头颅 CT 提示脑梗死。

入院诊断 中医诊断：心悸（心阳不振）

西医诊断：（1）心律失常 心房颤动

（2）冠心病

（3）急性脑梗死

（4）高血压 3 级 很高危组

（5）2 型糖尿病

治疗上，中医予桂枝甘草龙骨牡蛎汤合参附汤加减以温补心阳、安神定悸，拟方：桂枝 9g，附子 15g（先煎），人参 20g，黄芪 20g，麦冬 15g，枸杞子 15g，炙甘草 10g，龙骨 15g，牡蛎 20g，水煎服，日 1 剂，分 3 次服。西医予规范冠心病二级预防、纠正心力衰竭、控制心室率、抑制心室重塑、降压、降糖（胰岛素）等治疗，患者心房颤动，根据

CHA2DS2-VASc 评分，有使用抗凝药物的绝对适应证，告知患者及家属后，其拒绝抗凝，并签署相关拒绝治疗同意书。经上述处理后患者症状改善，病情好转。

患者于入院后第 7 天，突发腹部剧烈疼痛，表情痛苦，烦躁，气促，查体：呼吸 25 次/分，心率 85 次/分，血压 160/80mmHg，双肺呼吸音稍粗，未闻及干湿啰音。心室率 98 次/分，律绝对不齐，心音强弱不等。全腹软，无压痛、反跳痛。当时考虑：①肠系膜动脉栓塞？②肺栓塞？③肠梗阻？，立即查心电图（图 4-1）较入院时无动态改变，急查心肌酶、电解质、肝肾功能、D-二聚体、脑钠肽等，先后予罗通定 60mg 口服，654-2 10mg，肌内注射，约半小时后症状缓解。其间心电监护示血压波动在 150mmHg/90mmHg，心率 90～138 次/分，呼吸 20～28 次/分，SPO$_2$ 95%～98%。后进一步完善腹部 B 超示胆囊结石、肾囊肿，胸腹平片示心影增大、肺淤血、未见肠梗阻征象（图 4-2、图 4-3）；急查血结果回示脑钠肽 820pg/ml，D-二聚体稍高，心肌酶谱未见明显异常。后密切观察病情，患者腹痛未发作，腹部体征无改变，神志清晰，有对答，生命体征稳定。

出院诊断　中医诊断：心悸（心阳不振）

西医诊断：（1）心律失常　心房颤动

（2）冠心病

（3）急性脑梗死

（4）高血压 3 级　很高危组

（5）2 型糖尿病

（6）腹痛查因

肠系膜动脉栓塞？

肠梗阻？

急性胆囊炎？

肠痉挛？

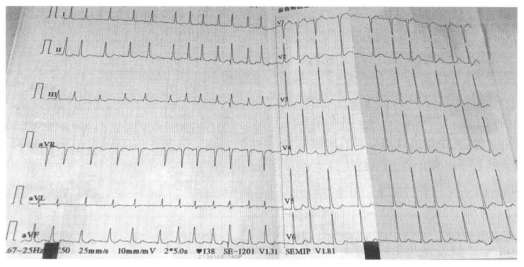

图 4-1　心电图

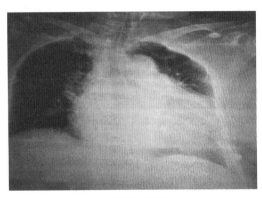
图 4-2　胸部 X 线片

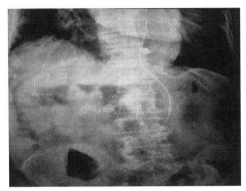
图 4-3　腹部 X 线片

二、案例解析

患者以"心悸、胸闷"为主症，属于中医学"心悸"范畴。久病伤正，耗损心阳，心阳亏虚，心神失养而发心悸。心阳亏虚，运血不畅，瘀血痹阻心脉，胸阳不展，则为胸闷；阳虚，水饮上凌，故见气促；心阳虚衰，血脉瘀滞，阻于脑络，故见肢体无力；舌质淡，苔白，脉沉涩无力，结合舌脉症，辨证属心阳不振证。该病应与奔豚相鉴别。奔豚发作之时，亦觉心胸躁动不安。《难经·五十六难》云："发于小腹，上至心下，若豚状，或上或下无时"，称之为肾积。故本病与心悸的鉴别要点：心悸为心中跳动，发自于心；奔豚乃上下冲逆，发自少腹。

根据该患者的病史症状体征及相关辅助检查，西医诊断基本明确。该患者住院期间出现腹痛，这时候我们考虑腹痛原因：①肠系膜动脉栓塞？，患者有"心房颤动"病史，没有规律行抗凝治疗，2 天前发生急性脑梗死，考虑为心房颤动栓子脱落所致，本次腹痛发作非常迅速，疼痛程度非常剧烈，患者不能确切指出疼痛部位，症状如此严重，而腹部体征不明显，全腹软，压痛阴性，无反跳痛，肠鸣音稍活跃，所以考虑肠系膜动脉栓塞的可能性很大，但没有行动脉造影或 CTA 明确诊断。假如行相关检查后确诊为该病，是该积极手术取栓还是尿激酶溶栓？②肺栓塞？，患者有长期卧床、心房颤动、高血压、冠心病等高危因素，急性腹痛（患者不能非常清楚地指出是胸痛还是腹痛，还是胸腹痛），D-二聚体稍高，有气促表现，故不能完全排除肺栓塞可能，但患者无咳嗽、咯血等表现，心电监护示 SpO$_2$ 在 95% 以上，且心电图不支持肺栓塞改变。③肠梗阻？，患者诉剧烈腹痛，因此不能排除肠梗阻诊断，但胸腹平片未见肠梗阻征象。④急性胆囊炎？，患者 B 超提示胆囊结石，但患者症状不典型，且墨菲征阴性。⑤肠痉挛？，患者在用了 654-2 后疼痛缓解，此后观察未再发腹痛，因此不排除肠痉挛可能。

三、按　　语

随着现代医学的发展，各国指南不断更新，各种临床疾病的诊疗日趋规范，该患者有明确的心房颤动病史，根据规范的诊疗应予抗凝治疗，但由于沟通的不到位或者什么其他的原因导致该患者未得到规范的治疗，最终导致一系列并发症的发生。因此在熟练地掌握了各种疾病的最新指南之后，如何规范地运用到临床，仍然是一门艺术。

四、思 考 题

（1）针对该患者心房颤动的治疗除了药物治疗外还有其他治疗方法吗？

（2）针对腹痛还可考虑进一步完善哪些检查以明确病因？

参 考 文 献

陈志坚，易桂文. 2016. 2016 年 ESC 心房颤动管理指南更新解读[J]. 临床心血管病杂志，32（11）：1076-1078.

（巫廷春）

案例 30 胸闷、气促、心脏扩大、频发室性期前收缩

一、病 历 摘 要

患者男性，33 岁，因反复胸闷、气促 3 年，再发 1 个月，入院于 2016 年 5 月 26 日入院。

患者自 3 年前因受凉出现鼻塞、流涕，无咳嗽、咯痰，无胸闷、呼吸困难等其他症状，未诊治，上述症状持续约 1 个月后出现胸闷、气促、心悸，活动后尤甚，门诊就诊，其间经相关检查考虑为"扩张性心肌病"，经纠正心力衰竭、抑制心室重塑等治疗后病情有所好转。此后患者病情反复，多次住院治疗，其间多次查心脏彩超，结果示左房、左室增大，左室最大值达 65mm，射血分数最小值达 23%。多次查 24 小时动态心电图，结果显示频发室性期前收缩，室性期前收缩总数最多达 36 345 次。患者于 1 个月前再发胸闷、气促不适，无胸痛，无端坐呼吸、夜间阵发性呼吸困难等症，自行服药未见缓解，以"扩张性心脏病"收治入院。

查体 血压 95/60mmHg，心率 68 次/分，舌体胖边有齿痕，苔薄白，脉细。形体适中，颈静脉无明显充盈，双肺呼吸音清，未闻及干湿啰音。心界向左下扩大，心音低钝，窦性心率 68 次/分，律不齐，可闻及期前收缩约 5 次/分，二尖瓣听诊区可闻及 3-4/6 收缩期吹风样杂音。双下肢无明显水肿。

辅查 心电图提示窦性心律，心室率 68 次/分，频发室性期前收缩，左室肥厚并劳损，肝肾功能、电解质、心肌酶谱、血脂、凝血四项、甲功等未见明显异常；脑钠肽正常；胸片提示心影增大；心脏超声提示左房、左室增大，二尖瓣中度反流，三尖瓣轻度反流，左室收缩及舒张功能减低。

入院后中医治疗予参脉散合人参养荣汤加减以益气养阴、活血通脉，拟方：党参 15g，黄芪 20g，肉桂 12g，麦冬 15g，玉竹 15g，五味子 6g，丹参 20g，当归 15g，酸枣仁 20g，

炙甘草 10g，水煎服，日 1 剂，分 3 次服。

西医予心衰金三角"醛固酮受体拮抗剂（螺内酯 20mg，口服，每日 1 次）、β 受体阻滞剂（琥珀酸美托洛尔 23.75mg，口服，每日 1 次）、血管紧张素转化酶抑制剂（培哚普利 1mg，口服，每日 1 次）"，但因患者血压偏低，上诉药物用量很小。经上述处理后患者症状稍有改善，但期前收缩仍然频发。患者入院后在未完善心肺运动试验的情况下制定了低强度有氧运动方案，运动方式：①在监护下行阻力踏车训练，在热身和放松阶段踏车功率均设为 10W，各 5 分钟，在运动峰值阶段将功率设置为 20～40W 的间歇模式（心率控制）。②上肢液阻训练，1 级 10 分钟。有效心率设置为静息心率下+20 次/分。运动强度：采用心率模式和自我感觉用力程度评分为 11（轻松）～13 分（稍累）。运动频率：每周 3～5 次。运动时间：总时间 20～30 分钟。坚持低强度运动一个月后，在上级医师的指导下完善了心肺运动试验，结果显示运动未达到无氧阈，运动最大负荷 5.5METs，最大功率 126W，达预测值 64%，运动过程中和运动后频发室性期前收缩。根据心肺功能运动试验在第一阶段基础上调整踏车运动峰值功率为 30～50W。增加呼吸训练操、八段锦有氧运动。有氧运动时间：30～45 分钟。在有氧运动后增加阻抗运动（辅助运动方式），作用是增加心脏血流灌注，改善心肌氧供平衡，保护关节，提高身体灵活性。采用下拉器训练器和脚蹬踏训练器用 5kg 重量 8 个为一组，每次两组。在阻抗运动中配合呼吸训练。阻抗运动强度：自我感觉用力程度评分为 13（稍累）～14 分（有点用力）。运动时间及频率：每周 3 次，间隔一天进行。在阻抗运动后增加平衡柔韧训练，以提高身体柔韧性及平衡能力，提高身体灵活性，以应对突发事件。

运动第 3 个月，在坚持完成 3 个月 36 次心脏康复训练后复测心肺功能运动试验。结果显示运动达无氧阈，无氧阈时的运动负荷为 4.3METs，运动最大负荷 5.4METs，最大功率 130W，达预测值 65%，频发室性期前收缩，运动至峰值时室性期前收缩逐渐减少至消失。

患者的整个康复过程在监护下进行，并逐渐调整了金三角剂量至"醛固酮受体拮抗剂（螺内酯 20mg，口服，每日 1 次）、β-受体阻滞剂（琥珀酸美托洛尔 95mg，口服，每日 1 次）、血管紧张素转化酶抑制剂（培哚普利 8mg，口服，每日 1 次）"，患者未出现血压不耐受情况（表 4-1）。

出院诊断　中医诊断：胸痹（气阴两虚）

西医诊断：扩张性心肌病

心脏扩大

频发室性期前收缩

心功能 Ⅱ 级

表 4-1　治疗前后各项指标改善情况

	心脏彩超（mm）			24 小时动态心电图
	左房	左室	射血分数	频发室性期前收缩（次/24 小时）
入院时	65	68	32	30 214
运动一个月（12 次）后	57	65	36	24 269
运动两个月（24 次）后	50	60	41	20 970
运动三个月（36 次）后	44	58	43	9 970

二、案例解析

中医方面，该患者以"胸闷、气促"为主症，属于中医学"胸痹"范畴。患者外感邪气，久病未治，病邪入里，耗伤心气，心气不足，心阳不振，血脉失于温运，痹阻不畅，发为胸痹；胸阳不振，阴寒之邪上乘，阻滞气急，气机不畅，故见气促；舌体胖边有齿痕，苔薄白，脉细，结合舌脉症，辨证属气阴两虚证。

西医方面，患者为青年男性，心脏大、心力衰竭，此类病例治疗大多数人仍停留在静养的思维上。其实早在 2013 年美国心脏病学会和美国心脏学会发布的指南中指出，运动锻炼可安全有效地改善慢性心力衰竭患者心功能状态（Ⅰ级推荐，A 级证据），心脏康复可改善慢性心力衰竭患者的运动能力、运动时间和生活质量，降低死亡率（Ⅱa 级推荐，B级证据）。运动康复训练方案即运动处方，是康复锻炼最重要的组成部分，是扩张性心脏病合并心力衰竭患者药物和心理精神等治疗的有效补充。而扩张性心脏病合并心力衰竭患者在心力衰竭稳定期可运用心肺功能运动试验提供的代谢当量，无氧阈，静息、运动心率等制定安全、有效、个性化的运动处方。

根据该患者的病史症状体征及相关辅助检查，诊断基本明确。患者患有扩张性心脏病、慢性心力衰竭。针对慢性心力衰竭的基本治疗方案：血管紧张素转化酶抑制剂、β 受体阻滞剂和醛固酮受体拮抗剂联合应用，三者合用可产生相加或协同的有益效应，使死亡危险性进一步下降，三药联合称为"金三角"，成为慢性心力衰竭的基本治疗方案。血管紧张素转化酶抑制剂是被证实能降低心力衰竭患者病死率的第一类药物，也是循证医学证据积累最多的药物，是 2012 年欧洲心力衰竭指南、2013 年美国心脏病学院基金会和美国心脏协会心力衰竭指南和新指南公认的治疗心力衰竭的基石及首选药物。由于长期持续性交感神经系统的过度激活和刺激，导致慢性心力衰竭患者的心肌 β_1 受体下调和功能受损，β 受体阻滞剂治疗可恢复 β_1 受体的正常功能之上调。3 个经典的、针对慢性收缩性心力衰竭的大型临床试验分别应用选择性 β_1 受体阻滞剂比索洛尔、琥珀酸美托洛尔和非选择性 β_1、β_2、α 受体阻滞剂卡维地洛，病死率相对危险分别降低 34%、34% 和 35%，同时降低心力衰竭再住院率 28%～36%。β 受体阻滞剂治疗心力衰竭的独特之处就是能显著降低猝死率41%～44%。醛固酮会导致心肌重构，促进心肌细胞外基质纤维增生。衰竭心脏心室内醛固酮生成及活化增加，且与心衰严重程度成正比。若长期应用血管紧张素转化酶抑制剂或血管紧张素受体阻滞药，起初醛固酮会降低，随后即出现"逃逸现象"。因此，加用醛固酮受体拮抗剂可抑制醛固酮的有害作用，对心力衰竭患者有益。

此患者后期在监护条件下坚持心脏康复，使"金三角"最终调整到接近最大剂量，临床取得了很好的疗效。

三、按　　语

心力衰竭是各种严重心脏疾病的最后阶段，具有高发病率、高死亡率特点。20 世纪

70 年代末期前，把慢性心力衰竭列为运动康复的禁忌证。然而长时间的休息可以导致骨骼肌萎缩、运动耐量下降、静脉血栓形成、肺栓塞、压疮和症状的加重。2005 年欧洲心脏协会心脏康复和运动生理工作组及美国协会下属运动心脏康复和预防分会建议，运动康复是慢性心力衰竭患者有效的二级预防措施，运动锻炼应作为心脏康复的一部分而应用于稳定的心力衰竭患者。尽管运动康复可以提高患者的运动耐力、调节神经激素水平、改善生活质量、降低死亡率及住院率，但是慢性心力衰竭患者运动康复在中国的实施和推广具有一定的困难，究其原因，出于安全性的考虑占了很大的比例。实际上美国心脏协会发布的关于运动康复的不良事件的发生率非常低，而且慢性心力衰竭患者进行心肺运动试验和有氧运动康复是安全的。心力衰竭指南建议心力衰竭患者应规律地进行有氧运动，以改善心功能和症状（Ⅰ类，A 级）。

四、思 考 题

针对稳定性心力衰竭患者，如何将"金三角"的作用发挥到极致？

参 考 文 献

中国康复医学会心血管病专业委员会，中国老年学学会心脑血管病专业委员会. 2014. 慢性稳定性心力衰竭运动康复中国专家共识[J]. 中华心血管病杂志，42（9）：714-720

中华医学会心血管病学分会与中华心血管病杂志编辑委员会. 2014. 中国心力衰竭诊断和治疗指南 2014[J]. 中华心血管病杂志，42（2）：85-89.

（巫廷春）

案例 31　血压高、睡眠呼吸暂停

一、病 历 摘 要

患者男性，34 岁，因体检发现血压升高 1 个月，头昏、乏力 1 周，于 2017 年 8 月 5 日入院。

1 月前患者体检时发现血压升高至 180/120mmHg，当时无头晕、头痛、恶心、呕吐、视物旋转，无心悸、胸闷等症，患者未予重视。1 周前患者无明显诱因感头昏、乏力，无头痛、恶心、呕吐、视物旋转，无心悸、胸闷等症，自行居家观察未见好转，以"高血压"收治入院。患者既往体健。

查体　呼吸 22 次/分，血压 210/120mmHg，心率 98 次/分，BMI 30，舌质淡，苔白腻，脉滑。形体肥胖，口唇稍发绀，颈静脉无充盈，双肺呼吸音粗，未闻及干湿啰音。心界叩诊不清，心率 98 次/分，律齐，各瓣膜听诊区未闻及病理性杂音。双下肢无水肿。生理征存在，病理征未引出。

辅查　心电图：①窦性心律（心室率 98 次/分）；②电轴不偏；超声心动图：①左房稍大；②二尖瓣轻度反流；③左室舒张功能减低；血脂高，谷草、谷丙转氨酶稍高，肾功能未见异常，腹部 B 超提示脂肪肝；头颅 CT 未见异常。

入院诊断　中医诊断：眩晕（痰湿中阻）

西医诊断：（1）高血压 3 级　很高危组
（2）脂代谢紊乱
（3）脂肪肝

入院后中医予半夏白术天麻汤加减祛湿化痰，穴位贴敷配合艾灸调理脏腑功能。西医予硝酸甘油静脉泵入降压，厄贝沙坦/氢氯噻嗪片 150mg，口服，每日 1 次，苯磺酸氨氯地平片 5mg，口服，每日 1 次，降压，3 天后停用硝酸甘油静脉泵入，监测血压波动在 180/110mmHg，调整用药：停用苯磺酸氨氯地平片，加用琥珀酸美托洛尔 47.5mg，口服，每日 1 次，硝苯地平控释片 30mg，口服，每日 1 次，一周后血压仍未见明显下降，再次查看患者仍感头重昏蒙，头痛，白天嗜睡，乏力，精神差，睡眠差，鼾声如雷，查体示血压 180/100mmHg，口唇稍发绀，双肺呼吸音清，未闻及干湿啰音。心室率 92 次/分，律齐，无杂音。完善 24 小时动态血压提示血压曲线为"反杓型"，结合患者形体肥胖，体重指数升高，嗜睡，鼾声如雷及 24 小时动态血压表现考虑患者存在阻塞性睡眠呼吸暂停综合征，立即联系耳鼻喉科完善睡眠呼吸监测，次日结果回示夜间反复发作呼吸暂停，呼吸暂停低通气指数＞15 次/时。考虑患者高血压合并阻塞性睡眠呼吸暂停低通气综合征，即予夜间持续正压通气治疗，一周后门诊接诊，患者症状消失，降压药物减量，血压恢复正常。

出院诊断　中医诊断：眩晕（痰湿中阻）

西医诊断：（1）高血压 3 级　很高危组
（2）阻塞性睡眠呼吸暂停综合征
（3）脂代谢紊乱
（4）脂肪肝

二、案 例 解 析

该患者以"头昏"为主症，属于中医学"眩晕"范畴。患者平素喜食肥甘厚味，损伤脾胃，以致健运失司，水湿内停，集聚生痰，清阳不升，头窍失养，故发为头昏；痰湿阻滞经脉，机体失养，故见乏力；舌质淡，苔白腻，脉滑，结合舌脉症，辨证属痰湿中阻。本病的病位在头窍，与肝、脾、肾相关。

针对原发性高血压的诊断以降压治疗为主，患者因高血压入院，相关体检、实验室检查及病史等排除肾性高血压、原发性醛固酮增多症等继发性高血压可能，治疗上给予多种降压药物联合降压，其中包括了利尿剂的使用，但患者血压控制不理想。认真查视患者后，结合其形体特点、症状、降压疗效，并进一步完善睡眠监测，发现患者合并阻塞性睡眠呼吸暂停综合征。阻塞性睡眠呼吸暂停综合征引起高血压的机制是多样的。反复发作的间歇性低氧、高碳酸血症、神经及体液调节障碍与交感神经系统过度兴奋相互作用，可引起心率增加、心肌收缩力增加、心排血量增加，全身血管阻力增加，其中交感神经活性增强最为关键。交感神经活性增强，使血浆儿茶酚胺水平增加，阻力小动脉收缩增强，外周血管阻力升高而致高血压。此外引起高血压的机制还有睡眠结构紊乱、胸内负压增高所致的机械效应、氧化应激和炎症等。该病病理生理学改变是慢性间歇低氧和睡眠片段化，进而引起全身多系统损伤，导致冠心病、高血压、糖尿病等多种并发症。针对该病的治疗应基于患者的症状、病情严重程度、患者对风险的认知程度和相关并发症情况进行选择，目前常用的治疗方法主要包括持续气道正压通气、手术、口腔矫治器、减肥等，其中持续气道正压通气为首选。该患者在明确诊断之后，选择了最优治疗方案，收到了很好的疗效。

三、按 语

虽然持续气道正压通气治疗是阻塞性睡眠呼吸暂停综合征患者的首选，但并非所有的患者都能耐受持续气道正压通气。因此，医护人员不仅需要掌握持续气道正压通气技术，还要了解患者依从性差的原因，且对患者进行相关的健康教育、电话随访。

四、思 考 题

持续气道正压通气治疗阻塞性睡眠呼吸暂停综合征的不良反应有哪些？

参 考 文 献

王玮. 2014.《阻塞性睡眠呼吸暂停综合征治疗临床指南》（2013）解读[J]. 中国内科实用杂志，（2）174-176.

（巫廷春）

案例 32 胸闷、心悸

一、病 历 摘 要

患者女性，76 岁。因反复胸闷、心悸 30 年，加重 10 天，于 2013 年 2 月 5 日入院。

患者 30 年前受凉后感活动时胸闷、心悸，无胸痛、放射痛，无端坐呼吸、阵发性夜间呼吸困难，无发热等症，就诊于外院经相关检查明确诊断为"风湿性心脏病（风心病）"。而后患者间断发作，于活动或受凉后感胸闷、心悸不适，均未系统治疗。10 天前患者受凉后复发胸闷、心悸，气促，气喘，咳嗽，咯白痰，汗出，自行服药后未见明显好转，遂就诊于我院。既往史无特殊。

查体　呼吸 20 次/分，血压 112/70mmHg，心率 75 次/分，舌暗，苔薄稍腻，脉促，左寸不足。颈静脉稍充盈，双肺散在干湿啰音。心界向左扩大，心率 75 次/分，律齐，心尖区可闻及 3/6 级收缩期吹风样杂音，主动脉瓣听诊区可闻及舒张期隆隆样杂音。双下肢轻度凹陷性水肿。

辅查　入院后查血常规血象稍高，肝肾功能心肌酶谱电解质基本正常，脑钠肽升高，心电图示窦性心律，左房增大，心脏超声符合风心病诊断。

中药内服予真武汤合五苓散加减温阳利水，拟方：制附片 15g（先煎），干姜 10g，黄芪 20g，通草 15g，桂枝 6g，茯苓 20g，猪苓 20g，车前子 20g（包煎），冬瓜子 15g，薏仁米 15g，泡参 15g，麦冬 15g，牡蛎 20g（先煎），6 剂，水煎服，日 1 剂，分 3 次服。药后患者服药后症状大减，气喘、气促明显改善，能平行行走 1000m，双下肢已无水肿，舌淡暗红，苔薄少，脉促，双寸不足。拟方：黄芪 25g，南沙参 20g，麦冬 15g，南五味子 6g，太子参 20g，冬瓜子 20g，制附子 20g（先煎），干姜 10g，通草 20g，车前子 20g（包煎），石斛 20g，党参 20g，木香 8g，枳壳 10g，6 剂，水煎服，日 1 剂，分 3 次服。西医予抗感染、平喘、利尿等治疗。

出院诊断　中医诊断：心痹（阳虚水泛）
　　　　　西医诊断：（1）风心病
　　　　　　　　　　　二尖瓣重度关闭不全
　　　　　　　　　　　三尖瓣关闭不全
　　　　　　　　　　　主动脉关闭不全
　　　　　　　　　　　心脏扩大
　　　　　　　　　　　心功能Ⅳ级
　　　　　　　　　（2）社区获得性肺炎

二、案 例 解 析

患者为老年女性，以"胸闷、心悸"为主症，此属中医学"心痹"范畴。患者为老年人，年逾古稀，肾气渐衰，精血渐衰。肾阳虚衰，则不能鼓舞五脏之阳，可致心阳不振，血脉失于温运，痹阻不畅，发为心痹；心阳不振，血脉失于温运，痹阻不畅，发为心痹、心悸；胸阳不振，阴寒之邪上乘，阻滞气急，气机不畅，故见气促、气喘；舌暗，苔薄稍腻，脉促，左寸不足，结合舌脉症，辨证属阳虚水泛证。该病应与以下疾病相鉴别。

1. 悬饮

悬饮、心痹均有胸闷、胸痛，但胸痹为当胸闷痛，可向左肩或左臂内侧等部位放射，常因受寒、饱餐、劳累而突然发作，历时短暂，休息或用药后得以缓解。悬饮为胸胁胀痛，持续不缓解，多伴咳唾、转侧、呼吸时疼痛加重，肋间饱满，并有咳嗽、咯痰等肺系症候。

2. 胃脘痛

心在胃脘之上，脘在心下，故有胃脘痛当心而痛之称，以其部位相近。心痹不典型者，其疼痛可在胃脘部，极易混淆。但胸痹以闷痛为主，为时极短，虽部分与饮食有关，但休息、服药常可缓解。胃脘痛与饮食相关，以胀痛为主，局部有压痛，持续时间较长，常有泛酸、嘈杂、嗳气、呃逆等胃部症状。

本病为心痹，证属阳虚水泛，治疗上予真武汤合五苓散加减温阳利水，由于本病的发病与正气亏虚关系密切，因此重视益气温阳的合理使用。

心力衰竭是心血管疾病的终末阶段，是临床常见的综合征。中医中药使用哪些治法方药能获得稳定的疗效呢，笔者有如下的体会：①需考虑射血分数减低的心力衰竭（收缩性心力衰竭）还是射血分数保持的心力衰竭（舒张性心力衰竭），急性期前者需用附子、桂枝等温阳药，后者需用利水除湿渗湿的药物。②若患者舌淡嫩，少苔，无苔，要关注水电解质失衡、内环境失调，中医辨证属气阴两虚，加用温阳药物反而无效，需要黄芪、西洋参等益气养阴药物。

三、按　　语

现代医学认为，心肌病理性"重构"是心力衰竭发生发展的基本机制。导致心力衰竭进展的两个关键过程，一是心肌死亡事件的发生，如急性心肌梗死、重症心肌炎所致的心肌损伤与坏死等；二是神经内分泌系统过度激活所致的系统反应，其中肾素-血管紧张素-醛固酮系统和交感神经系统两者的过度兴奋起着主要作用。切断这两个关键过程是有效预防和治疗心力衰竭的基础，可改善预后。中医学认为慢性心力衰竭属本虚标实之证，心气亏虚为其发病之本。心力衰竭病机可用"虚""瘀""水"概括，益气、活血、利水为心力衰竭的治疗大法。心力衰竭的治疗目标不仅是改善症状、提高治疗生活质量，更重要的是防止和延缓心室重构的发展，从而维持心功能，降低心力衰竭的病死率和再住院率。针对慢性心力衰竭的不同阶段，在西医治疗的基础上，配合中医辨证论治，形成个体化的治疗方案，充分发挥中西医结合优势互补，可以更好地实现慢性心力衰竭从"防"到"治"全面管理。

四、思　考　题

如何正确地选择中医药干预在不同类型心力衰竭？

参　考　文　献

陈可冀，吴宗贵，朱明军，等. 2016. 慢性心力衰竭中西医结合诊疗专家共识[J]. 中国中西医结合杂志，2：133-141.

中国康复医学会心血管病专业委员会，中国老年学学会心脑血管病专业委员会. 2014. 慢性稳定性心力衰竭运动康复中国专家共识[J]. 中华心血管病志，42（9）：714-720.

（许　滔）

案例 33　眩晕、黑矇

一、病历摘要

患者女性，76 岁。患者因反复胸闷、胸痛 20 年，眩晕、黑矇半月，于 2012 年 12 月 18 日入院。

20 年前患者无明显诱因出现活动时胸闷、胸痛，持续 3～5 分钟，可自行缓解，未予重视及诊治。患者于 5 年前自行就诊于我科，其间经冠脉造影明确诊断为冠心病，并行"冠脉支架植入术"，经动态心电图检查提示心房颤动心律，房室传导阻滞，最慢心率约为 30 次/分，并行"起搏器植入术"。术后患者规律予冠心病二级预防，自诉反复发作上症，并先后多次于我院我科住院治疗，其间明确诊断为冠心病、缺血性心肌病型、起搏器植入术后、冠脉支架植入术后、心房颤动、心功能Ⅳ级。半月前患者突发眩晕、黑矇，自行家中观察后未见明显好转遂就诊于我院门诊并收治入院。入院症见：眩晕、黑矇，呈嗜睡状，潮式呼吸。既往有明确的"原发性高血压 3 级 极高危险组、脑梗死后遗症期、慢性支气管炎临床缓解期"病史。

查体　呼吸 18 次/分，血压 85/55mmHg，舌淡，苔腻，六脉不足，结脉，压眶反射减弱，双瞳孔等大等圆，对光反射减弱。双肺闻及散在干啰音，未闻及湿啰音。心率 67 次/分，律齐，未闻及杂音。双下肢无水肿。

辅查　入院后查血常规、生化基本正常，心电图无动态改变。

住院后西医予阿司匹林、氯吡格雷、呋塞米、螺内酯、阿托伐他汀口服，予多巴胺、间羟胺维持血压，尼可刹米、洛贝林兴奋呼吸。中药予破格救心汤回阳救逆内服：制附片 40g（先煎 2 小时），龙骨 40g（先煎），红参 20g（另兑），牡蛎 20g（先煎），山茱萸 50g，麦冬 20g，南五味子 10g，黄芪 40g，5 剂，水煎服，日 1 剂，分 3 次服。服中药期间一度停用多巴胺，间羟胺持续泵入，泵速 1～2ml/h，血压维持在 85～110/55～60mmHg，汗出减少，神志转清，舌淡，苔薄少，脉结无力。更方：制附片 80g（先煎 2 小时），炙甘草 60g，红参 40g（另兑），6 剂，水煎服，日 1 剂，分 3 次服。仍不能全停多巴胺、间羟胺。血压下降至 70/40mmHg（停多巴胺、间羟胺），舌淡，苔白少，脉沉细结时促。复更方：制附片 100g（先煎 2 小时），龙骨 40g（先煎），牡蛎 20g（先煎），红参 40g（另兑），山茱萸 50g，麦冬 20g，南五味子 10g，黄芪 30g，炙甘草 40g，5 剂，水煎服。药后停用多巴胺、间羟胺 2 日，未有不适，舌淡，苔薄，脉稍有力，继服原方 5 剂。停服中药一周，仍病情稳定，未出现血压下降。精神佳，纳可，二便正常，舌淡嫩，中苔稍腻，六脉不足，病情趋缓。转入神经内科康复。

出院诊断　中医诊断：脱证（亡阳厥脱）

　　　　　　西医诊断：（1）顽固性低血压

　　　　　　　　　　　（2）冠心病

　　　　　　　　　　　　　　缺血性心肌病型

　　　　　　　　　　　　　　起搏器植入术后

冠脉支架植入术后

心房颤动

心功能Ⅳ级

（3）原发性高血压3级　很高危险组

（4）脑梗死后遗症期

（5）慢性支气管炎临床缓解期

二、案例解析

入院时患者神志时清时寐，血压低时黑矇，汗多，纳差，小便少，舌淡，苔腻，六脉不足，结脉。辨证亡阳厥脱。

江基尧在《颅脑创伤临床救治指南》中指出："早期低血压缺血与缺氧可明显增加继发性脑损伤和不良后果，使死亡率倍增。"重度脑损伤患者一旦发生低血压，应分析原因尽快纠正，以防因脑的低灌注而发生不可逆的脑损害。成人收缩压应高于130mmHg、平均动脉压应大于75mmHg才能维持有效的脑灌注压。在补充足血容量后，应用升压药物如多巴胺、间羟胺等提高脑灌注的同时增加肾的有效灌注，防止肾衰竭。该患者使用大量升压药物后仍不能维持血压，最终得益于中医中药的治疗。本治疗侧重于益气温阳，方中药多为温阳、益气补血之品，方中诸药合用，依据"气血同源"理论，益气而不忘补血，对机体整体多方调整，最终达到升压的目的。

三、按　语

顽固性低血压、休克血压在心内科多见，常见于心肌梗死、肺栓塞、左室流出道梗死等急危重症。本案例顽固性低血压考虑是大面积脑梗死后血管去神经化。治疗效仿破格救心汤，初用即有效，中途减少药物，疗效一度下降，换回原方思维后最终获得良效，可见李可老先生的组方是深思熟虑，来源于临床实际的效验总结。四逆汤、参附龙骨牡蛎汤救治急危重症，照顾血流动力学，照顾内环境的修复，确有深意。

四、思　考　题

中医药治疗顽固性低血压有哪些优势？

参 考 文 献

石岩. 2006. 脑外伤后顽固性低血压救治体会[C]. 2006山东国际神经外科学术论坛，239-240.

（许　滔）

案例 34　反复心悸

一、病历摘要

患者女性，63岁。患者因反复心悸6个月，加重2周，于2014年8月25日入院。

患者6月前无明显诱因突发心悸，伴有胸闷、气短，无黑蒙、晕厥，持续时间数小时至48小时不等，可自行缓解，于外院就诊，查甲状腺功能、心脏彩超、冠脉造影未见明显异常，长期服用"胺碘酮、普罗帕酮"等药效果不显著。每月发作1次，近2周频繁发作，遂住院求治。入院症见心悸，胸闷，头晕，气短不适，精神睡眠欠佳，二便调。既往史无特殊。

查体　血压100/60mmHg，心率98次/分，舌淡暗，苔腻，脉促。口唇无发绀，双肺呼吸音清，未闻及干湿啰音。心界不大，心率106次/分，律绝对不齐，心音强弱不等，脉搏短绌，各瓣膜听诊区未闻及病理性杂音。双下肢无水肿。

辅查　入院后查心电图提示心房颤动心律，心率106次/分；各项抽血指标未见明显异常。

入院诊断　中医诊断：心悸（阴阳两虚，虚阳上浮）

西医诊断：特发性心房颤动

中药内服，首诊予自拟温潜复律汤，温通阳气、滋阴复脉、降火潜阳，拟方：桂枝10g，生牡蛎25g（先煎），泽泻20g，地骨皮20g，磁石25g（先煎），防己20g，路路通20g，炙远志20g，桑白皮20g，苏木6g，琥珀粉6g（另兑），麦冬20g，桑枝15g，葛根20g，通草20g，西洋参6g（另兑），鳖甲20g（先煎），蝤蟟10g，松子15g，甘松10g，缬草20g，5剂，水煎服，日1剂，分3次服。

药后症状大减，气喘、气促明显改善，能平行行走1000m，双下肢已无水肿，舌淡暗红，苔薄少，脉促，双寸不足。继用前方5剂，水煎服，日1剂。尽剂后心悸完全缓解，无胸闷，头晕，气短不适，无黑蒙、晕厥、二便失禁，无肢体活动异常，眠改善，稍乏力，纳一般，二便尚调，舌淡暗，苔腻，脉沉弦，脉整齐。复查心电图示窦性心律，心房颤动复律，初告大功。复用温潜复律汤减苏木、蝤蟟、甘松等香燥之品：桂枝6g，泽泻15g，地骨皮20g，忍冬藤20g，磁石20g（先煎），生牡蛎25g（先煎），麦冬20g，炙远志15g，葛根20g，苍术6g，黄柏6g，玄参20g，5剂，水煎服，日1剂。

尽剂后未述不适，偶有失眠，手心热，舌淡，苔薄，脉弦。原方加减：桂枝8g，琥珀粉6g（先煎），生石膏20g（先煎），银柴胡10g，炙远志20g，苏木6g，玄参20g，地骨皮15g，生牡蛎20g（先煎），麦冬20g，葛根15g，磁石20g（先煎），柴胡6g，炒枣仁20g，5剂，水煎服，日1剂。

未予西药治疗，多次心电图和24小时动态心电图示窦性心律，未再发作心房颤动，守方守法，加减出入，连续服药。

出院诊断　中医诊断：心悸（阴阳两虚，虚阳上浮）

西医诊断：特发性心房颤动

二、案例解析

患者以"心悸、胸闷"为主症，属于中医学"心悸"范畴。心悸频发，耗损心之气阴，气血阴阳亏乏，脏腑功能失调，致心神失养，故发为心悸；心阳亏虚，运血不畅，瘀血痹阻心脉，胸阳不展，则为胸闷；阳虚，水饮上凌，故见气短；心阳虚衰，血脉瘀滞，阻于脑络，故见头晕；舌淡暗，苔腻，脉沉弦，脉整齐。辨证属阴阳两虚、虚阳上浮证。该病应与胸痹心痛相鉴别：胸痹心痛患者也可伴见心悸症状，如表现为心慌不安，脉结或代，但以胸闷、心痛为主症。此外，胸痹心痛中的真心痛，以心前区或胸骨后刺痛，牵及肩胛两背为主症，并常伴较突出的心悸症状，脉或数，或迟，或脉律不齐，常因劳累、感寒、饱餐、情绪波动等而诱发，多呈短暂发作，但甚者心痛剧烈不止，唇甲发绀或手足青冷至节，呼吸急促，大汗淋漓，脉微欲绝，直到晕厥，病情危笃。因此，在胸痹心痛中心悸应视为胸痹的一系列临床表现中的一个次要症状，而与以心悸为主症的心悸病证有所不同。

心房颤动是一种慢性疾病，第一次发作后90%以上的患者将会复发。因此电复律或药物复律后绝大多数心房颤动患者仍需要给予药物预防复发。针对特发性心房颤动，未合并器质性病变患者推荐行射频消融手术治疗。

三、按　语

近年来，中医在心律失常的病因病机、治法治则及复方运用等方面均取得长足进步。中药不但可以抗心律失常，还可以改善患者的临床症状，提高生活质量。温潜法，是一种将阳不在位、浮散在外的元阳纳归原位的治疗方法。临床运用范围广，对阴阳两虚导致的各种疾病疗效显著。心房颤动病程长，对患者生理、心理均有影响易致阴阳两虚、阴阳失调，射频消融术后的心房颤动患者伤精耗气、元气大伤，脏腑功能失调，总体表现为阴阳两虚、阴损及阳、阴阳失调等。我们在温潜理论基础上，结合各医家的诊治经验，创制了温潜复律智能颗粒[桂枝、生牡蛎（先煎）、泽泻、地骨皮、磁石（先煎）、防己、路路通、炙远志、桑白皮、苏木、琥珀粉（另兑）、麦冬、桑枝、葛根、通草、西洋参（另兑）、鳖甲、松子]，临床上用于辨证为阴阳两虚、虚阳上浮证型的心房颤动和心房颤动射频消融术后患者，疗效显著。

四、思　考　题

特发性心房颤动的治疗方法有哪些，各有什么利弊？

参 考 文 献

杨新春.2016.《2016年欧洲心脏病学会心房颤动管理指南》解读[J].中国介入心脏病学杂志，24（11）：623-628.

（许 滔）

案例 35 胸闷、气促

一、病 历 摘 要

患者女性，73岁，因反复胸闷、气促10年，复发加重2天，于2016年7月4日入院。

患者10年前劳累后出现胸闷、气促，活动时加重，休息及含服"复方丹参滴丸"后可缓解，伴四肢关节疼痛，不予重视，未系统诊治。此后上症反复发作，发作方式、伴随症状、缓解方式等同前。2天前患者无明显诱因胸闷、气促加重，稍动则发，伴头晕、乏力，偶有夜间阵发性呼吸困难，无恶寒发热、无晕厥黑矇等症，休息及含服"复方丹参滴丸"无明显好转，遂来就诊，门诊以"胸闷原因"收治入院。既往否认"高血压、冠心病、糖尿病、肾病"等慢性疾病病史；否认"肝炎、结核、伤寒"等传染病病史。否认吸烟、饮酒史。平素嗜食肥甘厚腻。

查体 体温36.8℃，心率55次/分，呼吸20次/分，血压110/72mmHg，发育正常，营养中度，形体偏瘦。面色晦暗，双颊紫暗，口唇发绀。舌质暗红，苔白腻，脉结代。全身皮肤、黏膜无黄染、皮疹、出血点、瘀斑。双侧瞳孔等大等圆，对光反射灵敏，双眼视力正常。颈软，甲状腺无肿大，胸廓对称无畸形，双肺呼吸音清晰，未闻及干湿啰音。心尖搏动位于第6肋间隙左锁骨中线外1cm，心界向左下扩大，心率65次/分，律不齐，心音强弱不等，二尖瓣瓣膜听诊区可闻及2/6级收缩期吹风样杂音，余瓣膜听诊区未闻及病理性杂音。腹平软，无压痛及反跳痛。双下肢轻度水肿。神经系统检查：四肢肌力肌张力正常，生理征存在，病理征未引出。

辅查 血常规、凝血功能、甲状腺功能、甲状腺抗体、生化全套、尿常规、大便常规+隐血试验均正常。心肺五联：脑钠肽203pg/ml。感染性标志物：乙型肝炎表面抗体（＋）。心脏彩超：二尖瓣中度狭窄并重度关闭不全、三尖瓣重度关闭不全、左房增大、肺动脉瓣轻度反流、左室舒张功能减低、中度肺动脉高压。颈部血管彩超示左侧颈动脉分叉处斑块形成。胸部正侧位片示左心房增大。颅脑CT：右侧基底节区、放射冠区腔隙性脑梗死，脑萎缩。心电图：心房颤动心律（平均心室率65次/分）、电轴不偏。

中药汤剂内服予瓜蒌薤白半夏汤加减以健脾益胃，化痰除湿，拟方：瓜蒌10g，薤白10g，法半夏10g，川芎10g，丹参10g，薏苡仁15g，砂仁10g，石菖蒲10g，黄芪20g，茯苓15g，白术15g，水煎，日1剂，分3次服。

西医予二丁酰环磷腺苷钙注射液静脉滴注改善心肌代谢，琥珀酸美托洛尔片控制心室率；培哚普利叔丁胺片改善心肌供血；呋塞米、螺内酯口服利尿消肿、减轻心脏负荷；地高辛口服增加心肌收缩力；华法林抗凝、预防血栓形成；瑞舒伐他汀调脂、稳定斑块。

　　出院诊断　中医诊断：心痹（痰浊内阻）

　　　　　　　西医诊断：（1）风湿性心瓣膜病

　　　　　　　　　　　　　　二尖瓣中度狭窄并重度关闭不全

　　　　　　　　　　　　　　三尖瓣重度关闭不全

　　　　　　　　　　　　　　心房颤动

　　　　　　　　　　　　　　心功能Ⅲ级

　　　　　　　　　　　（2）脑梗死

二、案 例 解 析

　　患者为老年女性，以"胸闷、气促"为主症入院，可归于中医学"心痹"范畴。心痹之名首见于《素问·痹论》，"心痹者，脉不通，烦则心下鼓，暴上气而喘，嗌干，善噫，厥气上则恐"。隋代巢元方《诸病源候论》曰："思虑烦多，则损心，心虚故邪乘之。邪积而不去，则时害饮食，心里愊愊如满，蕴蕴而痛，是谓之心痹。"宋代《圣济总录》则明确强调"脉痹不已，复感于邪，内舍于心，是为心痹"，可见，心痹之外因为"风寒湿三气"侵于脉，成为五体痹之脉痹，则"血凝而不流"，久则由脉及心，损害心脏，终成心之痹证，正如经所言："脉痹不已，复感于邪，内舍于心。"其内因为"饮食自倍，肠胃乃伤"及"食饮居处"，即五脏六腑功能损伤，导致人体正气不足，外邪侵袭，此乃痹证发病之根本所在。患者平素嗜食肥甘厚腻，损伤脾胃，脾运失健，聚生痰浊，痰阻脉络，心脉不通，心阳不振，而发为胸闷；心主血脉，肺主治节，两者相互协调，气血方可运行通畅，心病不能推动血脉，肺病治节失调，故见气促。舌质暗红，苔白腻，脉结代为痰浊内阻之征。本病病位在心，发病与脾肺有关，属本虚标实之征。本病应与悬饮相鉴别：悬饮与心痹都可有胸闷、气促之症。但悬饮多伴有胸胁胀痛、咳唾、转侧、呼吸时加剧，肋间饱满。两者的鉴别以有无胸胁疼痛及咳嗽、咯痰等症为要点。

　　本病为心痹，证属痰浊内阻，治疗上予瓜蒌薤白半夏汤加减以健脾益胃，化痰除湿，由于本病的发生与风寒湿关系密切，因此应重视化痰祛湿药的合理使用，但需适当使用健脾益气药物。

　　本例以胸闷、气促为主症，需在冠心病与风心病之间进行鉴别。因此入院后我们完善了心脏超声等检查，根据患者特征性体征、心脏超声结果，可以明确诊断为风湿性心瓣膜病，当然必要时还可行冠脉造影以区别。

　　心脏瓣膜可因风湿热、黏液变性、退行性改变、先天性畸形、缺血性坏死、感染或创伤等出现病变，影响血流的运动，从而造成心脏功能异常，最终导致心脏功能衰竭的单瓣膜或多瓣膜病变。其中，最常受累的是二尖瓣，其次是主动脉瓣。患者可因心脏瓣膜关闭不全，使左心室容量负荷过重而明显增大，乃致左心功能衰竭，由于主动脉瓣反流，舒张期主动脉压力降低，可引起冠状动脉供血不足，心肌缺血，影响其生活质量。

心脏超声心动图广泛的临床应用为心脏瓣膜病的诊断治疗提供了重要的工具，也是本病例明确诊断的关键。

三、按　　语

心脏瓣膜病是不可逆的，只会渐进性加重，最终发展至顽固性心力衰竭。心脏瓣膜置换术虽然可以改善左室前负荷，使左室缩小，但患者远期仍存在心功能恶化甚至死亡的风险。此外，瓣膜置换术存在着许多局限，如机械瓣膜须终生进行抗凝治疗，生物瓣膜易钙化、衰败等。中医中药治疗虽无法对已损伤的瓣膜进行修复，但可通过中医中药干预，调节心脏自主神经功能，改善或延缓心脏神经重构，缓解由此引发的一系列症状，改善患者生活质量，以此达到缓解瓣膜病患者症状的目的。

四、思　考　题

对于风湿性心瓣膜病合并心房颤动患者，为什么要进行抗凝治疗，抗凝治疗时需要注意哪些方面？

参　考　文　献

赵利华，陈尚杰. 2009. 张家维教授治疗脑系三症经验介绍[J]. 新中医，4（4）：9-11.

朱国东，代慧敏，李平. 2016. 李平教授中医辨证论治心脏瓣膜病经验总结[J].世界中西医结合杂志，11（10）：1347-360.

Cath D C，Hedderly T，Ludolph A G，et al. 2011. European clinical guidelines for Tourette syndrome and other tic disorders. Part I：assessment[J].Eur Child Adolesc Psychiatry，20（4）：155-171.

（舒　华）

案例 36　心　　慌

一、病　历　摘　要

患者男性，42岁，因反复心慌1个月，于2016年7月4日入院。

患者1月前无明显诱因出现心慌，每次持续5～10分钟，受惊易作，时发时止，伴胸闷、烦躁，口干口苦，无胸痛、头痛，无恶寒、发热、咳嗽、咯痰等症。外院门诊予"盐酸地尔硫卓"口服治疗无明显好转，以"心慌原因"入院。既往有半年"高血压"病史，血压最高达142/96mmHg，现口服"坎地沙坦酯片"，血压控制可。有20$^+$年吸烟史，否认饮酒史。平素工作压力大，嗜食肥甘厚腻，性情急躁易怒。

查体　体温 36.5℃，心率 93 次/分，呼吸 18 次/分，血压 128/80mmHg，发育正常，营养中度，形体偏胖。口唇稍发绀。舌质暗红，苔黄腻，脉弦滑。全身皮肤、黏膜无黄染、皮疹、出血点、瘀斑。双侧瞳孔等大等圆，对光反射灵敏，双眼视力正常。颈软，甲状腺无肿大，胸廓对称无畸形，双肺呼吸音清晰，未闻及干湿啰音。心界不大，心率 93 次/分，律齐，各瓣膜听诊区未闻及病理性杂音，A2＞P2。腹平软，无压痛及反跳痛。双下肢轻度水肿。辅助检查：心电图示①窦性心律（平均心室率 93 次/分）；②电轴不偏。

辅查　血常规、凝血功能、甲状腺功能、甲状腺抗体、生化全套、尿常规、大便常规+隐血试验均正常。乙型肝炎 e 抗体（＋），乙型肝炎核心抗体（＋）。运动心肺功能测试：①心电图踏车试验（－）；②运动达无氧阈；③肺通气功能筛查正常；④运动耐量轻度下降。24 小时动态心电图检查：①24 小时动态心电图基本心率为窦性心律，最慢心率为 50 次/分，最快心率为 133 次/分，平均心率为 77 次/分。②室上性期前收缩总数 5 次，单个期前收缩5 次。③未见室性期前收缩。④未见大于 2.0 的长间歇。⑤ST-T 分析示Ⅲ、AVF 通道持续性下移 0.05～0.10mV，持续性 T 波改变；V4、V6 通道动态性 T 波改变。24 小时动态血压符合高血压改变。冠脉造影未见冠脉明显狭窄。

中医内服中药汤剂，予黄连温胆汤以清热化痰，宁心安神，拟方：黄连 3g，栀子 10g，竹茹 10g，法半夏 10g，胆南星 10g，瓜蒌 10g，陈皮 10g，远志 15g，酸枣仁 20g，生枣仁 20g，煅龙骨 20g（先下），煅牡蛎 20g（先下），水煎 600ml，日服 1 剂，分 3 次服。

西医予酒石酸美托洛尔片控制心室率；坎地沙坦酯片控制血压；谷维素调节自主神经。

出院诊断　中医诊断：心悸（痰火扰心）

　　　　　　西医诊断：（1）心脏神经症

　　　　　　　　　　　　（2）原发性高血压 1 级　低危组

二、案例解析

患者为中年男性，以心慌为主症入院，当属中医学"心悸"的范畴。心悸的病名，首见于汉代张仲景的《金匮要略》和《伤寒论》，称为"心动悸""心下悸""心中悸"及"惊悸"等。心悸的发生多因体质虚弱、饮食劳倦、七情所伤、感受外邪及药食不当等，以致气血阴阳亏损，心神失养，心主不安，或痰、饮、火、瘀阻滞心脉，扰乱心神。患者平素嗜食肥甘厚腻，损伤脾胃，脾失健运，运化水液失司，聚生痰浊，郁久化热；且患者久嗜烟毒，熏灼肺络，易生内热；患者性情急躁易怒，怒伤肝，肝失疏泄，肝郁气滞，甚则气郁化火，灼津成痰，气滞或痰阻，均可使血行失畅，脉络不利，而发为胸闷、心悸等；痰热内蕴，耗伤津液，故见口干、口苦。舌质暗红，苔黄腻，脉弦滑为痰热上扰之征。本病病位在肝胆，发病与脾胃有关。脾胃虚弱，内生痰浊，郁久化热，上扰心神为病机关键。

本病需与奔豚、胸痹相鉴别。

心悸与奔豚都有心慌、躁动不安之症。但心悸多因体质虚弱、饮食劳倦、七情所伤、感受外邪及药食不当等所致，其特征为心中剧烈跳动，发自于心；奔豚可因惊恐忧思损伤肝肾，亦可因下焦素有寒水，复因汗出过多，外寒侵袭，汗后心阳不足，肾阴寒之水气乘虚上逆，以致气从少腹上冲，直达心下，其特征为气上下冲逆，发自少腹，且与冲脉的关系尤为密切。两者的鉴别以是否上下冲逆为要点。

胸痹是以胸部闷痛，甚则胸痛彻背，喘息不得卧为主症，轻者仅感胸闷如窒，呼吸欠畅，重者则有胸痛，严重者心痛彻背，背痛彻心。而心悸心阳不振证、水饮凌心证及瘀阻心脉证虽可见胸闷、胸痛等症，但以心中悸动不安为主症。

本病为心悸，证属痰火扰心，治疗上予清热化痰，宁心安神，由于本病的发生与情志关系密切，因此除应配合安神宁心等药物治疗，还需避免情志刺激，保持心情愉快、情绪稳定，适当条件下还可考虑采用情志疗法。

西医方面，本例以心慌为主症的疾病，初诊考虑为心律失常或冠心病，入院后通过运动心肺功能测验、动态心电图、冠脉造影检查以排除器质性心脏病。结合患者临床表现、运动心肺功能测验、动态心电图、冠脉造影检查，诊断为心脏神经症。

由本例诊断过程可知，心脏神经症的诊断需在相关心血管检查（如冠脉 CTA 或冠脉造影、超声心动图、动态心电图、甲状腺检查等）排除器质性疾病、确定冠脉没有明显病变、排除心脏器质性病变的基础上做出，即应排除内分泌性疾病，如甲状腺功能亢进、嗜铬细胞瘤，以及器质性心脏病如冠心病、心肌病或病毒性心肌炎等。

三、按 语

本例中明确"心悸"的病因是治疗的关键，也是保证治疗效果的前提。"心悸"中医病因病机归纳起来不外乎"本虚标实"，本虚者，当为阴阳气血不足；标实者为痰饮、气滞、血瘀等。中医药在心脏神经症治疗方面坚持从整体出发，辨证治疗，故疗效较好，且不良反应小。但还存在一些问题，如在治疗方面，各家对本病的辨证分型尚不一致，在主症选方上亦各不相同，故应加强对本病证的统一分类研究并选出每型有效的主方，以利于临床推广应用及实验研究。另外，应对中医药治疗心脏神经症的确切机制行进一步研究，如对中药药方行药理学研究，找出确切的中药方剂的何种成分对治疗有效。

心脏神经症是神经症的一种特殊类型，又称为心血管神经症、神经血循环衰弱症、Da Costa 综合征、焦虑型神经症等，临床以心血管系统功能失常为主要表现，如胸痛、胸闷、心悸、憋气、失眠等，但客观检查无器质性心脏病，可兼有神经症的其他症状。心血管系统受神经系统和内分泌系统的调节，其中自主神经起主导作用。通过交感神经和迷走神经的相互拮抗、协调来调节心血管系统的正常活动。当精神上受到外界环境的刺激或工作学习紧张、压力较大时，会使交感神经功能亢进，交感神经和迷走神经功能失衡，导致本病发生。其多发于青年和壮年，尤以女性为多，脑力劳动者多于体力劳动者。西医治疗一般以小量镇静剂、自主神经调节剂、β 受体阻滞剂为主，远期疗效欠佳。

四、思 考 题

本例是一个比较简单的心脏神经症病例，在临床工作中，特别是在一些相关检查不完善的时候，诊断的明确也会受到影响。虽然中医药方法治疗心脏神经症疗效良好，但治疗后容易复发，其原因是什么？我们在临床工作中应该如何防止其复发？

参 考 文 献

程德斌，李运伦，杨雯晴. 2013. 基于数据挖掘方法对治疗心悸方剂药物规律分析[J]. 河南中医，33（11）：2035-2037.

贾涛. 2013. 李亚平教授治疗心悸经验[J]. 中医学报，28（3）：359-360.

李喜艳，王振涛，曾垂义，等. 2015. 韩丽华教授治肺源性心脏病经验[J]. 中医学报，30（1）：54-56.

王延超，郭灿合. 2013. 归脾汤加减治疗心血不足型心悸 64 例[J]. 河南中医，33（3）：409-410.

（舒　华）

案例 37　胸　　痛

一、病 历 摘 要

患者男性，71 岁，因反复胸痛 2[+] 年，复发半小时，于 2017 年 4 月 26 日入院。

患者 2[+] 前无明显诱因出现胸痛，性质呈压榨性闷痛，无放射痛，持续 4～5 分钟，伴汗出，无恶心、呕吐，无头晕、头痛，无黑矇、晕厥，无夜间阵发性呼吸困难，就诊于外院，行"冠脉造影"确诊为"冠心病三支病变"，因患者拒绝行支架植入术，予扩冠、抗凝等药物治疗后好转出院（具体不详）。此后上症常因劳累、情绪激动及受凉复发，持续 1～3 分钟，休息及含服"速效救心丸"可缓解，长期服用"氯吡格雷、阿司匹林肠溶片、单硝酸异山梨酯缓释片、尼可地尔、麝香保心丸"等药物，病情尚稳定。半小时前患者劳累后出现胸痛再发，性质呈压榨性闷痛，无放射痛，持续时间约半小时，无胸闷、心慌，无恶心、呕吐，无头晕、头痛，无黑矇、晕厥，自行含服"硝酸甘油片"无明显缓解，遂以"冠心病"入院。

既往有 20[+] 年"慢性支气管炎"病史，感受风寒后偶有咳嗽、咯痰。1[+] 年"2 型糖尿病"病史，口服"阿卡波糖片"配合饮食、运动辅助控制血糖，未系统服药及监测血糖。有 20[+] 年吸烟、饮酒史，现已戒烟酒 1[+] 年。平素嗜食肥甘厚腻。

查体　体温 36.2℃，心率 93 次/分，呼吸 18 次/分，血压 108/64mmHg，发育正常，营养中度，形体肥胖。口唇稍发绀。舌质紫暗，苔白腻，脉弦滑。全身皮肤、黏膜无黄染、皮疹、出血点、瘀斑。双侧瞳孔等大等圆，对光反射灵敏，双眼视力正常。颈软，甲状腺无肿大，胸廓对称无畸形，双肺呼吸音清晰，未闻及干湿啰音。心界不大，心率 77 次/分，律齐，各瓣膜听诊区未闻及病理性杂音。腹膨隆，无压痛及反跳痛。双下肢无水肿。

辅查　心电图：①窦性心律（平均心室率 77 次/分）；②电轴不偏；③Ⅰ度房室传导阻滞；④V_3、V_4 导联 ST 段下移＞0.1mV。心肺五联结果：正常。血常规、凝血功能、生化全套、尿常规、大便常规+隐血试验均正常。乙型肝炎表面抗体（+），乙型肝炎核心抗体（+）。颈部血管超声示双侧颈动脉硬化并斑块形成、右侧锁骨下动脉起始段斑块形成。心脏彩色超声示左房增大，室间隔及左室后壁稍增厚，二尖瓣、三尖瓣、主动脉瓣轻度反流，左室舒张功能减低，符合冠心病生理病理改变。患者拒绝再次冠脉造影检查。

中医治疗予瓜蒌薤白半夏汤加减以宽胸化痰、通阳止痛。拟方：瓜蒌 10g，薤白 10g，法半夏 10g，川芎 10g，丹参 10g，郁金 15g，红花 10g，桃仁 10g，赤芍 10g，当归 10g，降香 10g。水煎 600ml，日服 1 剂，分 3 次服。

西医治疗予阿司匹林肠溶片、硫酸氢氯吡格雷片口服抗血小板聚集；二丁酰环磷腺苷钙静脉滴注营养心肌；低分子肝素钠注射用皮下注射抗凝；单硝酸异山梨酯缓释片、尼可地尔口服改善心肌供血；阿托伐他汀钙片口服调脂、稳定斑块；阿卡波糖片口服降糖治疗。

出院诊断　中医诊断：胸痹（痰瘀痹阻）

西医诊断：（1）冠心病

不稳定型心绞痛

心功能 Ⅱ 级

（2）2 型糖尿病

（3）慢性支气管炎　临床缓解期

二、案 例 解 析

患者为老年男性，以"胸痛"为主症入院，当属中医学"胸痹"的范畴。患者平素嗜食肥甘厚腻，损伤脾胃，脾虚健运失司，聚湿为痰，痰阻脉络，血行不畅，痰瘀互结，痹阻心脉，心阳不展，则胸痛。舌质紫暗，苔白腻，脉弦滑为痰瘀痹阻之征，本病病位在心，发病与脾胃有关，心脉痹阻为发病关键，属本虚标实之证，以心脾两虚为本，痰瘀阻滞为标。本病需与真心痛、胃脘痛相鉴别。胸痹与真心痛都有胸痛症状，真心痛为胸痹的进一步发展，症见心痛剧烈，甚则持续不解，伴有汗出肢冷。面白唇紫，手足青至节等危重症候，甚则可"旦发夕死，夕发旦死"。胸痹不典型者，其疼痛可在胃脘部，易于混淆。但胸痹以闷痛为主，为时极短，虽与饮食有关，但休息、服药常可缓解。胃脘痛与饮食相关，以胀痛为主，局部有压痛，持续时间较长，常伴有泛酸、嘈杂、嗳气、呃逆等胃部症状。

本病病机为本虚标实，虚实夹杂，发作期以标实为主，缓解期以本虚为主。治疗原则应先治其标，后治其本。故在化痰活血通脉之余，还应重视补益心气不足。

结合患者既往冠脉造影结果提示三支病变，此次发病，胸痛性质较前相似，持续时间较长，首先需与急性心肌梗死相鉴别，因患者拒绝行冠脉造影，那么我们怎么排除急性心肌梗死诊断呢？入院后为明确患者胸痛原因，行心电图、心肌酶谱及心肺五联检查，并密切监测动态变化。患者心电图、心肌酶谱、心肺五联均无动态变化。因为急性心肌梗死有心电图、心肌酶谱动态性变化、心肺五联中肌钙蛋白阳性改变等特征，结合本例患者心肺五联结果与心肌酶谱均正常，且通过密切监测，患者心电图、心肌酶谱、心肺五联均无动态变化，故可排除急性心肌梗死；而患者此次发病胸痛持续时间长、含服"硝酸甘油片"无明显缓解，可排除稳定型心绞痛。因此结合患者心电图、心肌酶谱及心肺五联结果可明确诊断为不稳定型心绞痛。

不稳定型心绞痛介于稳定型心绞痛和急性心肌梗死之间，以不稳定动脉粥样硬化斑块为主要特征，易形成冠脉血栓，进而引起心肌血流灌注急剧减少，进展为心肌梗死概率较高，严重威胁患者生命安全。其重要发病机制是粥样斑块突然破裂。斑块表面突然破裂，在此基础上形成血栓加重了原有冠脉的狭窄程度，在不稳定型心绞痛发病中起了关键的作用。因此治疗除常规抗血小板聚集、扩冠治疗外，还需予稳定斑块、抗凝治疗，必要时行经皮冠状动脉介入治疗（percutaneous coronary intervention，PCI）。因此，即使已暂时排除急性心肌梗死的诊断，治疗过程中仍需密切关注患者胸痛性质、程度及持续时间，心电图、心肌酶学及心肺五联有无动态变化，高度警惕急性心肌梗死的发生。

三、按　　语

患者以"胸痛"为主症入院，因此明确"胸痛"的病因是治疗的关键，也是保证治疗效果的前提。临床诊断过程中需要各项临床资料，如患者拒绝行某项关键性检查，我们需结合现有的资料进行鉴别，并予以相应积极治疗，特别在本例中，结合观察症状、各项检查结果有无动态变化，也是非常必要的。

四、思　考　题

不稳定型心绞痛与稳定型心绞痛及急性心肌梗死之间的区别分别是什么？

参 考 文 献

田双雁. 2013. 高校教师不稳定型心绞痛的血流变观察及通心络治疗作用[J]. 中国血液流变学杂志，23（2）：389-391.

Schwartz R S，Burke A，Farb A，et al. 2009. Microemboli and microvascular obstruction in acute coronary thrombosis and sudden coronary death：relation to epicardial plaque histopathology[J].J Am Coil Cardiol，54（23）：2167-2173.

（舒　华）

第五章　神经系统疾病

案例 38　头　　痛

一、病 历 摘 要

患者男性，45 岁，因反复头痛 1⁺年，复发加重 6 天，于 2018 年 2 月 26 日入院。

患者于 1 年前无明显诱因出现头痛，呈阵发性两侧颞部胀痛，休息后可缓解，无恶心、呕吐，无头晕、视物旋转，未予重视。此后上症反复发作，自服药物（具体不详）后症状缓解。6 天前生气后头痛复发加重，疼痛位于两侧颞部，呈阵发性胀痛，心烦易怒，夜眠不宁，胁痛，面红口苦，自服药物后未见缓解，为求进一步诊治就诊于我院。患者精神较差，睡眠欠佳，饮食可，大小便正常。平素工作压力大，频繁加班，情绪易激动，喜怒无常。余个人史、家族史无特殊。既往有 1 年"高血压"病史，最高血压达 190/110mmHg，目前服用苯磺酸氨氯地平片控制血压。

查体　血压 120/70mmHg，心肺腹无异常。神志清楚，语言流利，双侧瞳孔等大等圆，直径约 3mm，对光反射灵敏，双侧眼球各向运动自如，无眼震、复视，双侧鼻唇沟对称，口角不歪，伸舌居中，咽反射存在，余颅神经未见异常，四肢肌力 5 级，四肢肌张力正常，四肢腱反射（++），双侧躯体深、浅感觉对称正常，病理征（−），脑膜刺激征（−）。

辅查　血常规、血脂、肝肾功能、电解质、空腹血糖、电解质、血清感染标志物、二便常规、胸部 X 线、心电图、头颅 CT 未见明显异常。

患者以头痛为主症，以两侧颞部为主，呈阵发性胀痛，心烦易怒，睡眠不宁，面红目赤，舌质红，苔薄黄，脉弦数有力，属肝阳头痛，当以平肝潜阳为治则，用天麻钩藤饮加减，拟方：钩藤 12g，黄芩 15g，夜交藤 15g，茯神 15g，黄连 10g，薄荷 15g，天麻 15g，甘草 6g，水煎服，日 1 剂，分 3 次服。同时予普通针刺，采用辨证取穴，结合头针、项针及足针以疏通经络止痛。

西医治疗予尼莫地平片口服扩血管，缓解血管痉挛；双氯芬酸钠缓释片口服以对症止痛。苯磺酸左旋氨氯地平片口服控制血压。经上述治疗后，患者头痛症状缓解。

出院诊断　中医诊断：头痛（肝阳头痛）

　　　　　　西医诊断：（1）血管性头痛

　　　　　　　　　　　（2）原发性高血压 3 级　很高危组

二、案 例 解 析

本例患者为中年男性，以"头痛"为主症，此属中医学"头痛"范畴。以头痛为主要症状，以两侧颞部为主，呈阵发性胀痛，心烦易怒，睡眠不宁，面红目赤，舌质红，苔薄黄，脉弦数有力，无恶风畏寒、发热、口渴欲饮、鼻流浊涕等症状，属肝阳头痛，以平肝潜阳为治则。

在西医方面，结合患者病史、体征及辅助检查，支持血管性头痛的诊断，但要与紧张性头痛、神经性头痛相鉴别。

1. 紧张性头痛

紧张性头痛临床特征是头部呈胀痛，无搏动性，头痛位于顶、颞、额及枕部，有时上述几个部位均有疼痛感，头痛程度属轻度或中度，不因体力活动而加重，常诉头顶重压发紧或头部带样箍紧感，另在枕颈部发紧僵硬，转颈时尤为明显，无畏光或畏声。少数患者伴有轻度烦躁或情绪低落。查体包括神经系统检查无阳性体征。颅周肌肉如颈枕部肌肉，头顶部及肩上部肌肉常有压痛，有时轻轻按揉，患者感到轻松舒适。脑部 CT 或 MRI 应无异常，不伴有高血压及明显的五官科等疾病。

2. 神经性头痛

神经性头痛多由精神紧张、生气引起，以持续性头部闷感、压迫感、沉重感为主，疼痛多位于两侧颞部、后枕部及头顶部或全头部。不支持点：患者疼痛以阵发性跳痛为主，且头痛与情绪变化关系不大。

三、按 　 语

血管性头痛为头部血管舒缩功能障碍及大脑皮质功能失调，或某些体液物质改变所引起的临床综合征。主要表现为一侧或双侧阵发性搏动性跳痛、胀痛或钻痛，可伴有视幻觉、畏光、偏盲、恶心呕吐等血管自主神经功能紊乱症状。因头部血管舒缩功能障碍引起的头痛为原发性血管性头痛，有明确的脑血管疾病所致的头痛为继发性头痛。

本例患者亚急性起病，有高血压病史，主要表现为头痛，以双侧颞部为主，呈阵发性胀痛，疼痛难忍，每次发作时间约数秒至数十秒钟，休息后未见缓解。无癫痫及局灶性症状及定位体征，头颅 CT 未见明显异常。患者以两侧颞部胀痛为主要表现，患者经平肝潜阳等治疗有效，结合症状、体征、辅查及治疗，可明确诊断为血管性头痛。

通过这个案例，可以使我们全面认识到头痛的中西医结合诊治思路，它往往不是一个单一的疾病，而是多个疾病的共同症状。在同一组疾病中，虽然疾病的临床表现相同，但病因却不同，治疗更不同。所以我们要通过患者的各项临床症状、体征及实验室的检查，力求全面、综合地做出正确的诊断，才能够提出正确的治疗方案。

四、思 考 题

（1）头痛的辨证要点及临床分型有哪些？
（2）头痛的主要病因是什么？

（何前松）

案例 39　头晕，伴视物旋转

一、病 历 摘 要

患者男性，52 岁，因反复头晕、视物旋转 15 天，于 2017 年 10 月 31 日入院。

患者于半月前无明显诱因出现头晕，伴视物旋转，恶心、呕吐，起床及左侧卧位时加重，平卧位及右侧卧位时缓解，无耳鸣、听力下降，无行走不稳，无肢体无力等症，持续数秒钟自行缓解。今日患者头晕复发加重，伴视物旋转、恶心呕吐，左侧卧位时明显，休息后未见明显缓解。为求中西医结合治疗就诊于我院，门诊以"良性阵发性位置性眩晕"收入院。患者发病来，精神、睡眠欠佳，饮食可，二便正常。

既往有 20$^+$年前"痛风"病史，尿酸高达 600mmol/L；有"高血压病" 4 年，最高达 160/100mmHg。家族史、个人史均无特殊。

查体　血压 130/75mmHg，心肺腹无异常。神志清楚，语言流利，高级皮质功能正常，双侧瞳孔等大等圆，直径约 3.0mm，对光反射灵敏，眼球各向运动灵活，无眼震，无眼睑下垂，伸舌居中，悬雍垂居中，咽反射存在，余脑神经（-），四肢肌力 5 级，四肢肌张力正常，四肢腱反射（++），感觉系统未见明显异常，闭目难立征（+），病理征未引出，脑膜刺激征（-）。

辅查　血常规、凝血功能、肝肾功能、电解质、二便常规、感染血清标志物示无异常；血脂示三酰甘油 3.87mmol/L，低密度脂蛋白胆固醇 3.56mmol/L。血尿酸 624μmol/L。心脏彩超提示①二尖瓣、主动脉瓣、肺动脉瓣轻度反流；②左室舒张功能减低。颈部血管彩超提示双侧颈动脉内膜毛糙。头颅 CT 未见异常。胸部 CT 未见异常。

患者以头晕、视物旋转为主症，伴恶心呕吐，舌淡，苔白腻，脉濡滑，属痰湿中阻证，当以燥湿祛痰、健脾和胃为治则。用半夏白术天麻汤加减：法半夏 15g，天麻 10g，白术 10g，陈皮 10g，茯苓 20g，炙甘草 10g，瓜蒌仁 20g，瓜蒌壳 20g，黄连 6g，麻黄 9g，蔓荆子 10g，葛根 60g，鸡血藤 30g，石决明 30g，薏米 30g，水煎服，日 1 剂，分 3 次服。同时予普通针刺以化痰通络、熄风止眩。

西医予手法复位，甲磺酸倍他司汀改善内耳循环，天麻素静脉滴注熄风止眩，以厄贝沙坦片口服降压。患者经治疗后头晕消失。

出院诊断　中医诊断：眩晕（痰浊中阻）

西医诊断：（1）良性阵发性位置性眩晕

（2）原发性高血压病3级　高危组

（3）痛风（临床缓解期）

二、案 例 解 析

眩晕最早见于《黄帝内经》，称为"眩冒"。汉代张仲景认为，痰饮是眩晕的重要致病因素之一。至金元时期，对眩晕的概念、病因病机及治疗方法均有了进一步的认识。此外《医学正传·眩运》还记载了"眩运者，中风之渐也。"《丹溪心法·头眩》有"无痰则不作眩"的主张，提出"治痰为先"的方法。《景岳全书·眩运》指出"眩运一证，虚者居其八九，而兼火、兼痰者不过十中一二耳"，强调了"无虚不能作眩"，在治疗上为"当以治虚为主"。

本例患者以头晕、视物旋转、恶心呕吐为主要症状，舌淡，苔白腻，脉濡滑。该病常反复发作，究其原因系肝肾不足、肝阳上亢和痰火痰饮等所致，相当于中医学"眩晕"的范畴。患者年老体弱，肝肾不足，脾失健运，痰湿内生，上犯清窍，清阳不升，浊阴不降而发眩晕，故而自觉天旋地转，不能站立，目不能睁，"无痰不作眩"也。胸闷恶心，神疲乏力，舌淡，苔白腻，脉滑，均为痰湿中阻之象。

良性阵发性位置性眩晕，俗称"耳石症"，是最常见的外周性前庭疾病。良性阵发性位置性眩晕是一种相对于重力方向的头位变化所诱发的、以反复发作的短暂性眩晕和特征性眼球震颤为表现的外周性前庭疾病，常具有自限性，易复发。诊断思路如下。

1. 眩晕的定位诊断

按照惯例应尽可能地用一个病灶来解释所有临床现象，但临床上多病灶的病例亦不少见。

（1）根据问诊、查体和眩晕的分类，常可做出病变的定位诊断。

（2）通过听力、半规管功能、眼震电图和听觉诱发电位等检查可为定位诊断提供佐证。

（3）影像学检查可为血管性、肿瘤性和外伤性眩晕等病变的定位诊断提供帮助。

2. 眩晕病变的定性诊断

由于眩晕多因耳和神经系统疾病所引起，也可继发于其他系统疾病，故在定性诊断时应根据眩晕的临床特点、实验室检查和有关专科检查综合进行分析。临床上的常见病因如下。

（1）感染性：起病急或亚急性，病情于数日或数周内达到高峰。神经体征较广泛，病前和（或）病中多伴有感染、发热史，血常规和脑脊液检查可有炎性反应，如耳部感染、前庭神经元炎、脑炎和脑膜炎等。高热患者的眩晕发作多因高温血液刺激了半规管神经纤维所致。

（2）血管性：起病急骤，病情可于数分钟、数小时或数天内达到高峰。病前多有相应的血管性疾病既往史，并可有相应的阳性查体和影像学检查所见。此类多见于内耳迷路、椎动脉或后下小脑动脉缺血性损伤及小脑出血患者等。

（3）外伤性：有明显的颅脑和（或）耳部外伤史。起病急，大多在外伤后立即或稍后出现眩晕发作，影像学检查可发现伤及内耳迷路的岩骨骨折、脑蛛网膜下腔和（或）脑干的出血等。

（4）中毒性：具有明确的毒物接触史或耳毒药物服用史。急性中毒起病急和伴有急性中毒症状；慢性中毒则起病隐袭，多与职业或环境有关。病史询问或相关化验有助于诊断。

（5）占位性：起病缓慢，呈进行性加重，其中以脑桥小脑三角部位的听神经瘤、胆脂瘤最为多见。当肿瘤长大时可伴有耳蜗神经等其他邻近颅神经和运动、感觉传导束等脑实质受损症状及体征，如影响脑脊液循环时还可伴发头痛、呕吐和视盘水肿等颅内压增高症状。MRI 检查可助确诊。

（6）代谢障碍性：大多起病缓慢，具有代谢障碍病史及其相应的化验表现，如糖尿病、尿毒症和黄疸病等。

（7）先天遗传性：多幼年发病，少数也可在成年后发病。如扁平颅底和 Arnold-Chiari 畸形等，由于小脑、脑干和基底动脉受压而导致眩晕和相应的神经体征。影像学的异常可协助诊断。

（8）其他：如变性、癫痫和其他躯体性疾病等。

3. 眩晕的鉴别诊断

（1）头昏：以持续的头脑昏昏沉沉不清晰感为主症，多伴有头重、头闷和其他神经症或慢性躯体性疾病症状，劳累时加重。本病多由神经衰弱或慢性躯体性疾病等所致。

（2）头晕：以间歇性或持续性的头重脚轻和摇晃不稳感为主症，多于行立起坐中加重。临床上常见以下几种。

眼性头晕：系因视力障碍所致，睁眼时加重，闭眼后缓解或消失。眼性头晕多由屈光不正（最常见）、视网膜黄斑病变和各种先天性眼病等引起的视力障碍及眼外肌麻痹等所致。

深感觉性头晕：系因深感觉障碍所致，于行立中出现，闭眼和暗处加重，睁眼和亮处减轻（因视力代偿），坐卧后消失。伴有肢体肌张力降低、腱反射和深感觉减退或消失等神经体征。系由脊髓后索或下肢周围感觉神经病变所致。

小脑性头晕：系因小脑性共济失调所致，于行立中出现，坐卧后消失，睁闭眼无影响（因视力不能代偿），伴有肢体肌张力降低、腱反射减弱和小脑性共济失调等小脑体征。本病系由绒球小结叶以外的小脑病变所致。

耳石性头晕：系因耳石功能障碍所致，在头位直线运动中出现，动作停止后消失。如椭圆囊耳石病变，头晕仅见于蹲下、起立和行走等活动之中；如球囊耳石体病变，头晕仅见于左右摆头或卧位侧翻身之中；如球囊耳石角病变，头晕仅见于仰位起卧之中。重症患者也可伴有恶心、呕吐等不适。睁闭眼无影响（因视力不能代偿）。耳石功能检查有异常。

（3）晕厥：系因一过性脑缺血所致。患者常先有头晕、胸闷、眼黑，随即意识不清倒地，数秒至十数秒钟后多能自动清醒和康复，但常有短时间的乏力不适。

本例患者为老年男性，急性起病。主要表现为头晕，伴视物旋转，恶心、呕吐，特定体位时诱发，起床及左侧卧位时加重。神经系统查体：神志清楚，语言流利，高级皮质功能正常，查体合作，双侧瞳孔等大等圆，直径约 3.0mm，对光反射灵敏，眼球各向运动灵活，无眼震，无眼睑下垂，伸舌居中，悬雍垂居中，咽反射存在，余脑神经（－），四肢肌力5级，四肢肌张力正常，四肢腱反射（++），感觉系统未见明显异常，闭目难立征（+），病理征未引出，脑膜刺激征（－）。有"高血压"4年，最高达160/100mmHg。血常规、凝血功能、肝肾功能、电解质、二便常规、感染血清标志物示无异常。血脂示三酰甘油3.87mmol/L，低密度脂蛋白胆固醇3.56mmol/L。心脏彩超提示①二尖瓣、主动脉瓣、肺动脉瓣轻度反流；②左室舒张功能减低。颈部血管彩超提示双侧颈动脉内膜毛糙。头颅CT未见异常。结合患者症状、体征及辅查，患者诊断明确。

三、按　　语

通过本案例，我们认识到眩晕的鉴别诊断并非易事。有研究证明患者并不能很好地对头晕症状进行区分，可靠性很低。另有研究提示，完全依赖于症状的区分可能并不能引导正确诊断，如卒中患者中非眩晕性头晕与眩晕的比例相当，心肌梗死患者中眩晕与晕厥前表现的比例亦相当。因此，必须对患者的临床表现予以全面的分析，特别是要重视对症状持续时间、诱发因素及伴随其他症状的分析，通过患者的各项临床症状、体征及实验室的检查，力求全面、综合地做出正确的诊断，才能够提出正确的治疗方案。

四、思　考　题

（1）眩晕的临床分类有哪些？
（2）高龄老年良性阵发性位置性眩晕的特点及手法复位治疗的注意事项有哪些？

参 考 文 献

单希征. 2010. 眩晕诊治研究进展与现代理念思考[J]. 武警医学杂志，21（12）：1013-1016.

中华耳鼻咽喉头颈外科杂志编辑委员会. 2007. 中华医学会耳鼻咽喉科学分会.良性阵发性位置性眩晕的诊断依据和疗效评估（2006年，贵阳）[J].中华耳鼻咽喉头颈外科杂志，42（3）：163-164.

von Brevern M，Bertholon P，Brandt T，et al. 2015. Benign paroxysmal positional vertigo：diagnostic criteria[J]. J Vestib Res，25（3/4）：105-117.

（何前松）

案例40　左眼睑闭合不全，伴口角右歪

一、病 历 摘 要

患者男性，25岁。因左眼睑闭合不全伴口角右歪1天，于2017年12月14日入院。

患者自诉 1⁺周前受凉后出现恶寒、发热，咳嗽、咯痰，当时无头昏、恶心、呕吐，无心悸、胸闷，无肢体抽搐、肢体偏瘫、意识障碍等症，未予重视，在家自服药物治疗（具体不详）恶寒、发热症状消失，仍感咳嗽、咯痰；3 天前患者感左耳后疼痛，无耳鸣及听力障碍；1 天前患者上诉症状加重，伴左眼睑闭合不全、口角右歪，漱口漏水，鼓腮漏气，无饮水呛咳、吞咽困难，无畏寒、发热，无头昏、恶心、呕吐，无心悸、胸闷，无肢体抽搐、肢体偏瘫、意识障碍等症，患者为求进一步治疗，就诊于我院，由门诊以"左侧面神经炎"收入我科。既往体健。

入院后查血常规：血红蛋白浓度 113g/L。肝肾功能、电解质、血脂、淀粉酶、感染血清标志物示无异常，血脂示三酰甘油 0.34mmol/L，高密度脂蛋白胆固醇 1.94mmol/L，低密度脂蛋白胆固醇 2.02mmol/L。

患者以"口角㖞斜"为主症，舌淡红，苔薄白，脉浮紧，辨证为风寒阻络，当以祛风散寒、通络止痉为主要治则，用牵正散加减；同时予普通针刺疏经活络，艾灸温经散寒；面部闪罐以疏通经络。

西医予甲钴胺营养神经，地塞米松注射液静脉滴注抗炎、调节免疫，阿昔洛韦静脉滴注抗病毒治疗，泮托拉唑钠口服抑酸护胃，维生素 D 钙口服预防钙质流失，氯化钾缓释片口服预防电解质紊乱。经上述治疗后患者口角㖞斜、眼睑闭合不全症状好转出院。

出院诊断　中医诊断：面瘫（风寒阻络）
西医诊断：左侧面神经麻痹

二、案　例　解　析

患者以"口角㖞斜"为主症，故属中医学"面瘫"范畴。患者不慎吹风受凉后，风寒之邪侵袭机体，入中面部经络，面部经脉痹阻，面部经筋功能失调，筋肉失于约束，故见口角㖞斜。舌淡红、苔薄白、脉浮紧均为风寒外袭之征；本病病位在面部经络，病性为实证，辨证为风寒阻络。

周围性面神经麻痹是临床常见病和多发病，常由病毒感染、外伤、颅内外肿瘤、咽部或外耳道炎症引起，亦可见于脑桥或延髓的炎症、缺血或出血导致的面神经损伤，但以面神经炎最多见。临床表现不同程度的患侧额纹消失，皱眉无力，眼睑闭合不全，不能耸鼻，鼻唇沟变浅，人中沟、口唇㖞斜向健侧，患侧口角下降，口颊食物滞留。部分患者可伴有面部麻木感，患眼溢泪，耳后乳突疼痛或压痛，舌前 2/3 味觉减退，口干、眩晕、耳鸣，听力减退或过敏，后期尚可见患侧面部不同程度的僵滞或抽搐。脑干面神经核性及核下损伤尚可伴有其余脑神经或锥体束损害的症状、体征。

本例患者为青年男性，急性起病；主要表现为左眼睑闭合不全、口角右歪，漱口漏水，鼓腮漏气。神经系统查体：神志清楚，言语流利，计算力及理解力正常，左侧眼睑闭合不全，露白约 3mm，双侧瞳孔圆形等大，直径约为 0.3cm，对光反射及角膜反射存在，口角向右侧㖞斜，伸舌不偏，悬雍垂不偏，鼓腮漏气，余颅神经（－）。四肢肌力 5 级，四肢肌张力正常，四肢腱反射正常，病理征未引出，四肢肢体痛温触觉正常，脑膜刺激征（－）。

结合症状、体征，明确诊断为面神经麻痹。面神经麻痹与"中枢性面瘫"相鉴别，后者常只限于病变对侧下面部表情肌的运动障碍，额纹正常，额肌运动不受累。头颅 CT 检查可见病灶，与本患者病情不符，不予考虑。

三、按　语

通过本案例的学习，我们系统认识了周围性面瘫的临床特点、诊断标准、鉴别诊断和治疗。该病确切病因未明，可能与病毒感染或炎性反应等有关。临床特征为急性起病，多在 3～5 天达到高峰，表现为单侧周围性面瘫，无其他可识别的继发原因。该病早期合理治疗可以加快面瘫的恢复，减少并发症。治疗不及时，可继发同侧角膜或结膜损伤。对于急性起病的单侧周围性面瘫，在进行鉴别诊断时，主要通过病史和体格检查，寻找有无特发性面神经麻痹不典型的特点。治疗上，对于所有无禁忌证的 16 岁以上患者，急性期尽早使用糖皮质激素治疗，可以促进神经损伤尽快恢复，改善预后。其次是抗病毒治疗，尽早联合使用抗病毒药物和糖皮质激素。此外，当患者存在眼睑闭合不全时，应重视对患者眼部的保护。

四、思　考　题

（1）中枢性面瘫与周围性面瘫鉴别要点有哪些？
（2）神经-肌电图检测对周围性面神经麻痹的临床意义是什么？

参 考 文 献

王声强，白亚平，王子臣. 2006. 周围性面神经麻痹的临床评估及疗效判定标准方案（草案）[J]. 中国针灸，26（11）：829-832.
王兴林，黄德亮. 2002. 面神经麻痹[M]. 北京：人民军医出版社：173-175.
杨万章，吴芳，张敏. 2005. 周围性面神经麻痹的中西医结合评定及疗效标准（草案）[J]. 中西医结合心脑血管病杂志，3（9）：786-787.

（何前松）

案例41　肢体麻木，眩晕，步态不稳，言语不清

一、病　历　摘　要

患者女性，61 岁。因突发右侧肢体麻木、眩晕、行走不稳 5 天，于 2016 年 10 月 30 日入院。

患者 5 天前在外地旅游途中突感右侧肢体麻木，头晕、视物旋转、恶心、呕吐，伴步态不稳，行走左偏，言语不清，饮水呛咳，无明显肢体瘫痪，无复视，无耳鸣，无视野缺损，无头痛，无意识障碍、肢体抽搐等症。就诊于当地医院，行头颅 CT 检查，考虑脑梗死，予抗血小板、他汀及改善脑循环、脑保护等治疗，视物旋转改善，但仍有右侧肢体麻木，头晕，步态不稳，言语不清，饮水呛咳，遂来我院就诊。

既往糖尿病病史 10 年，予胰岛素控制血糖，血糖控制可，高血压病史 4 年，最高血压 170/85mmHg，血压控制欠佳，30⁺年吸烟史，1 包/日，嗜食肥甘。父亲有高血压、脑出血病史。

查体　舌暗淡，苔白腻，脉弦滑，血压 160/80mmHg，心肺腹无异常。神经系统查体：神清，构音不清，双眼球向左侧注视时可见细小水平眼震，左侧软腭上抬差，左侧咽反射减弱，伸舌居中，余颅神经（−），四肢肌力 5 级，肌张力正常，共济运动试验示左侧指鼻试验欠稳准，左手轮替动作差，跟−膝−胫试验欠配合，闭目难立征示睁眼、闭眼均向左侧偏斜，闭眼加重，四肢腱反射（+），左侧面部及右侧肢体针刺觉减退，病理征未引出。美国国立卫生研究院卒中量表评分 4 分。

入院后查血常规、凝血功能、生化、感染疾病标志物、空腹、餐后血糖等无异常。颈部血管超声提示左侧颈内动脉分叉处斑块形成。心电图、超声心动图无异常。头颅 MRI+DWI 提示延髓左侧可见长 T_1、长 T_2 信号，DWI 高信号（图 5-1a，图 5-1b）。

中医给予银杏达莫注射液活血化瘀，配合化痰通络汤加减化痰熄风、活血化瘀，针刺疏通经络。西医给予阿司匹林肠溶片抗血小板聚集，阿托伐他汀钙片调脂稳斑，依达拉奉保护脑功能，控制血压、血糖等治疗。入院第 15 天，患者步态不稳明显好转出院。

出院诊断　中医诊断：中风−中经络（痰瘀阻络）
　　　　　　　西医诊断：（1）脑梗死急性期（延髓背外侧综合征）　大动脉粥样硬化性
　　　　　　　（2）2 型糖尿病
　　　　　　　（3）原发性高血压　很高危组

1 个月后随访，患者能独立行走，但遗留左侧面部、右侧肢体麻木及轻度构音障碍和饮水呛咳。

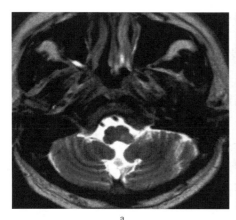
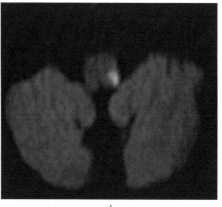

a　　　　　　　　　　　　　b

图 5-1　MRI T_2 序列提示左侧延髓背外侧高信号（a）和 DWI 序列提示左侧延髓背外侧高信号（b）

二、案 例 解 析

西医方面，首先进行定位，患者症状、体征较多，根据患者发病时的症状及入院后的查体，进行梳理与归纳，定位如下：①左侧面部及右侧肢体浅感觉障碍（交叉性感觉障碍），考虑左侧三叉神经脊束核、左侧脊髓丘脑束受损，定位于延髓背侧；②眩晕、恶心、呕吐、向左水平眼震，定位于左侧前庭相关纤维。③言语不清、饮水呛咳，左侧软腭上抬差，左侧咽反射减弱为延髓麻痹，可定位于左侧疑核及舌咽、迷走神经；④行走左偏，左侧指鼻试验欠稳准，左手轮替动作差，闭目难立征示睁眼、闭眼均向左侧偏斜，闭眼加重，定位与左侧小脑或其联系纤维。综合考虑，定位于左侧延髓背外侧，累及左侧小脑或其相关纤维。头颅 MRI+DWI 支持以上定位，如图 5-1 所示，颅脑 MRI T_2 及 DWI 序列均可见左侧延髓背外侧高信号。

掌握和识别脑干相关综合征有助于我们进行定位，甚至定性，其中，瓦伦贝格综合征是由于小脑后下动脉闭塞或椎动脉闭塞，致使延髓背外侧部传导束及神经核团受损而出现的一组临床表现综合征（图 5-2）。

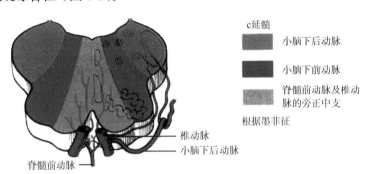

图 5-2　小脑后下动脉及延髓背外侧血供［引自《Duus 神经系统疾病定位诊断学——解剖、生理、临床》（第 8 版）.（德）贝尔.高清版］

经典的瓦伦贝格综合征有五大主症：①眩晕、恶心、呕吐、眼震（前庭小脑纤维损害）；②吞咽困难、声音嘶哑、饮水呛咳、病侧软腭麻痹及同侧咽反射减弱等延髓麻痹表现（舌咽、迷走神经疑核受损）；③同侧面部触觉存在，痛温觉丧失，对侧躯体的痛温觉减退或丧失（三叉神经脊束核、脊髓丘脑侧束受损）；④Horner 征（交感神经通路受损）；⑤病灶侧小脑性共济失调（部分小脑及小脑下脚受损）（图 5-3）。只要患者具备以上主症，我们就可定位于病侧延髓背外侧及病侧小脑。由于血管的变异，不同患者延髓梗死范围不一，其临床表现各有不同，这与累及的神经结构有关，如某些患者可不出现交叉性感觉障碍，而表现为单肢麻木或偏侧肢体麻木。所以，瓦伦贝格综合征虽有五大主症，但多数患者往往不会全部具备，具备其中几项者，称为不完全性瓦伦贝格综合征。本例患者符合以上四项主症，故考虑不完全性瓦伦贝格综合征。

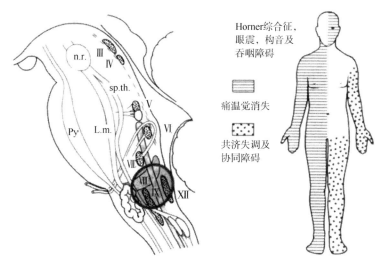

图 5-3　延髓背外侧综合征表现［引自《**Duus** 神经系统疾病定位诊断学—解剖、生理、临床》（第 8 版）.（德）贝尔. 高清版］

n.r. =红核；sp.th. =脊髓丘脑束；L.m. =内侧丘系

　　定性方面，患者为中老年女性，急性起病，有高血压、糖尿病、吸烟等脑血管病危险因素，结合临床症状、体征及颅脑 MRI 检查可诊断为脑梗死急性期。一旦怀疑延髓背外侧综合征，应完善颅脑 MRI+DWI 检查以进一步明确病灶部位，CT 受颅骨伪影的影响较大，诊断价值不如 MRI，但要注意，在早期，也有 DWI 阴性的情况。

　　脑梗死诊断除定位、定性之外，还需进行 TOAST 分型，以针对病因治疗。与其他脑梗死一样，大动脉粥样硬化仍为常见原因。瓦伦贝格综合征由小脑后下动脉或其分支闭塞引起，也可由椎动脉颅内段或起始处狭窄、闭塞、血栓脱落引起，完善 CTA、MRA 或 DSA 等脑血管学检查可进一步明确病变血管的分布、狭窄或闭塞的部位及程度，也可发现是否有椎动脉夹层。进行心电图检查包括 24 小时动态心电图可排除潜在的心房颤动等心源性因素，如以上原因均排除，还需进一步完善相关检查明确其病因。本例患者为老年女性，有明确高血压、糖尿病等动脉粥样硬化危险因素，心脏及心电图检查未见异常，无明确颈部外伤病史，病因首先考虑大动脉粥样硬化，很遗憾本患者未接受 CTA、MRA 或 DSA 等检查以进一步明确血管闭塞情况。

　　瓦伦贝格综合征患者的药物治疗同其他缺血性卒中的治疗，患者发病 5 天入院，可予阿司匹林抗血小板聚集，阿托伐他汀稳定斑块，改善循环及脑保护。瓦伦贝格综合征常伴有吞咽障碍，应注意防止呛咳和误吸，部分患者可累及呼吸中枢，出现呼吸困难而死亡。

　　中医方面，患者突然出现偏侧肢体麻木，伴行走不利、言语不利、眩晕，可辨为中风，患者神志清楚，故为中经络。患者平素嗜食肥甘，易伤脾胃，脾虚则痰浊滋生，日久则痰浊阻碍气血运行，血行不畅而成瘀血，痰浊瘀血交互为患，成痰瘀之邪，上犯于脑，发为中风，舌暗淡，苔白腻为痰瘀之征，故可辨证为痰瘀阻络。现代中医认为，中风无论新久，均合并瘀血，故中医治疗除化痰熄风外，还应重视活血化瘀通络药物的运用，本患者除静脉滴注活血化瘀中成药外，还加用了水蛭粉等虫类药物加强疗效。随着病情的恢复，应注意扶本。针刺对吞咽功能障碍具有较好疗效，可在早期进行，配合现代医学康复，能明显提高疗效。

三、按　　语

脑干的解剖较为复杂，其损害导致的症状体征较为复杂。瓦伦贝格综合征为常见的脑干综合征，熟悉其临床表现可快速帮助我们定位并判断责任血管，从而选择恰当、合理的辅助检查。需要注意的是，瓦伦贝格综合征可有不典型表现，临床症状可表现不完全，当表现不典型或不完全时，需要我们对所学知识融会贯通，综合分析。

脑梗死的诊断需重视病因诊断并进行 TOAST 分型以指导治疗。脑梗死的诊治更新较快，需要我们紧跟最新指南，多看文献和最新进展，才能为患者提供更好的诊疗。

四、思　考　题

（1）瓦伦贝格综合征为何不会引起肢体瘫痪？
（2）常见脑干综合征有哪些，如何理解脑干综合征与血管解剖的关系？

参 考 文 献

Wang Y, Liu Y, Wang Y, et al. 2018. False-negative diagnostic imaging of Wallenberg's syndrome by diffuse-weighted imaging: a case report and literature review[J]. Neurological Sciences，39（9），1657-1661.

（刘建辉）

案例 42　进行性肢体麻木、步态不稳、复视、面瘫、双下肢无力

一、病 历 摘 要

患者男性，66 岁。因进行性肢体麻木 3 天，加重伴步态不稳、复视 1 天，于 2016 年 12 月 1 日入院。

患者 3 天前无明显诱因出现双小腿麻木、刺痛感，1 天前肢体麻木发展至双足、双大腿及双手，并出现步态不稳、复视，无四肢无力，无言语不清，无二便障碍等症，在当地医院诊断为"脑梗死"，经治疗无好转，遂来我院就诊。既往史无特殊。

查体　舌淡，苔薄白腻，脉弱。心肺腹无异常。神经系统查体：神清，复视，余颅神经（－），四肢肌力、肌张力正常，指鼻试验、轮替试验、跟膝胫试验尚可，闭目难立征示睁眼闭眼均不稳，闭眼加重，双腕以下痛觉减退，四肢腱反射消失，病理征未引出。

入院后中医予黄芪注射液益气扶正，西医予甲钴胺营养神经，建议予免疫球蛋白冲击

治疗，但患者拒绝。

入院第 2 天，患者出现喝水时双侧口角漏水，双眼不能完全闭合，查体示闭目、闭唇差，余神经查体同前。血常规、生化、糖化血红蛋白、凝血、空腹及餐后 2 小时葡萄糖、HIV 抗原/抗体、梅毒螺旋体抗体、肝炎系列回示均正常。

入院第 3 天，患者出现双下肢无力，不能行走，神经系统查体示神清，复视，闭目、闭唇差，咽反射减弱，双上肢肌力 5 级，双下肢肌力 2 级，闭目难立征无法配合，四肢腱反射消失，双腕及双踝以下痛觉减退，病理征未引出。继续完善 IgA、IgG、IgM、类风湿因子、抗溶血素链球菌 O、甲状腺功能、甲状腺抗体、肿瘤标志物、自身抗体等检查，均提示正常；脑脊液检查提示脑脊液压力 135mmH$_2$O，白细胞数 0×10^6/L，蛋白 0.7g/L，糖、氯化物正常；神经电生理检查示双侧胫神经、腓总神经运动神经传导速度稍减慢、F 波出波率下降，双侧正中神经、尺神经感觉神经传导速度减慢。中医继续予黄芪注射液益气扶正，配合补中益气汤加减健脾益气、温阳化湿，针刺及艾灸培本固元；西医继续予甲钴胺营养神经，经患者同意，予免疫球蛋白（27.5g/d，连用 5 天）冲击，并予加巴喷丁缓解肢体麻木。

入院第 15 天，患者步态不稳、复视、肢体无力明显好转出院，出院时遗留轻微面瘫、双手麻木、轻度双下肢无力。3 个月后随访，患者仅遗留轻微双手麻木。

出院诊断　中医诊断：痿证（脾胃亏虚，湿邪浸淫）
　　　　　西医诊断：吉兰–巴雷综合征

二、案　例　解　析

根据吉兰–巴雷综合征典型的弛缓性瘫痪特点，目前多认为属于中医学"痿证"范畴。中医证型一般包括肺热津伤、湿热浸淫、脾胃亏虚、肝肾亏损等证，有学者还主张分期辨证，急性期以湿热之邪为主，多为实证，逐渐出现虚实夹杂，后期为脾胃亏虚。本患者病程中逐渐出现双下肢筋脉弛缓、软弱无力，并以双下肢无力为主症，可辨为"痿证"，患者年老，脏腑渐虚，脾胃亏虚，且久居西南湿地，湿邪易伤脾胃，而脾胃亏虚又易感湿邪，根据其舌脉症特点，可辨证为脾胃亏虚，湿邪浸淫。本患者为急性期，并未见湿热之证候，舌苔亦未见黄腻苔，考虑单纯湿邪或寒湿浸淫，这可能与西南地区气候相关，西南云贵高原之地，气候偏凉，湿邪易从寒化而为寒湿之邪。这也充分说明辨证论治需因地制宜。根据患者证候，以补中益气汤健脾益气为主，配合温阳化湿药物，温阳药重用附子，助脾胃散寒湿之邪，配合苍术、薏苡仁等化湿，共奏健脾益气、温阳化湿之功。黄芪为健脾益气之主药，用量宜大，现代药理学也认为，黄芪可调节免疫，故我们另外还给予黄芪注射液静脉滴注；患者年老，脾胃亏虚，治疗时需注意固本，故以针刺及艾灸培本固元。

西医方面，首先进行定位，患者病情不断进展，症状、体征逐步增多，可概括为五大症状：四肢浅感觉障碍、共济失调、复视、周围性面瘫、双下肢无力。结合以上症状及神经查体，定位分析如下：①患者四肢麻木，双腕及双踝以下痛觉减退（四肢浅感觉障碍），可定位于感觉神经小纤维；②患者喝水时双侧口角漏水，双眼不能完全闭合，闭目、闭唇差，提示双侧周围性面瘫，定位于双侧面神经；③患者双下肢无力，双下肢肌力 2 级，四肢腱反射消失，提示双下肢周围性瘫痪，定位于双下肢周围神经运动纤维；④患者双侧咽反射减弱，定位于双侧迷走神经、舌咽神经；⑤步态不稳，提示存在共济失调，共济失调可由小脑、前庭、深感觉损害引起，患者睁眼闭眼均不稳，闭眼加重，考虑小脑或其相关联系纤维受损可能性大；⑥复视可由眼外肌、神经-肌肉接头、眼动神经、脑干引起，患者无易疲劳性，考虑眼动神经、脑干可能。综合以上，考虑周围神经、颅神经、小脑相关纤维为主的病变。

定性方面，患者急性起病，以周围神经包括颅神经损害为主，炎性、感染、中毒均有可能，但患者无中毒史，无明确感染病史，脑脊液蛋白高，细胞数正常，故考虑炎性病变。那么，究竟是什么样的炎性病变呢？对于初学者来说，确实难以诊断，患者入院时除有四肢感觉障碍外，主要表现为共济失调、复视、腱反射消失，后三者是典型的 Miller-Fisher 综合征三联征，因此，入院时可以初步诊断为 Miller-Fisher 综合征。

Miller-Fisher 综合征是吉兰-巴雷综合征的一种变异型，于 1956 年由 Fisher 首次报道。吉兰-巴雷综合征有多种类型，急性炎性脱髓鞘性神经根神经病是最早发现的也是最经典的吉兰-巴雷综合征，在吉兰-巴雷综合征变异型发现之前，吉兰-巴雷综合征基本等同于急性炎性脱髓鞘性神经根神经病。随着人们对吉兰-巴雷综合征认识的深入，吉兰-巴雷综合征的疾病谱不断增多，包括 Bickerstaff 脑干脑炎（BBE）、急性运动轴索型（AMAN）、急性运动感觉轴索型（AMSAN）、急性全自主神经功能不全、纯感觉型急性炎性脱髓鞘性神经根神经病、多颅神经型、截瘫型、面瘫型、咽-颈-臂型等，这些都被看作是吉兰-巴雷综合征的变异型。如何通过不同的临床表现来诊断吉兰-巴雷综合征呢？主要基于急性自身免疫性周围神经病这一基本特点来诊断，并结合前驱感染史、脑脊液蛋白细胞分离、电生理和神经节苷脂抗体来进一步支持诊断。因此，认识吉兰-巴雷综合征的边界，识别其不同的临床表现对诊断非常重要，需要注意的是，以上变异型可相互叠加。这例患者最后经追问病史，患者病前 1 周曾有"感冒"，前驱感染史进一步支持吉兰-巴雷综合征的诊断。故该患者在入院时就可诊断吉兰-巴雷综合征的变异型，即 Miller-Fisher 综合征，所以入院时我们就建议患者使用免疫球蛋白治疗。随后患者又出现双侧面瘫及双下肢无力（局限受累），故最终诊断为吉兰-巴雷综合征（Miller-Fisher 综合征叠加吉兰-巴雷综合征局限受累型）。患者脑脊液检查提示蛋白细胞分离，这是吉兰-巴雷综合征的脑脊液特点，其电生理特点也支持吉兰-巴雷综合征诊断。吉兰-巴雷综合征脑脊液可出现蛋白细胞分离现象，多在发病 2 周左右出现，但部分患者在疾病早期即可出现脑脊液蛋白细胞分离，因此，目前已不主张发病 2 周才进行腰椎穿刺，但部分患者脑脊液检查也可正常。吉兰-巴雷综合征的电生理诊断有不同的标准。脱髓鞘可表现为运动传导末端潜伏期延长、MCV 减慢、传导阻滞、F 波减少或消失；累及运动神经轴索，可见肌肉复合动作电位波幅降低，针极肌电图可见自发电位；累及感觉神经，可出现感觉神经传导速度减慢。需要注意的是，吉兰-巴雷综合征不同时期电生理表现可有不同。该患者未行神经节苷脂抗体检测，Miller-Fisher 综合征一般表现为 GQ1b 抗体阳性，而急性运动轴索型为 GM1 抗体阳性。故有学者认为，吉兰-巴雷综合征也可按抗体类型分类。目前认为治疗予免疫球蛋白和血浆置换有效，激素缺乏相关证据，配合 B 族维生素，感觉障碍明显者可给予神经病理性疼痛药物治疗，如加巴喷丁。丙种球蛋白冲击治疗的剂量和疗程为 0.4g/kg，连用 5 天，必要时可进行第二轮冲击，一旦考虑吉兰-巴雷综合征诊断，越早治疗越好。

三、按　　语

神经内科诊断思维一般遵循先定位、再定性的原则，具备一定的神经病学知识，不断进行知识更新，加强临床实践有助于我们对疾病进行诊断。本例患者为发病初期，对于初学者来说，很难得出明确的诊断，如果我们了解吉兰-巴雷综合征的临床特点，了解Miller-Fisher 综合征的三联征，则可快速诊断，而不会诊断为脑梗死。

即使当今辅助检查已很高大上，基本的病史询问和查体仍非常重要，吉兰-巴雷综合征的诊断也是如此，有时候早期腰椎穿刺和电生理未必有阳性发现，通过病史询问及临床发现，围绕急性自身免疫性周围神经病这一基本点仍可正确诊断吉兰-巴雷综合征。

四、思　考　题

（1）吉兰-巴雷综合征不同类型各有哪些临床特征？
（2）Miller-Fisher 综合征复视如何定位？

参 考 文 献

高长玉，刘桂宇，韩淑芬，等. 2007. 吉兰-巴雷综合征中医证候分布的研究[J]. 中国中医基础医学杂志，13（2）：136-138.
中华医学会神经病学分会神经肌肉病学组，中华医学会神经病学分会肌电图及临床神经电生理学组，中华医学会神经病学分会神经免疫学组. 2010. 中国吉兰-巴雷综合征诊治指南[J]. 中华神经科杂志，43（8）：583-586.

（刘建辉）

案例 43　反复呃逆、呕吐，肢体麻木

一、病 历 摘 要

患者女性，40 岁。因反复呃逆、呕吐 2 个月，双上肢及颈胸部麻木 50 天，于 2017 年10 月 27 日入院。

患者 2 个月前无明显诱因出现呃逆、呕吐，就诊于当地医院消化科，考虑慢性胃炎，经治疗无明显好转。50 天前患者出现右手指麻木，未引起重视，1 天后出现左手指麻木，3 天后双手指麻木发展至腕部，无肢体无力，无双下肢麻木，无异常汗出等症。就诊于当地某医院，诊断为"周围神经病"，住院期间，患者双上肢麻木向近端发展至双上臂，并逐渐发展至双侧颈胸部，伴双手持物无力。予地塞米松 20mg 静脉滴注，每日 1 次，每 5

天减 5mg，至 10mg 时改为泼尼松 30mg 口服，每日 1 次，5 天，患者症状基本消失而出院。出院后继续口服泼尼松，每 5 天减 5mg，至 15mg 时，症状有所反复，双手及颈部麻木，伴四肢痉挛，触电感，遂来我院就诊。既往史无特殊。

查体　舌暗红，苔少，脉细。心肺腹无异常。神经系统查体：神清，颅神经（−），四肢肌力、肌张力正常，共济运动无异常，深浅感觉无异常，双上肢腱反射正常，双下肢腱反射稍活跃，病理征未引出。

入院后查血常规、生化、凝血功能、感染疾病标志物、肿瘤标志物等无异常。中医予六味地黄汤合桃红四物汤加减滋补肝肾、活血通络除痹，予普通针刺疏通经络。西医予泼尼松 60mg 口服，每周减 5mg，并予卡马西平缓解肢体痉挛及麻木。住院期间，继续完善相关检查。抗核抗体 1∶320，SSA（＋），抗 Ro52 抗体强阳性。脑脊液检查：脑脊液压力 130mmH$_2$O，蛋白 0.78g/L，白细胞数 1×10^6/L，糖、氯化物正常。头颅+颈、胸椎胸髓 MRI 提示延髓及颈髓异常信号影。诊断考虑：①视神经脊髓炎谱系病；②干燥综合征。继续按原方案减量激素，泼尼松减至 45mg 时，患者症状明显好转出院，出院时仅偶有颈部麻木及肢体痉挛。

出院诊断　中医诊断：痹证（着痹）
　　　　　西医诊断：（1）视神经脊髓炎谱系病
　　　　　　　　　　（2）干燥综合征

嘱患者出院后继续口服泼尼松，并加用硫唑嘌呤，患者拒绝使用硫唑嘌呤，嘱患者泼尼松减至 40mg 时，每 2 周减 5mg，至 15mg 时，维持 1~2 个月。出院后 4 个月随访，患者症状基本好转，仅偶有双后颈部麻木，嘱继续口服小剂量泼尼松 10mg 长期维持。

二、案 例 解 析

本病中医病名尚未统一，若病变累及视力者可称之"视瞻昏渺"或"暴盲"，表现为四肢痿弱、足不能行，则诊为"痿证"。本患者表现为肢体麻木，可辨为"痹证"。中医对本病的证型研究不多，有学者认为本病多为本虚标实，病位多涉及肝、肾两脏，以肝肾阴虚、气血亏虚为本，湿热浸淫、气滞、血瘀、痰浊为标。根据本患者的舌脉特点，可辨证为肝肾阴虚，瘀血阻络。六味地黄汤合桃红四物汤加减以滋补肝肾、活血化瘀除痹，结合针刺疏通经络。

本患者最初表现为呃逆、呕吐，就诊于消化科，经治疗无好转，当用慢性胃炎等消化科疾病不好解释，且经常规治疗无效时，需考虑呃逆、呕吐有无其他原因。呃逆、呕吐也可见于中枢病变，其表现多为顽固性，可由多种病因引起。如果把诊断不清的疾病比喻为一个悬案，你还未对顽固性呃逆、呕吐这条线索有所了解，那么随后患者出现的对称性肢体麻木，由远端向近端发展，直至颈胸部，可谓已柳暗花明了。先来分析下定位，顽固性呃逆、呕吐如果考虑中枢性病变，可定位于延髓背侧、近四脑室底部；对称性上肢、颈、胸部麻木，由于不了解其麻木的具体界限，故不能精确定位，但仍可大致定位一个范围，即颈 3 至胸段脊髓（基本累及全颈段及部分胸段的长节段脊髓病灶），且病灶近脊髓中央

（对称性肢体浅感觉障碍可考虑脊髓前联合或周围神经病变，但患者感觉障碍累及颈、胸部，故脊髓前联合病变可能性大）；患者伴有双手无力，考虑下运动神经损害，定位于下段颈段脊髓前角细胞；患者双下肢腱反射活跃，考虑胸段皮质脊髓束受累。综合以上，本病例可定位于延髓背侧、四脑室底部及颈、胸脊髓。脊髓病灶为一长节段、以脊髓中央受累为主的不规则病灶。患者头+颈椎胸髓 MRI 提示延髓及颈髓异常信号影。患者胸髓并未见病灶，可能与患者在做 MRI 之前已使用激素、病灶消失有关，但延颈长节段病灶可以明确。

定性诊断方面，结合临床表现、影像学及脑脊液蛋白增高，谜底已揭晓，该病为炎性病变，根据 2015 年视神经脊髓炎谱系疾病诊断标准，患者无论是临床症状还是影像学均符合不能检测 AQP-4 抗体的视神经脊髓炎谱系疾病诊断标准，因此，本患者可诊断为视神经脊髓炎谱系疾病。近年来，随着 AQP-4 抗体的发现及对视神经脊髓炎认识的深入，视神经脊髓炎的诊断标准不断演变。2006 年，Winger-chuck 等提出视神经脊髓炎谱系疾病的概念。2015 年，国际视神经脊髓炎诊断小组对视神经脊髓炎谱系疾病的诊断标准进行修订，分为 AQP-4 抗体阳性、AQP-4 抗体阴性和无法检测 AQP-4 抗体三种情况。其中 AQP-4 抗体阴性（或无法做抗体检测）的视神经脊髓炎谱系疾病诊断标准：①在一次或多次的临床发作中，出现至少 2 项核心临床症状，并且：至少一项核心临床症状必须是视神经炎、急性脊髓炎（MRI 上为长节段横贯性脊髓炎），或脑干背侧极后区综合征；所出现的临床核心症状能提示病灶的空间多发性；满足附加的 MRI 的要求。②血清 AQP-4 抗体阴性或无法做该抗体检测；③除外其他可能的诊断。视神经脊髓炎谱系疾病累及颅内病灶常位于 AQP-4 表达丰富的部位，包括脑室管膜周围、丘脑、脑干等中线结构，而位于延髓背侧近四脑室周围的呕吐中枢，包括脑极后区和孤束核也是视神经脊髓炎谱系疾病特征性的颅内病变部位（图 5-4），这些部位受累即会出现顽固性恶心、呕吐和呃逆；其脊髓病灶也多位于 AQP-4 表达丰富的脊髓中央近室管膜处。

视神经脊髓炎谱系疾病需和多发性硬化鉴别，多发性硬化基本不会出现顽固性呃逆、呕吐，其脊髓病灶一般为短节段，病灶在脊髓的分布一般为偏心性。而视神经脊髓炎谱系疾病脊髓病灶为长节段（≥3 个节段），且病灶一般位于脊髓中央（图 5-5）。

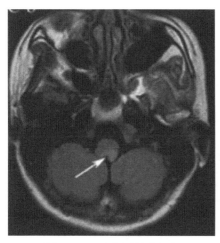 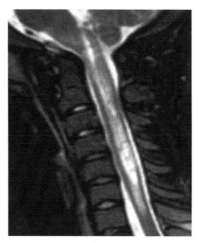

图 5-4　延髓背侧异常信号　　　图 5-5　延颈交界至全段颈髓高信号

本病除需和多发性硬化鉴别外，还需和引起长节段脊髓病灶的其他疾病如脊髓肿瘤、脊髓动静脉瘘、代谢相关脊髓疾病相鉴别。视神经脊髓炎谱系病与干燥综合征关系密切，本例患者自身抗体结果提示干燥综合征可能，进一步追问病史，患者有口干、眼干病史，从临床上可考虑干燥综合征，这提示我们询问病史一定要详细，但干燥综合征诊断金标准仍为唇腺活检，部分患者未必有口干、眼干表现。

视神经脊髓炎谱系疾病急性期可根据具体情况选用激素、免疫球蛋白、血浆置换等治疗，其序贯治疗可继续使用激素，或加用免疫抑制剂。激素治疗主张早期大剂量冲击，缓慢阶梯减量，小剂量长期维持。部分患者对激素有一定依赖性，在减量过程中病情可再次加重，对于这部分患者，激素减量要慢，也可在泼尼松减量为 30～40mg/d 中等剂量时逐步与免疫抑制剂进行衔接。本例患者最初在外院按周围神经病治疗，激素初始剂量不足，且减量过快，导致病情波动，后经调整治疗方案，患者病情逐步改善，未出现病情波动，但因患者拒绝使用免疫抑制剂，故未能使用，故以激素长期维持。

三、按　　语

神经内科疾病诊断仍以病史询问及查体为基础，同时也要求医生不断学习，更新知识结构。早期的视神经脊髓炎诊断标准未把顽固性呃逆、呕吐作为其临床表现，作为视神经脊髓炎谱系疾病的特征性临床表现，顽固性呃逆、呕吐并不被一般医生熟知，更何况是患者。本例患者最初并未主诉呃逆、呕吐，因为患者认为这是消化科问题，如果医生也不熟知，毫无疑问会被漏诊或误诊。如果医生对视神经脊髓炎谱系疾病的临床特征有一定了解，则能早期识别并以药物干预，从而避免视神经脊髓炎谱系疾病的进展。另外，当患者出现对称性肢体及躯干麻木时，如能通过详细询问病史和查体仍可进行较为精确的定位，该患者对称性肢体麻木除考虑周围神经疾病之外，一定要想到脊髓疾病的可能性，这样即使不做 MRI 检查，依然可以判断出病灶的范围从而帮助我们定性。因此，重视病史询问及查体仍是神经科医生的基本功。

四、思　考　题

（1）视神经脊髓炎谱系疾病附加的 MRI 表现有哪些？
（2）长节段脊髓病变见于哪些疾病？如何鉴别？

参 考 文 献

赵子德，柏梅，梁俊，等. 2017. 视神经脊髓炎的中医药治疗进展[J]. 中国中医眼科杂志，27（2）：125-127.
中国免疫学会神经免疫学分会，中华医学会神经病学分会神经免疫学组，中国医师协会神经内科分会神经免疫专业委员会. 2016. 中国视神经脊髓炎谱系疾病诊断与治疗指南[J]. 中国神经免疫学和神经病学杂志，23（3）：155-166.

（刘建辉）

案例 44 反复双眼睑下垂、复视

一、病历摘要

患者男性，70 岁。因反复左眼睑下垂、复视 8$^+$月，右眼睑下垂 1 个月，于 2017 年 3 月 2 日入院。

患者 8$^+$月前无明显诱因出现左眼睑下垂，伴复视，主要为水平方向复视，偶有上下方向复视，晨轻暮重，活动后加重，休息后可好转。无头痛，无肢体无力、麻木，无行走不稳，无吞咽困难、言语不清、呼吸困难等症，就诊于某医院，诊断为"腔隙性脑梗死"，经治疗无好转（具体治疗不详），后就诊于某医院，诊断为"重症肌无力"，间断服用溴吡斯的明片 60mg，每日 3 次，上眼睑下垂情况有所好转，但仍时有复视。1 个月前，患者开始出现右眼睑下垂，无肢体无力、麻木，无行走不稳，无吞咽困难、言语不清、呼吸困难等症，无明显晨轻暮重现象，服用溴吡斯的明片 60mg，每日 3 次，病情改善不明显，遂来我院就诊，发病以来怕冷、小便多，大便正常。

既往高血压病史 1$^+$年，最高血压 154/87mmHg，予非洛地平缓释片以控制血压，自诉血压控制可；1$^+$年前诊断"腔隙性脑梗死"。

查体 血压 140/82mmHg，舌淡，苔白腻，脉沉细。心肺腹无异常。神经系统查体：神志清楚，查体合作，对答切题，双瞳孔等大等圆，直径约 3mm，对光反射灵敏，左眼睑遮挡角膜 9～3 时钟位，右眼睑遮挡角膜 11～1 时钟位，双眼睑疲劳试验（＋）（上抬均 30 秒），左眼球外展、内收受限，右眼球内收、上视受限，余颅神经（－），抬头肌力 5 级，四肢肌力 5 级，四肢肌张力适中，四肢疲劳试验（－）（上抬均大于 120 秒），抬颈疲劳试验（－），肌容积正常，共济运动未见异常，深浅感觉无异常，病理征未引出，脑膜刺激征（－）。

辅查 入院后查血常规、生化全套、感染疾病标志物、凝血功能、甲状腺功能、二便常规未见明显异常；头颅 CT 提示双侧基底节多发腔隙性脑梗死；新斯的明试验（＋）。

入院后，中医方面予补中益气汤加减益气健脾，黄芪注射液、参麦注射液静脉滴注以益气养阴。西医方面予溴吡斯的明片 60mg，每日 3 次，抑制胆碱酯酶活性，予甲泼尼龙静脉滴注（500mg×3 天→250mg×3 天→120mg×3 天→80mg×3 天）调节免疫，同时口服泮托拉唑护胃、氯化钾补钾、碳酸钙 D$_3$ 补钙以预防激素副作用；予非洛地平缓释片口服降血压，铝镁匹林片、阿托伐他汀钙片卒中二级预防。经治疗后患者眼睑下垂及复视明显好转，于 2017 年 3 月 14 日出院。出院时患者偶有轻微复视，左眼睑稍下垂，神经查体：左眼睑遮挡角膜 11～1 时钟位，右眼睑无下垂，左眼睑疲劳试验（＋）（上抬约 50 秒），右眼睑疲劳试验（－），左眼球外展稍受限，右眼球内收稍受限。

出院诊断 中医诊断：痿证（脾肾亏虚，湿浊内蕴）
   西医诊断：（1）重症肌无力（眼肌型）
   （2）原发性高血压 1 级 很高危组

（3）腔隙性脑梗死

出院后，患者继续口服溴吡斯的明片 60mg，每日 3 次，并予甲泼尼龙片 48mg，每日 1 次，口服 1 个月，继续服用中药治疗。

1 个月后复诊，患者症状基本缓解，继续口服溴吡斯的明片 60mg，每日 3 次，甲泼尼龙片 48mg，每日 1 次，共 2 周，患者症状未复发，调整甲泼尼龙片剂量，嘱患者每两周减 4mg，至 16mg 时，患者症状未复发，嘱患者每 4 周减 4mg，至 8mg 时，病情一直稳定，患者嘱患者长期口服 8mg 维持，并逐渐停用溴吡斯的明。1 年后复诊，患者症状一直未复发，嘱患者隔日服用甲泼尼龙片 8mg。

二、案 例 解 析

西医方面，该患者诊断并不困难，重症肌无力的诊断要点：①骨骼肌无力、易疲劳（晨轻暮重或活动后加重，休息后减轻）；②疲劳试验阳性；③新斯的明试验阳性；④重复电刺激提示低频刺激波幅递减 10% 以上，单纤维肌电图提示"颤抖"增宽、伴或不伴阻滞；⑤血清乙酰胆碱受体抗体阳性。该患者眼外肌麻痹（双眼睑下垂、复视）、具有易疲劳性（晨轻暮重、活动后加重，休息后减轻）、双眼睑疲劳试验阳性、新斯的明试验阳性，符合重症肌无力的临床诊断，根据 Osserman 分型，为 I 型，即眼肌型。该患者的诊断对于神经专科医生来说，诊断较容易。但该病是神经科少见疾病，如果专科知识不强，对该病知之甚少，则容易造成误诊或漏诊。患者头颅 CT 提示双侧基底节区腔隙性脑梗死，既往也有腔隙性脑梗死病史，最初在某医院被诊断为腔隙性脑梗死，这是不少初学者容易犯的错误。事实上，患者的临床表现和影像提示的病灶并无关联。因此，我们不能仅凭患者的影像结果或既往史去诊断疾病，而应该从临床出发，熟悉疾病特有的临床表现，结合辅助检查结果，做出正确诊断。

重症肌无力的诊断主要是临床诊断，电生理检查和乙酰胆碱受体抗体检查多数情况下并非必需。单纯眼肌型患者重频电刺激往往是阴性的，这时需要做单纤维肌电图才能进一步明确，而普通医院一般很难开展此项检查；乙酰胆碱受体抗体检测对重症肌无力的诊断固然重要，但检测方法需使用放射免疫法，而不是目前国内多数医院采用的酶联免疫吸附试验法，因为后者存在不少假阳性现象。重症肌无力的诊断主要基于病史和查体，先通过症状、体征进行定位，再进行定性，并注意鉴别其他相似疾病。该患者的临床表现可概括为眼外肌麻痹（先后出现双眼睑下垂，伴复视，查体示双眼球活动有不同程度障碍），可有以下定位：眼外肌（双侧提上睑肌、左侧外直肌、左侧内直肌及右侧内直肌、上直肌）、神经肌肉接头、支配眼球活动的颅神经（左外展神经和双侧动眼神经）、脑干（左脑桥外展神经核及双侧中脑动眼神经亚核）。如果仅根据眼外肌麻痹定位，以上几种情况均有可能，下面，我们进行逐一分析，引起眼外肌病变的疾病主要有进行性眼外肌麻痹、眼咽型肌营养不良、眶内病变等。进行性眼外肌麻痹为线粒体疾病，常见幼儿发病，与遗传相关，且一般不会出现复视，故可排除；眼咽型肌营养不良为常染色体显性遗传疾病，患者无相关家族史，亦无咽喉肌无力，不支持该诊断；眶内病变包括甲状腺相关眼肌病和眶内炎性假瘤等，患者甲功正常，不支持该诊断；眶内炎性假瘤可出现眼肌麻痹，但单侧多见，且伴有眶周胀痛，与本患者情况不符合；因此，不考虑眼外肌病变。同时累及双侧动眼和外展神经的疾病主要为海绵窦病变，海绵窦病变还可累及三叉神经眼支及滑车神经，一般伴有眼眶胀痛，多为单侧受累，本患者双侧动眼神经受累，不支持；但痛性眼肌麻痹可影响双侧，累及部分动眼和外展神经，患者无头痛等病史，不支持该诊断，海绵窦 MRI+增强可进一步明确。外展神经核及动眼神经核分别位于脑桥和中脑导水管周围，如果该患者为脑干病变，则病灶跨度较大，且患者无长束征，不符合脑干病变特点，故脑干病变可能性小；虽然 Miller-Fisher 综合征的不典型表现可只表现为眼肌麻痹，但患者有晨轻暮重特点，病情具有反复性，亦不支持。事实上，本患者具有易疲劳和波动性的特点，疲劳试验和新斯的明试验均阳性，定位就在神经-肌肉接头突触后膜，定性就是重症肌无力。诊断虽然简单，但掌握眼外肌麻痹的诊断思路非常重要，它可以帮助我们进行鉴别诊断，尤其是重症肌无力表现不典型时。

重症肌无力的治疗包括对症治疗和免疫治疗，对症治疗的药物主要是胆碱酯酶抑制剂如溴吡斯的明，免疫治疗包括糖皮质激素、免疫抑制剂、丙种球蛋白、血浆置换、胸腺切除等。重症肌无力的治疗应个体化，可根据性别、年龄、分型、病情严重程度、抗体等确定最佳治疗方案。本例患者为老年男性，单纯眼外肌受累。考虑到激素的副作用，儿童和老年人早期可予胆碱酯酶抑制剂治疗，效果不佳者可行免疫治疗。患者为老年人，但复视较为顽固，且出现新的症状，单用溴吡斯的明效果不理想，因此，我们采用免疫治疗。一线免疫药物是糖皮质激素，在使用激素的同时，也可加用免疫抑制剂，以缩短激素使用的疗程，考虑患者的年龄因素及免疫抑制剂的副作用，我们在征得患者同意的情况下，单纯给予激素治疗，予甲泼尼龙 500mg 作为起始剂量冲击治疗，并序贯减量，激素减量时应注意慢减，以达到较好的远期疗效，本患者改成口服激素时，维持了较长时间，直到患者症状基本改善，并继续巩固 2 周，再规范减量，最后小剂量激素长期维持，患者症状一直未复发。

中医方面，该患者以"眼睑下垂"为主症，属于"睑废""痿证"范畴。历代医家对于痿证的病机，多以"脾胃"立论，其治疗也多遵循"治痿独取阳明"的原则。目前，国内学者认为该病和脾、肾、肝有关，并提出了不少中医分型，其中，脾气亏虚型和脾肾亏虚型较为多见。该病多缠绵难愈，体现了湿邪致病的特性。患者年老，脾肾渐亏，脾主运化为后天之本，气血生化之源，脾虚健运无权，气血生化乏源，胞睑属脾，胞睑及肌肉失于充养，故眼睑下垂、复视；动则气耗，故活动后加重，休息后可稍缓解；脾虚日久及肾，肾阳亏虚，肾虚不能温养，故怕冷、多尿；舌淡，苔白腻，脉沉细为脾肾亏虚夹湿邪之征。故本患者证属脾肾亏虚，湿浊内蕴。中医治疗上，除健脾益气外，需重视温补肾阳、祛湿化浊。故组方以补中益气汤为基本方，加制附片等温补肾阳，加苍术、薏仁、土茯苓等祛湿化浊，配合西医治疗，以提高中医治疗重症肌无力的疗效。

三、按　　语

神经内科医生诊断疾病一定要利用所学神经病学知识，遵循先定位、再定性的原则，形成自己的判断，而不能仅凭患者所述的既往史或与该病毫不相关的影像学做出诊断。

重症肌无力是神经内科少见疾病，很容易误诊或漏诊，掌握重症肌无力的诊断要点和眼外肌麻痹的诊断思路可以更好地帮助我们识别重症肌无力并进行鉴别诊断。重症肌无力的治疗应该个体化，每位患者的治疗对于医生来说都是新的尝试，我们应该根据患者的性别、年龄、分型、病情严重程度、抗体等确定最佳治疗方案。

四、思 考 题

（1）重症肌无力如何分型？

（2）全身型重症肌无力应该和哪些疾病鉴别？

参 考 文 献

卢家红. 2012. 重症肌无力的诊断和鉴别诊断——临床体会[J]. 中国神经免疫学和神经病学杂志，19（6）：417-419

中华医学会神经病学分会神经免疫学组，中国免疫学会神经免疫学分会. 2015. 中国重症肌无力诊断和治疗指南 2015[J]. 中华神经科杂志，48（11）：934-940.

（王 强）

案例 45 头痛、发热、脑脊液异常

一、病 历 摘 要

患者女性，22 岁。因反复头痛伴发热 1$^+$月，复发 4 天于 2017 年 9 月 4 日入院。

患者自 1$^+$月前无明显诱因出现头痛，以阵发性全头胀痛为主，伴发热（体温波动在 38.3～39℃），视物模糊，无咳嗽咳痰，无腹痛腹泻，无恶心呕吐，无尿频尿痛，无牙龈出血，无胸骨压痛，无意识障碍、肢体抽搐，无胸闷心悸，无二便障碍等。就诊于广州某医院，行腰椎穿刺等相关检查（具体不详）考虑：细菌性脑膜炎？多发颅神经病变？治疗期间反复出现头痛、发热症状，经抗感染、抗病毒、激素及对症治疗后（具体不详），症状好转出院，继续口服药物（具体药物不详）。4 天前上述症状再发加重，伴发热（体温波动在 38.1～39℃），全身乏力，无视物模糊，无意识障碍，无肢体抽搐，无胸闷心悸，无恶心呕吐、二便障碍等不适，门诊以"细菌性脑膜炎？"收入院。

既往 4 年前发现"肺结核"，不规则口服药物控制病情（具体药物不详），自述已治愈。2 个月前因"发热 8 天"于广州某医院呼吸科住院，考虑为下呼吸道感染、双肺散在炎性肉芽肿、右眼下直肌不全麻痹、视物模糊、双眼屈光不正，给抗感染及激素治疗后症状稍好转出院。其母亲患有肺结核病病史，余无特殊。

查体 体温 38.1℃，心率 114 次/分，呼吸 20 次/分，血压 124/78mmHg。形体适中，营养中等，查体欠合作。神经系统查体：神清，对答应题，言语清楚，双侧眼球稍凸起，结膜无充血，瞳孔约 3mm，对光反射灵敏，眼球各项运动可，无眼震，余颅神经（−），四肢肌力 5⁻级，肌张力正常，病理征未引出，颈强 4 指，克氏征（−），布氏征（−）。心肺腹无异常。

辅查　血常规示红细胞分布宽度 65.90fl↑，红细胞体积分布宽度 18.6%↑，大血小板比率 42.60%↑，中性粒细胞百分比 75.20%↑，淋巴细胞百分比 14.00%↓，单核细胞百分比 10.30%↑，嗜酸粒细胞百分比 0.10%↓，淋巴细胞绝对值 1.1×10^9/L↓，单核细胞绝对值 0.79×10^9/L↑，嗜酸粒细胞绝对值 0.01×10^9/L↓。二便常规无异常。生化：乳酸脱氢酶 254U/L↑，α 羟丁酸脱氢酶 263U/L↑，高密度脂蛋白胆固醇 1.68mmol/L↑，钾 3.37mmol/L↓，钠 133mmol/L↓，磷 0.53mmol/L↓，葡萄糖 3.51mmol/L↓。凝血功能、血沉、肝炎标志物无异常。甲状腺功能示游离三碘甲状原氨酸（T3）11.75pmol/L↑，游离甲状腺素（T4）22.06pmol/L↑。脑脊液常规示潘氏试验阳性（++），细胞总数 125.00×10^6/L↑，有核细胞数 82×10^6/L↑。脑脊液生化示：脑脊液氯化物 114.2mmol/L↓，脑脊液葡萄糖 1.2mmol/L↓，脑脊液乳酸脱氢酶 55U/L↑，脑脊液蛋白 1.70g/L↑。抗酸染色示（−）。墨汁染色未检出新型隐球菌。胸部 CT 示右上肺斑片、条索状影，考虑肺结核征象。头颅 CT 未见异常。9月 8 日复查肝肾功能、电解质示总蛋白 55.7g/L↓，球蛋白 18.5g/L↓，余未见明显异常。脑脊液培养无细菌生长。甲状腺功能、甲状腺抗体未见异常；甲状腺 B 超未见明显异常。

中医方面治以清气泄热、凉营解毒，方用白虎汤和清营汤加减。柴胡注射液穴位注射清热解表，黄芪注射液、参麦注射液静脉滴注以益气养阴；予丹参注射液以活血化瘀。穴位贴敷调理气血、平衡阴阳。西医方面，患者发热 1⁺月，热型不规则，曾就诊于外院，考虑细菌性脑膜炎？肺部感染？多发颅神经病变？，给予抗感染、抗病毒、激素及对症治疗后症状有一过性好转，病程中仍反复出现头痛、发热，症状逐渐加重，一直未予抗结核治疗。入院后积极追述患者有结核病接触史，排除禽类动物粪便接触史。入院完善腰椎穿刺，测脑压大于 280mmH₂O，并将脑脊液送肺科医院查定量 PCR 检测结核分枝杆菌 DNA 及结核培养以明确诊断。神经系统查体：脑膜刺激征（+）。结合病史、症状、体征、辅查，仍高度怀疑结核性脑膜脑炎，治疗上给予甘露醇静脉滴注联合甘油果糖静脉滴注以脱水降颅压；异烟肼注射液静脉滴注联合利福平、盐酸乙胺丁醇、吡嗪酰胺口服以抗结核治疗；地塞米松注射液静脉滴注以减少结核性渗出物，降低颅神经受损及梗阻性脑积水的发生率，减轻继发性脑血管炎，促进脑膜和脑实质炎症的消散及吸收，防止纤维组织增生和粘连，并能缓解中毒症状，恢复受损的血脑屏障；泮托拉唑钠静脉滴注以抑酸护胃；补钾、补钙以减少激素副作用；必要时予退热降温对症处理。9 月 10 日，患者诉头痛明显缓解，全身稍感乏力不适，偶有恶心，无视物模糊、盗汗等不适，精神、睡眠较前可，进食较差。查体：体温 37.2℃，心率 80 次/分，血压 132/80mmHg，心肺腹无异常，神经系统检查：颈强 1 指，克氏征（−），布氏征（−），余神经系统（−）。继续给予抗结核对症支持治疗，症状、体征明显好转，鉴于患者在外地读书，再次就诊于广州某医院，给予抗结核治疗后症状，追踪患者症状消失，至今仍在口服抗结核药物。

出院诊断　中医诊断：头痛（气营两燔）

西医诊断：结核性脑膜脑炎

二、案 例 解 析

1997 年颁布实施的《中华人民共和国国家标准·中医临床诊疗术语·疾病部分》明确提出"脑痨"的病名，定义为因脑虫侵袭于脑，损伤脑神所致。以发热、盗汗、头痛、呕吐、昏睡、抽搐为主要表现的痨病类疾病。该患者以"头痛、高热、呕吐、烦躁"为主症，属于"头痛"范畴。患者素体正气亏虚，感受风热，上扰轻窍，故头痛而胀。头为诸阳之会，与厥阴肝脉会于巅。诸阴寒邪不能上逆，为阳气窒塞，浊邪得以上据，厥阴风火乃能逆上作痛，故头痛。风热侵袭肌表，郁积肌肤，久而化热，故见高热。热扰心神，故烦躁不安。气机阻滞，胃失和降，故见呕吐。舌红绛、苔黄干、脉数为气营两燔之证。结合舌脉症，辨证属风热外袭、气营两燔之证。该病应与眩晕相鉴别，头痛和眩晕可单独出现，也可同时出现，头痛之病因有外感与内伤，眩晕则以内伤为主，临床表现上，头痛以头痛为主，时有眩晕不适。眩晕以昏眩、严重者旋转不定、不能站立为主。与真头痛鉴别，真头痛为突发性剧烈头痛，常表现为持续痛而阵发加重，甚至呕吐如喷不已，甚至肢厥、抽搐。

在西医诊断方面，头痛和发热均为临床常见症状，病因众多。该患者以"头痛、发热、脑脊液异常"为主要表现，要考虑以下疾病：病毒性脑炎、化脓性脑炎、隐球菌性脑炎及颅内占位病变、自身免疫性脑病。

我们仔细分析患者病史、发病特点，进行排查。临床中根据感染源侵犯中枢神经系统不同的解剖部位，将中枢神经系统感染性疾病分为三大类：①脑炎、脊髓炎或脑脊髓炎，主要侵犯和（或）脊髓实质；②脑膜炎、脊膜炎或脑脊膜炎，主要侵犯脑和（或）脊髓软膜；③脑膜脑炎，脑实质与脑膜合并受累。临床常见的脑炎主要有病毒、细菌、结核、真菌感染。病毒性脑炎是最常见的中枢神经系统感染性疾病，其中以单纯疱疹病毒性脑炎最常见，主要诊断依据是有口唇或生殖器疱疹史，或此次发病有皮肤、黏膜疱疹；起病急，病情重，有上呼吸道感染前驱症状如发热、咳嗽等；脑实质损害的表现，如精神行为异常、癫痫、意识障碍和肢体瘫痪等；脑脊液常规检查白细胞数轻度增多，糖和氯化物基本正常；脑电图提示以颞、额叶损害为主的局灶性慢波及癫痫样放电；头颅 CT 或 MRI 显示额、颞叶皮层病灶；特异性抗病毒治疗有效；必要时给予脑脊液 PCR 检测发现该病毒 DNA。化脓性脑膜炎多急性发作，全身感染中毒症状严重，颅内压增高症状（头痛、呕吐、视盘水肿），脑膜刺激征明显，脑脊液中白细胞明显增高，多大于 1000×10^6/L，以中性粒细胞为主，蛋白质量高，糖含量明显减低；病毒性脑炎病情较化脓性脑炎为轻，脑脊液白细胞计数通常低于 100×10^6/L，糖与氯化物一般正常或稍低。隐球菌性脑膜炎通常起病隐匿，病程迁延，有机体免疫力低下或缺陷等基础疾病；头痛伴有低热、恶心、呕吐和脑膜刺激征表现，脑神经尤其是视神经受累常见；脑脊液白细胞低于 500×10^6/L，以淋巴细胞为主，墨汁染色可见新型隐球菌。脑寄生虫感染主要是结合流行病学、临床表现如癫痫、颅内压增高等，头颅 CT 或 MRI 有特征性改变，血清免疫学检查可以确诊。颅内占位病变通常隐匿性起病，头颅影像学检查可见发现占位病变；自身免疫性脑病是一种由于人体自身免疫系统针对脑实质内部神经元抗原成分所产生的异常免疫应答反应，临床以精神、行为异常、癫痫发作及意识水平降低为主要表现形式，但在脑脊液及脑实质内无特异性感染的证据。

患者诊疗过程中出现反复出现发热、头痛，外院因脑脊液非典型结核性脑膜炎表现，按细菌治疗症状未得到有效控制。初诊忽略了患者接触史、病史及临床特点。入院后通过详细询问病史及治疗经过，高度怀疑结核性脑膜脑炎，梳理相关资料后，结合脑脊液检查，果断给予抗结核治疗，取得良好临床疗效。

结核性脑膜脑炎通常亚急性起病，慢性迁延性病程，出现头痛、呕吐等颅内压增高症状和脑膜刺激征，腰椎穿刺压力明显增高、CSF 淋巴细胞增多及氯化物和糖含量减低等特征性改变，该病患者基本符合上述表现。尽管外院诊断考虑以细菌性脑炎为主，抗感染有效。入院后送检某医院进行定量 PCR 检测脑脊液结核分枝杆菌 DNA 提示阴性，不支持结核诊断。但患者病程中反复头痛、发热，脑膜刺激征阳性及脑脊液细胞数升高，糖、氯化物下降，不支持细菌性脑炎诊断，仍然符合结核性脑膜脑炎诊断。

三、按 语

结核性脑膜脑炎是结核杆菌引起的以脑膜和脑实质为主的非化脓性炎症，是最常见的肺外结核病。约有 30% 的结核性脑膜脑炎患者经抗结核治疗后，仍有死亡，早期诊断与及时治疗是改善预后的主要因素。由于其临床表现错综复杂，脑脊液改变亦不典型，生化及病原学检测水平尚待提高，导致临床医学生诊断非常困难，故仔细询问病史、扎实的医学基本功仍是建立临床思维的有效途径。同时值得注意的是，不要被其他医院的诊断误导，甚至迷信权威，反复推敲，相信自己的临床判断，尽早规范使用抗结核药物及联用糖皮质激素，减少患者的致残率和死亡率。

四、思 考 题

（1）如果患者出现头痛、发热，脑脊液特异性改变不明显，应完善什么检查以明确诊断？
（2）中枢神经系统感染性疾病常见临床表现、体征及脑脊液检查特点是什么？

参 考 文 献

黄仕雄，欧阳锋，吴婵姬.2010. 结核性脑膜炎诊断与治疗进展[J]. 海南医学，21（1）：15-17

（王　强）

案例 46　面痛、扳机点、间歇期一如常人

一、病 历 摘 要

患者女性，69 岁。因反复右侧面部一过性疼痛 20$^+$天，加重 1$^+$周，于 2017 年 6 月 18 日入院。

患者 20$^+$天前患者无明显诱因出现右侧面痛，以右侧鼻翼周边为主，逐渐波及口周疼痛及下颌牙龈疼痛，漱口或进食可以诱发，为一过性刺痛，间歇期一如常人，每次持续数秒钟至 1～2 分钟即骤然停止，发作每日数次至数十次不等，无头昏头痛，无恶心呕吐，无胸闷心悸，无耳鸣耳聋，无视物旋转，无言语不清，无意识障碍，无饮水呛咳、吞咽困难、声音嘶哑，就诊于当地口腔科考虑牙龈炎，给予相应治疗（具体不详），症状未见明显好转。1$^+$周自觉上症加重，表现为一过性闪电样、烧灼样、刀割样疼痛，服用止痛药无效。就诊于我院五官科，经相关治疗后症状无明显好转（具体不详）。入院症见右侧面部阵发性烧灼样疼痛、刺痛，伴面红目赤，烦躁不安，夜寐不宁，口苦咽干，便秘，尿黄。

既往有 20$^+$年"胃出血"病史，当时治疗后痊愈，现未诉特殊不适；15$^+$年"高血压"病史，最高血压 170/85mmHg，目前服用"马来酸依那普利片 15mg，口服，每日 2 次"，血压控制可。10$^+$年前行"胆囊切除术"，术后恢复好。

查体　血压 152/64mmHg，舌质红，苔黄腻，脉弦数。神经系统查体：神清，查体合作，鼻翼周边及口周为扳机点，可诱发一过性闪电样、烧灼样疼痛，余神经系统（－），心肺腹无异常。

辅查　尿常规白细胞 69 个/μL↑，余未见异常。血尿酸 480μmol/L↑，余未见明显异常。乙型肝炎表面抗体（＋）。大便常规、凝血功能、血常规未见明显异常。胸部正侧位片：右下肺心后结节。心脏彩超：①左房增大；②室间隔稍厚；③二尖瓣、三尖瓣、主动脉瓣轻度反流；④左室舒张功能减低。颈部血管彩超：双侧颈动脉内膜毛糙并左侧分叉处小斑块形成。头颅 MRI：脑白质少量缺血。脑电图：界限性脑电图、脑地形图。6 月 22 日胸部 CT：①胸部正位片示右心后结节影为血管影所致。②肝脏小囊肿。

中医予龙胆泻肝汤以清肝胆湿热，银杏达莫注射液静脉滴注以活血化瘀；天麻素注射液静脉滴注以平肝熄风通络止痛。西医予马来酸依那普利片口服以控制血压，甲钴胺注射液静脉推注、维生素 B$_1$ 口服以营养神经，加巴喷丁胶囊以对症止痛，初始量 0.3g/d，后加至 0.3g，每日 2 次。口服中药第二天后症状明显缓解，加巴喷丁逐渐减量一半。6 月 25 日症状逐渐消失，继续巩固治疗，中药以清胃散加减服用。于 2017 年 6 月 28 日出院。

出院诊断　中医诊断：面痛（肝胆湿热）

西医诊断：（1）三叉神经痛

（2）原发性高血压 2 级　高危组

（3）高尿酸血症

二、案例解析

中医认为本病属于中医学"面痛""头风""齿槽风"等范畴。其病因病机较为复杂，面痛的发生常与手、足阳明经及足少阴经密切相关。手、足阳明经与足少阴经密切相关。手、足阳明经与足少阴经均循经绕侧头面部，与三叉神经在面部分布区域相近。风寒、风热之邪外袭，循阳明、少阴经上扰头面，或阳明胃火与肝胆郁火上犯，阻遏经络，经气不通则痛。又痰浊内盛者，痰郁而化火，痰随火气上升，阻滞阳明、少阴经脉；以及久痛不愈，邪入血络，瘀血内阻等亦可引起头面疼痛。总而言之，本病病机主要是肝火上炎，热扰清窍。症见患侧面部突发阵发性烧灼样疼痛、刺痛，伴面红目赤，烦躁不安，夜寐不宁，口苦咽干，便秘，舌质红，苔黄腻，脉弦数。治以清肝泻火，用龙胆泻肝汤主之。

在西医诊断方面，面部疼痛可见于多种疾病，但病因较多。患者以面部疼痛为主，无面部肌肉运动功能障碍的表现及体征，也无其他颅神经、上运动神经元受损的症状及体征，因此定位在三叉神经核下性病变。患者亚急性起病，病程已 20$^+$天，无发热及外伤，故考虑缺血或变性的可能性。该患者以"面痛、扳机点、间歇一如常人"为主要表现，要考虑以下疾病：中耳炎、鼻窦炎、颞颌关节疾病、带状疱疹、龋齿、动脉瘤、神经纤维瘤、脑膜瘤、膝状神经痛等。局部体检排除诸如中耳炎、鼻窦炎、颞颌关节疾病、带状疱疹、龋齿或眼疾等。全身性疾病如糖尿病患者也可表现为眼痛和动眼神经麻痹。神经系统任何一种器质性病变包括动脉瘤、神经纤维瘤、脑膜瘤或其他颅内病变均可导致神经功能障碍。三叉神经可表现为"扳机点"现象，其他神经痛也可导致间歇痛和存在"扳机点"激发的刀割样剧痛。从疼痛的分布区域可以鉴别。舌咽神经痛可在患者的扁桃体、舌根部、耳朵和咽喉部出现剧烈疼痛，并且可通过患者的吞咽、谈话、打哈欠与咳嗽等动作触发疼痛。枕部神经痛可在枕项部出现疼痛。患有喉上神经痛的患者可由于吞咽而触发喉部疼痛。膝状神经痛的患者疼痛的特点是患侧深部出现疼痛、耳郭疱疹等。

三叉神经痛是指三叉神经分布区域内阵发性剧烈疼痛，其中前额、头皮、眼、鼻、唇、脸颊、上颌、下颌在内的反复发作的面部神经剧痛，又称为痛性抽搐。本症多发于成年及老年患者，女性略多于男性。大多数为单侧性，仅少数为双侧性。其疼痛特点为突发性、剧烈性，有激发点，发病前无征兆、突发性三叉神经分布区剧烈疼痛，一般上颌支和下颌支为多见。眼支较少，疼痛如电击、刀割、针刺样、跳痛、抽搐、口角㖞斜，每次发作持续几秒至 1～2 分钟，反复发作，剧痛难忍，伴有流泪、结膜充血等，在间歇期轻触口腔颌面某一部位即可诱发疼痛发作即激发点或称扳机点。三叉神经痛分为原发性和继发性两种，原发性三叉神经痛是指面部三叉神经分布区反复发作的、短暂的剧烈疼痛，无三叉神经损害的体征，病因尚未完全明了。继发性三叉神经痛指明确病因如桥小脑角肿瘤、三叉神经根或半月节肿瘤、血管畸形、动脉瘤、血管畸形、动脉瘤、蛛网膜炎、多发性硬化等造成的三叉神经受损的体征或其他神经损害体征及肢体功能障碍，其中胆脂瘤最常见，常较大，需手术治疗；而脑膜瘤和三叉神经瘤通常较小，位置深，近颞骨岩部，手术难以全切，肿瘤较小时行伽马刀治疗。该病患者排除了继发性三叉神经痛，该患者所有表现均符合原发性表现，诊断明确。

三、按　　语

该病误诊的原因：①询问病史不详细，牙髓炎主要症状是自发性、阵发性疼痛，疼痛较剧烈，持续时间长，夜间平卧时疼痛加重，冷热刺激敏感或迟钝；而三叉神经痛温度刺激不引起疼痛，与体位无关，入睡后疼痛停止。②查体不仔细，牙髓炎多有轻度叩痛，X线有助于了解隐蔽的龋齿部位和范围。由于牙髓神经是三叉神经的分支，为无鞘神经，其疼痛不能定位，在疾病早期，症状不典型，易误诊为三叉神经。故临床医生一定要仔细地询问病史，细致地进行口腔检查，做出正确的诊断和有效的治疗。

四、思　考　题

如果患者出现牙龈附近疼痛，应怎样询问病史、检查以排除牙髓炎，明确三叉神经痛诊断？

参 考 文 献

张辉，杨波，宋来君.2005.三叉神经痛的发病机制及治疗进展[D].郑州大学硕士学位论文.

（王　强）

第六章 代谢内分泌系统疾病

案例 47 闭经、痤疮、多毛、肥胖

一、病历摘要

患者女性，26 岁。因月经紊乱、痤疮、多毛、肥胖 3$^+$年，停经 6$^+$月，于 2013 年 1 月 12 日入院。

患者 3$^+$年前无明显诱因开始出现月经紊乱，周期 10$^+$日至数月不等，经期 10$^+$～20$^+$日，经量较前时多时少，色暗红，无痛经，经期伴头晕、乏力和下腹轻微坠痛。并且患者开始出现多毛、痤疮、体重增加，无腹痛、腹胀，无异常阴道流血、流液，无头昏、乏力等症，遂就诊于某医院，行妇科 B 超和性激素等检查，诊断为"多囊卵巢综合征"，口服达英-35 治疗，治疗期间月经规律，停药后再次出现月经紊乱。此后，间断、不规则地应用中西药治疗（具体药物不详），效果不理想，症状反复。6$^+$月前患者无明显诱因出现闭经，末次月经 2012 年 7 月 30 日，多毛、痤疮情况加重，病来体重增加 20kg，无瘙痒，无腹痛、腹胀，无恶寒、发热，无恶心、呕吐，无失眠多梦等症。今为求中西医结合系统治疗就诊于我院门诊，门诊以"多囊卵巢综合征"收入院。

重要的既往史：患者 14 岁月经初潮，既往月经欠规律 30～50 天一行，经期 2～3 天，量 3 片卫生巾/日，色红，无凝血块。无痛经。无家族遗传疾病史，其母无相同病史。

查体 体温 36.2℃，心率 86 次/分，呼吸 16 次/分，血压 120/78mmHg，身高 155cm，体重 70kg，BMI29.14。发育正常，形体肥胖，舌质淡胖、苔白腻，脉滑。胸廓对称无畸形，双肺呼吸音清晰，未闻及干湿啰音。心界不大，心室率 86 次/分，律齐有力，各瓣膜听诊区未闻及明显病理性杂音。腹膨隆；颈部皮肤呈灰褐色，增厚、粗糙呈疣状和小乳头状，触之似天鹅绒状。妇科检查：外阴阴毛呈女性分布，已婚未产型，阴道通畅，分泌物量少，色白，质稠，宫颈宫口闭，未见活动性出血，表面光滑，质软，无摇举痛。子宫常大，前位，无触痛，活动可，质软，无压痛，双侧附件未扪及肿大。生理反射存在，病理反射未引出。

辅查 性激素：卵泡刺激素 1.84U/L↓，促黄体生成素 7.23U/L，雌二醇 309ng/ml，孕酮 7.94ng/ml，睾酮 2.68ng/ml↑，催乳素 324.70ng/ml↓，促黄体生成素/卵泡刺激素＞2；尿人绒毛膜促性腺激素（－）；妇科 B 超：子宫前位，大小为 33mm×36mm×27mm，边界清，质欠均，宫内膜厚度 5mm，内膜居中。右卵巢为 30mm×19mm，其内约见 12 个卵泡，较大一个大小 8mm×6mm。左卵巢为 29mm×21mm，其内约见 10 个卵泡，较大一个大小 8mm×4mm。

入院后查胰岛素释放试验：空腹胰岛素 6.04μU/ml，半小时胰岛素 72.3μU/ml，1 小时胰岛素 148.26μU/ml↑，2 小时胰岛素 56.57μU/ml，3 小时胰岛素 21.68μU/ml；葡萄糖耐量试验：空腹血糖 4.3mmol/L；半小时血糖 5.7mmol/L，1 小时血糖 6.2mmol/L，2 小时血糖 4.9mmol/L，3 小时血糖 3.68mmol/L；甲状腺功能、肾上腺功能、血促肾上腺皮质激素、电解质、血常规、肝功能、肾功能、血脂、C 反应蛋白、尿常规、大便常规+隐血等检查未见异常。腹部 B 超回示肝、胆、胰、脾、肾未见异常；胸片回示心、肺、膈未见异常；肾上腺 CT 回示未见异常；垂体 MRI 示未见异常。根据患者病史、症状、体征及实验室检查结果可明确诊断为多囊卵巢综合征。

在加强锻炼，控制体重基础上，中药内服予丹溪治湿痰方加减以豁痰除湿，活血通经，拟方：苍术 10g，白术 10g，半夏 10g，茯苓 15g，滑石 30g（先煎），香附 12g，川芎 15g，当归 10g，覆盆子 10g，菟丝子 10g，生麦芽 30g，水煎 600ml，日服 1 剂，分 3 次服。西医予二甲双胍片 0.5g，口服，每日 3 次改善胰岛素抵抗，降低胰岛素水平，纠正高雄激素血症，改善卵巢排卵功能。

出院诊断 中医诊断：闭经（痰湿阻滞）

西医诊断：多囊卵巢综合征

二、案例解析

本病应根据病因病机、诊断要点，结合鉴别诊断与四诊信息辨别证候虚实。一般来说，年逾 16 岁尚未行经，或已行而又月经稀发、量少、渐至停闭，并伴腰膝酸软，头晕眼花，面色萎黄，五心烦热，或畏寒肢冷，舌淡脉弱等症者，多属虚证；若既往月经基本正常，而骤然停闭伴胸胁胀满，小腹疼痛，或脘闷痰多，脉象有力者多属实证。

患者为青年女性，以"停经"为主症，此属于中医学"闭经"范畴。患者肥胖，偏嗜肥甘厚味，饮食不节，日久损伤脾胃，水谷精微不能正常运化，水湿停运，湿从中生，聚湿停聚，痰湿阻滞冲任，壅遏血海，经血不能满溢，故见月事不来；痰湿下注，损伤带脉，故带下量多，色白质稠；痰湿内盛，清阳不升，故头晕；痰湿困阻脾阳，运化失司，故胸脘满闷，神疲倦怠；患者嗜食肥甘厚味，脾胃功能失常，湿邪聚而成痰，湿热或痰湿日久阻滞气血，瘀血内停，与痰邪相结，痰瘀阻于局部，凝聚而成面部成疹；舌淡胖，苔白腻，脉滑，也为痰湿阻滞之征。

本病不同于经断前后诸症，后者也有闭经的症状，但是出现在妇女绝经期前后，并伴有烘热汗出，烦躁易怒，潮热面红，失眠健忘，精神倦怠，头晕目眩，耳鸣心悸，腰背酸痛，手足心热，或伴月经紊乱等与绝经有关的症状。

本例要与闭经之肾虚证、肝经湿热证、气滞血瘀证相鉴别：肾阴虚月经初潮迟至，后期量少，渐至停闭，或月经周期紊乱，经血淋漓不净，婚后日久不孕，形体瘦小，头晕耳鸣，腰膝酸软，手足心热，便秘溲黄；舌红，少苔或无苔，脉细数。治以滋肾补肾，调补冲任。予左归丸加减。肾阳虚是月经后期量少、色淡、质稀，渐至经闭，或月经周期紊乱，经量多或淋漓不净，婚久不孕，头晕耳鸣，腰膝酸软，形寒肢冷，小便清长，大便不实，性欲冷淡，形体肥胖，多毛；舌淡，苔白，脉沉无力。治以温肾助阳，调补冲任。予右归丸加减。肝经湿热证月经紊乱，量多或淋漓不断，或月经延后，量少，婚久不孕，带下量多色黄，毛发浓密，面部痤疮，经前胸胁乳房胀痛，或有溢乳，大便秘结；苔黄腻，脉弦数。治以清肝解郁，除湿调经。予龙胆泻肝汤加减。气滞血瘀证月经延后，量少不畅，经行腹痛拒按，甚或经闭，婚后不孕，精神抑郁，胸胁胀满，面部痤疮，性毛较浓，或颈项、腋下、腹股沟等处色素沉着；舌紫黯，或边尖有瘀点，脉沉弦或沉涩。治以行气活血，祛瘀痛经。予膈下逐瘀汤加减。

在西医诊断上，本病首先要与先天性肾上腺增生、分泌雄激素的肿瘤、皮质醇增多症、高泌乳素血症等可造成雄激素升高的疾病相鉴别。其次，还要与血小板减少性紫癜、再障等血液病；甲状腺疾病、糖尿病等内分泌疾病；肝、肾疾病等导致的凝血功能障碍或持续无排卵引起的月经紊乱等疾病相鉴别。根据本病例患者临床表现（月经紊乱、无排卵、闭经）、辅查（高雄激素血症、高胰岛素血症、超声观察到的多囊卵巢），可明确诊断为多囊卵巢综合征。

由于多囊卵巢综合征病因迄今未明，其治疗策略和方案尚未统一，其治疗主要以对症治疗为主。目前多囊卵巢综合征的治疗主要依据患者年龄、病变程度及就诊目的的不同而采取不同的治疗措施，提倡个体化、综合性、系统性的治疗方案。对于以胰岛素抵抗和高胰岛素血症为主的患者，特别是肥胖患者，治疗要以改善胰岛素抵抗、纠正高胰岛素血症为主；对于以高雄激素血症、月经紊乱为主的患者，治疗要以抗雄激素、调整月经为主；针对有生育要求的患者，还需进行促排卵治疗，通过上述治疗措施，患者仍不能排卵受孕者，则可考虑手术治疗。本病例患者以高胰岛素血症、高雄激素、肥胖、月经紊乱为主要特征，故予二甲双胍片改善胰岛素的抵抗，降低胰岛素水平，纠正高雄激素血症，改善卵巢排卵功能。

多囊卵巢综合征患者无论是否有生育要求，首先均应进行生活方式调整，戒烟、戒酒。肥胖患者通过低热量饮食和耗能锻炼，降低全部体重的 5%或更多，就能改变或减轻月经紊乱、多毛、痤疮等症状并有利于不孕的治疗。减轻体重至正常范围，可以改善胰岛素抵抗，阻止多囊卵巢综合征长期发展的不良后果，如糖尿病、高血压、高血脂和心血管疾病等代谢综合征。

三、按　语

通过此病例我们看到，由于多囊卵巢综合征病因未明、临床表现各异，故多囊卵巢综合征的诊断不能仅依据患者的临床表现或妇科 B 超结果或高雄激素或高胰岛素血症等单一指标，盲目、草率地做出诊断，而是需要严格按照多囊卵巢综合征诊断标准来综合判断，这样才能做到不误诊，不漏诊。并根据患者的主要表现选择适宜的对症治疗方案。

四、思　考　题

（1）多囊卵巢综合征的诊断标准是什么？
（2）多囊卵巢综合征与多囊卵巢有何区别？

参 考 文 献

刘新民，齐今吾，等. 2009. 内分泌疾病鉴别诊断与治疗学[M]. 北京：人民军医出版社：278-279.
宁光. 2011. 内分泌学高级教程[M]. 北京：人民军医出版社：262-274.
谈勇. 2016. 中医妇科学[M]. 北京：中国中医药出版社.
谢幸，苟文丽. 2013. 中医妇科学[M]. 北京：人民卫生出版社.

（倪洪岗）

案例 48 乏力、闭经、纳差、恶心、呕吐

一、病历摘要

患者女性，23 岁。因垂体瘤术后闭经 3+年，伴乏力、纳差 1+年，恶心、呕吐 5 天，于 2011 年 12 月 26 日入院。

患者 3+年前无明显诱因出现乳房溢乳。无头痛，无视物模糊及视野改变，无皮肤色素沉着或变浅，无乏力，无便秘，无体重改变。曾就诊于我院门诊，查性激素示卵泡刺激素 8.5U/L，促黄体生成素 3.4U/L，催乳素＞200ng/ml↑，雌二醇 19.2pg/ml；垂体 MRI 示鞍内占位病变，诊断为垂体催乳素瘤，予溴隐亭口服治疗。治疗期间患者自行就诊于外院行垂体瘤切除术，术后患者乳房溢乳症状缓解，出现闭经现象，曾就诊于外院妇科，行雌孕激素人工周期治疗，治疗期间月经正常，停药后再次闭经。1+年前患者无明显诱因出现乏力、纳差，伴面色苍白，未重视，未诊治。5 天前患者无明显诱因感乏力明显，进食明显减少，伴恶心、呕吐多次，呕吐物均为胃内容物。患者为求进一步诊治，再次就诊于我院，门诊查甲状腺功能示血清游离三碘甲腺原氨酸 2.81pmol/L↓，血清游离甲状腺素 8.14pmol/L↓，高敏促甲状腺激素 2.192μU/ml；性激素示卵泡刺激素 1.84U/L↓，促黄体生成素 0.45U/L↓，雌二醇 23.94ng/ml↓，孕酮＜0.15ng/ml↓，睾酮＜10.0ng/ml↓，催乳素 1.70ng/ml↓，门诊以"垂体瘤术后"收入院。病来患者精神差，睡眠良好，饮食量少，小便可，便秘，自发病以来体重下降约 5kg。

既往体健，第二性征发育良好。未婚、未育。否认家族类似疾病史。否认家族糖尿病史或其他遗传性疾病史。

查体 体温 36.4℃，心率 72 次/分，呼吸 17 次/分，血压 100/65mmHg，BMI 16.23，神清语利，自主体位，查体合作。舌质淡，苔薄白，脉细弱。全身皮肤干燥、脱屑，未见色素沉着或颜色变浅。头发、眉毛、汗毛、阴毛、腋毛稀疏。浅表淋巴结未触及肿大。颜面未见浮肿，甲状腺未触及肿大，双侧乳房发育正常。双肺呼吸音清，未闻及干湿啰音。心率 72 次/分，律齐，未闻及杂音。腹软，无压痛，肝脾未触及肿大。脊柱无畸形，四肢各关节活动自如。外生殖器发育正常。生理反射存在，病理反射未引出。

辅查 空腹血糖 4.3mol/L。心电图：①窦性心律，心室率 72 次/分，②电轴不偏。门诊查甲状腺功能示血清游离三碘甲腺原氨酸2.81pmol/L↓，血清游离甲状腺素8.14pmol/L↓，

高敏促甲状腺激素 2.192μU/ml；性激素示卵泡刺激素 1.84U/L↓，黄体生成素 0.45U/L↓，雌二醇 23.94ng/ml↓，孕酮＜0.15ng/ml↓，睾酮＜10.0ng/ml↓，催乳素 1.70ng/ml↓。

入院后查肾上腺功能回示血促肾上腺皮质激素＜1.0pg/ml↓，血皮质醇 0am 45.03nmol/L↓，8am 102.53nmol/L↓，4pm 80.42nmol/L↓。生长激素回示 0.20ng/ml↓。血电解质回示 Na124mmol/L↓，Cl 94.4mmol/L↓。妇科 B 超示子宫前位 7.5cm×5.3cm×3.6cm，肌壁回声欠均匀，肌壁血流不丰富。左卵巢为 1.7cm×0.9cm，右卵巢为 1.6cm×0.8cm。双髂窝（－），直肠窝可见少量液性暗区，深 5.8mm；垂体 MRI 示蝶鞍扩大，残余垂体变扁，位于垂体窦左侧，垂体窦右侧呈脑脊液信号。右侧鞍底下陷。视交叉无移位。双侧海绵窦及双侧颈内动脉海绵窦段显示清楚。所见双侧大脑半球、小脑和脑干形态及信号未见确切异常；血常规、肝功能、肾功能、血脂、24 小时尿电解质、血沉、C 反应蛋白、尿常规、大便常规+隐血、自身免疫抗体回示正常。胸片示心肺膈未见异常。腹部 B 超示肝、胆、脾、胰、双肾未见异常。人绒毛膜促性腺激素兴奋试验反应良好；促性腺激素释放激素激发试验无反应；促肾上腺皮质激素刺激试验：血皮质醇＜500nmol/L。根据患者病史、家族史、症状、体征及实验室检查结果可明确诊断为垂体瘤术后腺垂体功能减退症。中医予中药内服，归脾汤加减以健脾养心，益气养血，拟方：白术 15g，当归 15g，白茯苓 15g，黄芪 20g，远志 15g，龙眼肉 15g，炒酸枣仁 15g，人参 20g，木香 6g，炙甘草 6g，水煎 600ml，日服 1 剂，分 3 次服。西医主要以终生激素替代治疗为主。

出院诊断　中医诊断：瘿病（肝火旺盛）

西医诊断：垂体瘤术后腺垂体功能减退症

二、案例解析

本病的重点、难点主要有两点：一是病变定位；二是激素替代治疗需分步进行。

根据患者甲状腺功能、性激素、肾上腺功能检查，我们可明确患者甲状腺、性腺、肾上腺功能均有减退。首先我们要定位是由于靶腺本身病变导致的，还是由于垂体、下丘脑病变导致的。病变定位不同，治疗亦不同。

该患者通过甲状腺功能、性腺功能、肾上腺功能检查及相应人绒毛膜促性腺激素兴奋试验、促性腺激素释放激素激发试验、促肾上腺皮质激素刺激试验等病变定位试验，并结合该患者的垂体病病史及手术史，能够明确该患者病变部位在腺垂体。由此我们可以断定患者系垂体瘤术后引起腺垂体功能低减致甲状腺、性腺、肾上腺功能减退，故明确诊断为腺垂体功能减退症。治疗上予靶腺激素替代，以生理性分泌量为度，并尽量模拟生理节律给药。激素补充需按一定步骤，先补充肾上腺皮质激素后再补充甲状腺素。因为甲状腺素可以加快肾上腺皮质激素的代谢，甲减患者补充甲状腺素后肾上腺皮质激素的需要量增加，而肾上腺皮质功能不全的患者可能会引发肾上腺危象。

性激素替代治疗时需注意患者有无生育要求。若患者无生育要求则可以予外周性激素替代治疗。若有生育要求则予促性腺激素治疗。对于男性患者来讲，促性腺激素治疗与外周性激素的差别在于，可以获得更稳定的雄激素水平，睾丸体积增大，且一定程度上促进精子的生成。对于女性患者来讲，促性腺激素治疗可促排卵和提高受孕率。

腺垂体功能减退症时还可以适当补充生长激素，补充生长激素可以改善患者肌无力、血脂异常、抵抗力减弱、低血糖等症，提高患者生活质量。

三、按　　语

通过这个病案，我们认识到在判读各类激素水平检验结果时需综合患者的各项临床症状、体征及实验室检查结果，全盘考虑，综合地做出正确的诊断，才能够提出正确的治疗方案。例如，本病例中，该患者甲状腺功能示血清游离三碘甲腺原氨酸 2.81pmol/L↓，血清游离甲状腺素 8.14pmol/L↓，高敏促甲状腺激素 2.192μU/ml。如果仅从化验单看，促甲状腺激素处在正常水平，据此推测垂体功能正常，必然会导致误诊。因为，如果患者垂体功能正常，当患者发生甲状腺功能减退时，通过负反馈调节，垂体的正常表现应该是促甲状腺激素明显升高。

垂体催乳素瘤治疗方法主要有药物治疗、手术治疗、放射治疗三种。而药物治疗是其治疗的首选方案，适合约90%的催乳素瘤患者，其在疗效、安全性、并发症及改善垂体内分泌功能方面，均优于手术治疗及放射治疗，特别是大腺瘤的治疗疗效尤为突出。该患者由于在催乳素瘤治疗方案中选择不当，造成催乳素瘤术后出现腺垂体功能减退，致使甲状腺功能、性腺功能、肾上腺功能减退，需终生激素替代治疗。

四、思　考　题

（1）腺垂体功能减退症的病因是什么？
（2）全垂体功能减退包括哪些病征？

参 考 文 献

贾民谊. 2000. 症状鉴别诊断学[M]. 天津：天津科学技术出版社.
廖二元，超楚生. 2001. 内分泌学[M]. 北京：人民卫生出版社.
刘新民，齐今吾，等. 2009. 内分泌疾病鉴别诊断与治疗学[M]. 北京：人民军医出版社：51-60.
宁光. 2011. 内分泌学高级教程[M]. 北京：人民军医出版社：32-49.

（倪洪岗）

案例 49　颈前肿大、消瘦、手颤、四肢软瘫

一、病 历 摘 要

患者男性，38 岁。因颈前肿大、消瘦、手颤 8[+]月，伴发作性四肢软瘫 1[+]周，于 2013

年 7 月 13 日入院。

患者 8$^+$月前无明显诱因出现颈前肿大，消瘦，患者体重由最初的 63kg，下降至现在的 48kg；手颤明显，并时有心慌、多食、多汗、怕热、气短等症。无恶寒、发热，无胸闷、胸痛，无腹痛、腹泻，无多饮、多尿，无呼吸困难，无突眼等症。1$^+$周前患者劳累后出现四肢无力，不能站立，无意识障碍，无呼吸、发声、排尿困难，无恶心、呕吐、腹痛、腹泻等症。立即前往当地医院就诊，查电解质回示血钾 2.1mmol/L，诊断为"低钾血症"，予静脉补钾治疗后，症状逐渐缓解。为求进一步诊治，就诊于我院。病来患者精神、饮食、睡眠可，小便正常，大便时而便秘，时而次数增多。

既往体健，患者平素工作压力大，频繁加班，情绪易激动，喜怒无常。家族中无家族性低钾性周期性麻痹病史。

查体　体温 36.5℃，心率 104 次/分，呼吸 22 次/分，血压 132/68mmHg，身高 165cm，体重 48kg，体重指数 17.6kg/m^2。发育正常，营养差，形体消瘦。面色潮红。舌红，苔黄，脉弦数。颈部皮肤稍潮红，全身皮肤较湿润。全身皮肤、黏膜无黄染、皮疹、出血点、瘀斑，双眼未见突出，双眼各向活动可，眼球无震颤，Stellwag 征（+），Joffroy 征（+），Dalrymple 征（+），Mann 征（-），Mobius 征（-），von Graefe 征（+）。双侧瞳孔等大等圆，对光反射灵敏，双眼视力正常。颈软，甲状腺 I 度肿大，质稍韧，活动尚可，无压痛，未扪及结节，未闻及血管杂音。胸廓对称无畸形，双肺呼吸音清晰，未闻及干湿啰音。心界不大，心室率 104 次/分，律齐有力，各瓣膜听诊区未闻及明显病理性杂音。肠鸣音减弱，1～2 次/分。脊柱四肢无畸形，四肢肌力、肌张力正常，双侧跟膝腱反射亢进，手颤征（+），髌阵挛（-），踝阵挛（+）。

辅查　随机末梢血糖 7.0mol/L。心电图：①窦性心动过速，心室率 104 次/分；②电轴不偏。门诊甲状腺功能回示血清游离三碘甲腺原氨酸＞30.80pmol/L↑，血清游离甲状腺素 70.19pmol/L↑，高敏促甲状腺激素＜0.01μU/ml↓。

入院后查甲状腺抗体结果回示 TRAb（+），TPOAb（-），TgAb（-）；甲状腺 B 超结果回示甲状腺呈弥漫性，对称性，均匀性增大，甲状腺内血流丰富，血流速度增快；24 小时尿电解质回示低尿钾，同步血电解质回示钾 3.22mmol/L，提示低血钾；血沉 20mm/h；血浆肾素-血管紧张素-醛固酮水平测定正常，可排除原发性醛固酮增多症、Liddle 综合征、Bartter 综合征、Gitelman 综合征等疾病造成的低血钾；血气分析及尿酸化功能测定正常，可排除肾小管酸中毒造成的低血钾；自身免疫抗体正常，可排除自身免疫性疾病造成的低血钾；肾上腺功能正常，可排除皮质醇增多症造成的低血钾；血常规、肝功能、肾功能、血脂、C 反应蛋白、尿常规、大便常规+隐血等检查未见异常。腹部 B 超回示肝、胆、胰、脾、肾未见异常。胸片回示心、肺、膈未见异常。根据患者病史、家族史（排除家族性遗传疾病造成的低钾性周期性麻痹）、症状、体征及实验室检查结果可明确诊断为 Graves 病（原发性甲状腺功能亢进症、低钾性周期性麻痹）。

中医治疗予中药内服，栀子清肝饮加减以清热泻火，消瘿散结，拟方：生地 12g，当归 12g，山栀 12g，丹皮 12g，黄芩 12g，黄连 12g，浙贝母 12g，酸枣仁 9g，牛蒡子 12g，柴胡 12g，川芎 12g，白芍 12g，龙胆草 12g。水煎 600ml，日服 1 剂，分 3 次服。

西医予甲巯咪唑 10mg，口服，每日 3 次抑制甲状腺激素合成；盐酸普萘洛尔 10mg，口服，每日 3 次，降低外周组织对甲状腺激素的敏感性并减慢心率；维生素 B_1 10mg，口服，每日 3 次，调节自主神经功能，缓解症状；氯化钾缓释片 1.0g，口服，每日 3 次，补钾治疗。

　　出院诊断　中医诊断：瘿病（肝火旺盛）

　　　　　　　西医诊断：Graves 病

　　　　　　　　　　　　原发性甲状腺功能亢进症

　　　　　　　　　　　　低钾性周期性麻痹

二、案 例 解 析

　　本病的难点不在于患者的治疗，而在于诊断，做出正确诊断后，我们就可以有的放矢，针对病因进行治疗。

　　患者为青年男性，以"颈前肿大"为主症，此属中医学"瘿病"范畴。患者长期忿郁恼怒或忧思郁虑，使气机郁滞、肝气失于条达。气机郁滞，则津液易于凝聚成痰。气滞痰凝，壅结颈前，则形成瘿病。情志郁怒伤肝，气机不畅，阳气内郁化热生风，故手颤；肝气郁而化火，邪热郁蒸，故见面部潮红、烦热多汗；肝火旺盛，热扰心神，故有心慌气短；肝郁日久，气郁化火犯胃，胃有热则消谷善饥；肝为木，脾为土主肉，肝火煎灼脾肉，肌肉失濡养，故见四肢瘫软，消瘦。舌红、苔黄、脉弦数为肝火旺盛之征，属瘿病（肝火旺盛证）。病属气血津液，为实证。

　　本病应与瘰疬、消渴、瘿瘤相鉴别。瘿病与瘰疬均可在颈项部出现肿块，但二者的具体部位及肿块的性质不同。瘰疬患病部位是在颈部的两侧，肿块一般较小，每个约胡豆大，个数多少不等；而瘿病的肿块在颈部正前方，肿块一般较大。消渴病以多饮、多食、多尿为主要临床表现，三消的症状常同时并见，尿中常有甜味，而颈部无瘿肿。瘿病中阴虚火旺证虽有多食易饮，但无多饮、多尿等症，而以颈前有瘿肿为主要特征，并伴有烦热心悸、急躁易怒、眼突、脉数等症。瘿瘤颈前肿块较大，两侧比较对称，肿块光滑，柔软，主要病机为气郁痰阻，若日久兼瘀血内停者，局部可出现结节。瘿瘤表现为颈前肿块偏于一侧，或一侧较大，或两侧均大，瘿肿大小如核桃，质较硬。病情严重者，肿块迅速增大，质地坚硬，表面高低不平。主要病机为气滞、痰结、血瘀。

　　本例还应与瘿病之气郁痰阻证、气阴两虚证、痰结血瘀证相鉴别。气郁痰阻证症见颈前正中肿大，质软不痛而胀，胸闷、喜太息，胸胁窜痛，病情的波动常与情志因素有关，苔薄白，脉弦。治以理气舒郁，化痰消瘿，予柴胡疏肝散与二陈汤加减。中成药予海藻丸、五海瘿瘤丸。气阴两虚证症见颈前包块、双眼突出，头晕乏力。易汗出，眠差，腰膝酸软。舌红苔少，脉细无力。治以健脾固肾，益气养阴，予生脉饮加减。中成药予补中益气丸、芪参益气滴丸、生脉散等。痰结血瘀证症见颈前包块，按之较韧或有结块，肿块经久未消，双眼突出。体倦乏力，偶有纳差，胸闷。舌苔薄白或白腻，脉细弦或涩。治以活血化瘀，理气消瘿。予消瘰丸加减。中成药予丹参滴丸、复方丹参片、刺五加片、银杏叶片等。

　　关于西医诊断，首先，根据患者的甲状腺功能检查，血清游离三碘甲腺原氨酸、血清游离甲状腺素明显升高、促甲状腺激素明显下降，我们能很容易判定该患者甲状腺功能异常的病变部位在甲状腺本身，而非垂体或下丘脑。所以原发性甲状腺功能亢进症（甲亢）的诊断是明确的。但这个诊断并不能给我们指明治疗的方向。因为这个诊断中包含了多个疾病，我们需要进一步明确是其中哪一个引起。因此，为明确患者原发性甲亢的病因，予查甲状腺抗体及甲状腺 B 超。甲状腺抗体结果回示 TRAb（+），TPOAb（-），TgAb（-）；甲状腺 B 超结果回示甲状腺呈弥漫性、对称性、均匀性增大，甲状腺内血流丰富，血流速度增快。根据患者甲状腺抗体及甲状腺 B 超结果，并结合患者甲状腺功能检查结果及患者的症状、体征，可以明确患者原发性甲亢系 Graves 病所致。

其次，原发性甲亢患者，因为体内甲状腺素分泌增多，使细胞外钾离子向细胞内发生转移，从而使患者发生低钾血症，从而出现相应症状。该患者在院外发生过低钾血症，并出现四肢无力、不能站立的症状，入院查电解质回示钾 3.22mmol/L，钾明显下降，考虑患者发生低钾性周期性麻痹的可能性最大。但为了证实患者是原发性甲状腺功能亢进症所致的低钾性周期性麻痹，还必须排除其他原因所导致的低钾血症。这也是这个疾病的诊断重点、难点。

低钾血症诊断思路见图 6-1。

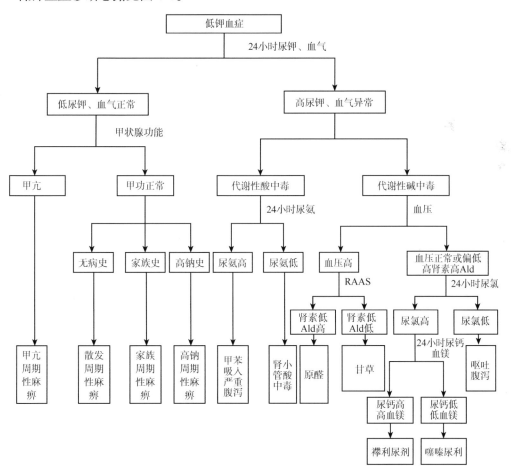

图 6-1　低钾血症诊断流程

三、按　语

通过这个病案，我们看到原发性甲亢和低钾血症并不是一个单一的疾病，而是由一组疾病组成的。在同一组疾病中，虽然疾病的某些表现相同，但病因却不尽相同，治疗也不一样。所以我们要通过患者的各项临床症状、体征及实验室的检查，力求全面、综合地做出正确的诊断，在此基础上才能够提出正确的治疗方案。

四、思　考　题

（1）原发性甲状腺功能亢进症的临床分类有哪些？
（2）低钾血症的主要病因是什么？

参 考 文 献

刘新民，齐今吾，等. 2009. 内分泌疾病鉴别诊断与治疗学[M]. 北京：人民军医出版社：104-105.
宁光. 2011. 内分泌学高级教程[M]. 北京：人民军医出版社：72-80.
邱明才. 2009. 内分泌疾病临床诊疗思维[M]. 北京：人民卫生出版社：101-105.

（倪洪岗）

案例 50　生长发育迟缓、停经

一、病 历 摘 要

患者女性，19 岁。因生长发育迟缓 10 年，停经 3 年，于 2016 年 12 月 19 日入院。

患者 10 年前出现生长发育迟缓，伴右髋关节疼痛，反应迟钝，行动缓慢，记忆力减退，学习成绩差，食欲减退，乏力，仅对右髋关节疼痛进行诊治，考虑为滑膜炎所致，经治疗未见明显好转。2013 年 8 月停经至今，全身体毛增多，胸毛及腹部正中线体毛增多，无痤疮及体重变化，无黏液性水肿，以"生长发育迟缓查因"（①先天性肾上腺皮质增生症？②甲状腺功能减退症？）收入院。

既往史无特殊，足月分娩，分娩时体重 2.5kg，分娩时无窒息，无产伤，婴幼儿期喂养正常，半岁能坐，1 岁能走，7～8 岁曾出现乳房疼痛，具体诊治不详，发病前未见明显生长发育异常。10 岁月经初潮，周期 28～30 天，经期 5～7 天，有痛经，2012 年月经颜色变暗，有血块，末次月经 2013 年 8 月。

查体　身高 144cm，上部量 74cm，下部量 70cm，指间距 173cm，体重 41kg，BMI19.77；精神萎靡，反应迟钝，记忆力减退，语言流利，伸舌居中；舌淡、苔少，脉沉细无力；身材矮小，全身毳毛增多，胸部及腹壁正中线体毛增多，步态跛行；甲状腺 I 度肿大；右侧髋关节压痛，右下肢较左下肢缩短 2cm，O 型腿，乳房 Tanner 分期 IV 期，外阴 Tanner 分期 V 期。心肺腹无异常。

辅查　血常规：红细胞计数 $3.0×10^{12}$/L，血红蛋白浓度 89g/L，血细胞比容 0.29，平均红细胞血红蛋白浓度 303g/L，红细胞分布宽度 51.30fl，红细胞体积分布宽度 14.9%，血小板分布宽度 16.4fl。尿常规：白细胞 173 个/μl，上皮细胞 195 个/μl。血脂：总胆固醇 7.17mmol/L，三酰甘油 3.52mmol/L，高密度脂蛋白胆固醇 1.09mmol/L，低密度脂蛋白胆固醇 4.02mmol/L。肝功能、肾功能：未见异常。甲状腺功能：血清游离三碘甲腺原氨酸 0.21pmol/L，血清游离甲状腺素 2.75pmol/L，促甲状腺激素＞150.0U/ml。甲状腺抗体：促甲状腺激素受体抗体＜0.300μl，甲状腺球蛋白抗体＞4000U/ml，甲状腺过氧化物酶抗体：21.82U/ml。甲状旁腺激素：25-羟基维生素 D 3.02ng/ml。生长激素测定 0.59ng/ml。精氨酸激发试验：0.5 小时 1.16ng/ml，1 小时 3.86ng/ml，1.5 小时 2.14ng/ml，2 小时 0.83ng/ml。胰岛素样生长因子-1 17.70ng/ml。性激素：孕酮 0.12nmol/L，睾酮 0.83nmol/L，雌二醇 184.41nmol/L，黄体生成素 5.69U/L，卵泡刺激素 6.75U/L。空腹催乳素 708.34mU/L。溴隐亭抑制试验：半小时 847.57mU/L，1 小时 707.90mU/L，2 小时 347.93mU/L，4 小时 152.mU/L，6 小时 110.15mU/L。糖耐量试验：空腹 3.66mmol/L，60 分钟 9.13mmol/L，120 分钟 6.02mmol/L，180 分钟 4.47mmol/L。胰岛素释放试验：空腹胰岛素 12.95μU/ml，1 小时胰岛素 305.00μU/ml，2 小时胰岛素 302.60μU/ml，3 小时胰岛素 83.16μU/ml。皮质醇：皮质醇（4pm）292.25，皮质醇（0am）120.59，皮质醇（8am）369.41。心电图：①窦性心律，平均心室率 71 次/分；②T 波低平。甲状腺超声：①双叶甲状腺偏低回声团；②双叶甲状腺弥漫性改变，请结合临床。子宫附件超声：未见明显异常。肾上腺 CT 及颅脑 CT：①颅脑、双侧肾上腺 CT 平扫未见明显异常。②垂体 MRI：垂体窝扩大，垂体体积增大，垂体腺瘤。胸部正侧位片+右侧腕关节正位片+右侧肘关节正位片+右侧髋关节正斜位片+右侧膝关节正位片：①心、肺、膈未见明显异常；②右侧尺桡骨远端骨骺未退化完全；③右侧肘关节正侧位片明显异常；④右侧股骨颈骨折、骨骺分离。

中医治疗予肾气丸加减补益脾肾。西医予左甲状腺素钠片口服纠正甲状腺功能减退；阿法骨化醇软胶囊及碳酸钙 D_3 片口服补钙及纠正维生素 D 缺乏症，改善骨代谢；叶酸片及维生素 B_{12} 片口服纠正贫血。

出院诊断　中医诊断：五迟、五软（脾肾两虚）

西医诊断：（1）原发性甲状腺功能减退症

桥本甲状腺炎

（2）Van Wyk-Grumbach 综合征?

（3）垂体腺瘤（微腺瘤）

（4）生长激素缺乏症

（5）维生素 D 缺乏症

（6）高催乳素血症

（7）高胰岛素血症

二、案 例 解 析

患者以"生长发育迟缓、停经"为主症，属于中医学"五迟、五软"范畴，与肾、脾关系最为密切，肾藏精，为先天之本，与生长发育及月经来潮关系最为密切，《素问·古天真论》即指出"女子七岁，肾气盛，发长齿更，二七而天癸至，任脉通，太冲脉盛，月事以时下……"。若先天禀赋不足，五脏虚弱，气血不足，精髓不充，则见发育迟缓；肝脾肾脏腑虚弱，筋骨肌肉失养，则见行动缓慢；脑为髓海，肾精不足，髓海不充，生长迟缓，记忆力减退；脾胃为后天之本，脾胃气血虚弱，则见食欲减退、乏力；肝肾不足，冲任虚损，血海空虚则见闭经；舌淡、苔少，脉沉细无力，四诊合参，本病属中医五迟、五软证，病位在五脏，辨证为脾肾亏损证。该病应与痿证相鉴别，痿证是以肢体筋肉迟缓、软弱无力，日久不能随意运动而致肌肉萎缩的一种病证。治疗上，应重视培补先后天之本，补益脾肾。该患者先天不足，肾精亏虚，致生长发育迟缓；后天脾胃虚弱，气血生化无权，气血亏少而致停经。治疗上，应重视"脾肾双补"之法，补先天以滋后天，补后天以养先天。常用的补肾填精、益气健脾的药物有生熟地、鹿角霜、龟板、菟丝子、杜仲、益母草、枸杞子、沙苑子、茯苓、白术、人参等，临床随证加减，通过脾肾双补法达到补肾生精、健脾之效，从而促进生长发育、月经来潮。

西医诊断，综合患者生长发育迟缓、停经及全身毳毛增多考虑以下疾病：

1. 先天性肾上腺皮质增生症

患者生长发育迟缓 10 余年，7～8 岁乳腺疼痛，10 岁月经来潮，生长发育迟缓，有多毛现象，乳房及外阴发育良好，患者存在身高矮小及性早熟现象，应考虑存在先天性肾上腺皮质增生症。结合患者皮质醇、肾上腺 CT 等检查结果，故排除该诊断。

2. 原发性甲状腺功能减退症

患者生长发育迟缓，反应迟钝，行动缓慢，记忆力减退，食欲欠佳，乏力、恶寒，结合患者甲状腺功能，诊断为原发性甲状腺功能减退症，患者甲状腺球蛋白抗体＞4000U/ml，甲状腺过氧化物酶抗体：21.82U/ml，甲状腺超声提示双叶甲状腺弥漫性改变，临床可考虑诊断桥本甲状腺炎，甲状腺功能减退考虑桥本甲状腺炎所致。甲状腺功能减退症是由于甲状腺激素缺乏，机体代谢活动下降所引起的临床综合征，可表现为生长发育障碍，甚至呆小病，该患者婴幼儿期发育正常，甚至有性早熟表现，不考虑呆小病。

3. 多囊卵巢综合征

患者停经、全身毳毛增多，应考虑存在多囊卵巢综合征。该患者闭经，毳毛增多，但性毛分布区的体毛未见明显增多，雄激素水平不高，B 超未见卵巢多囊样改变，故不支持多囊卵巢综合征的诊断。

4. Van Wyk-Grumbach 综合征

临床特征为身材矮小，骨龄发育延迟，同性性早熟，乳房发育，卵巢、睾丸异常发育增大，原发性甲状腺功能减退，催乳素水平增高，可伴发垂体瘤样增生。目前，对于 Van

Wyk-Grumbach 综合征的发病机制缺乏统一理论，现在较认可的理论与长期未治疗的原发性甲状腺功能减退有密切关系，原因是甲状腺激素对生长激素有促进作用，甲状腺激素对于骨化发育成熟具有刺激作用，进而可以促进长骨生长。因此甲状腺激素缺乏可导致身材矮小，骨龄发育延迟。VanWyk-Grumbach 综合征诊断标准为原发性甲状腺功能减退伴同性性早熟，经甲状腺激素替代治疗后，临床症状和体征均可得到明显改善。本患者血清游离三碘甲腺原氨酸、血清游离甲状腺素下降，促甲状腺激素显著升高，存在原发性甲状腺功能减退；同时，该患者 7～8 岁乳腺疼痛、10 岁月经来潮、多毛等提示存在性早熟表现，还伴有患儿身材矮小、骨龄发育延迟等症状，继发有高催尿乳素血症，垂体增大甚至出现垂体瘤，符合 Van Wyk-Grumbach 综合征表现。

三、按　语

在临床中不仅存在常见病和多发病，还存在一些病因不明的、比较罕见的疾病。通过病例的学习主要让学生掌握生长发育迟缓的诊治思路、常见疾病的诊断及鉴别诊断，培养学生对生长发育迟缓的临床思维方法。另外，本病例为疑难病例，通过对本病例的学习，学生应掌握一些疑难病例的诊治思路，对临床一些存在多种情况，病情比较复杂，无法用单一疾病解释的疾病，应考虑到少见的临床综合征。本例患者用原发性甲状腺功能减退症、先天性肾上腺皮质增生症、多囊卵巢综合征等都无法完全解释，综合临床表现符合 Van Wyk-Grumbach 综合征。

四、思　考　题

本病例随访过程中应重点观察哪些临床指标，这些临床指标如何变化对诊断 Van Wyk-Grumbach 综合征有帮助？

（赵　伟）

案例 51　反复四肢关节肿痛，纳差、乏力

一、病　历　摘　要

患者男性，44 岁，因反复四肢关节肿痛 20[+]年，纳差、乏力 5 年，加重 1 周于 2013 年 5 月 20 日入院。

患者 20[+]年前明确诊断为痛风性关节炎，予抗炎止痛治疗后症状消失。此后未规范治疗，关节疼痛反复发作，并逐渐侵及踝关节、膝关节、指指关节、掌指关节、腕关节，并出现痛风石，

每次关节疼痛发作时自行服用"双氯芬酸钠"或在诊所使用"地塞米松"治疗，12⁺年前始关节疼痛发作日益频繁，每月至少使用地塞米松10mg静脉滴注2～3次治疗，10年前出现纳食较前减少，乏力，困倦，腹部膨隆，腹部紫纹，并逐渐加重，无法工作，1周前关节肿痛加重，纳差，乏力加重，为系统诊治入院。6年前诊断为糖尿病，予胰岛素治疗，余病史无特殊。

查体 体温36℃，心率70次/分，呼吸20次/分，血压110/70mmHg，神清，精神差，少气懒言，形体肥胖，肺心查体无明显异常，腹部膨隆，腹部见多条宽的紫色竖条纹，腹无压痛，肝脏未触及，无移动性浊音，四肢关节畸形、肿胀、压痛，多关节附着多个痛风石。舌暗红，苔黄腻，脉弦滑。

辅查 血尿酸612μmol/L，两次24小时尿尿酸分别2.82mmol、2.00mmol，血沉48mm/h，C反应蛋白30.41mg/L，皮质醇（0am）1.20nmol/L（102.27～536.22nmol/L），皮质醇（4pm）0.52nmol/L（80.16～478.17nmol/L），皮质醇（8am）1.20nmol/L（102.27～536.22nmol/L），促肾上腺皮质激素（8am）2.12pmol/L（正常参考值小于10.21pmol/L），类风湿因子、抗O正常，抗双链DNA抗体、抗核抗体等自身抗体阴性，空腹血糖9.2mmol/L，糖化血红蛋白9.9%，三大常规、肝肾功能未见明显异常。泌尿系B超未见结石。

治疗上，中医予白虎加桂枝汤加减内服清热通络、祛风除湿，待患者急性期症状控制后，改为独活寄生汤加减内服培补肝肾、舒筋止痛。西医方面，秋水仙碱0.5mg，每日3次，疼痛缓解后逐渐减量，症状复发加重时加用非甾体抗炎药双氯芬酸缓释片75mg（每日1次）对症治疗，碳酸氢钠1g，每日3次，以碱化尿液，苯溴马隆25mg，每日1次，1周后加至50mg，每日1次，氢化可的松片20mg，每日1次（8am），10mg，每日1次（12N），10mg，每日1次（4pm），根据症状、电解质情况调整剂量，胰岛素控制血糖。经治疗3天后关节红肿热痛明显减轻，纳差、乏力好转，治疗2周后患者饮食基本恢复正常，关节肿痛消失，基本能正常行走，血尿酸降至417μmol/L，病情好转出院，出院后继续坚持中西医结合治疗，随访至今，目前服用氢化可的松20mg（8am），10mg（4pm），苯溴马隆50mg，每日1次，秋水仙碱0.5mg，每日1次，关节肿痛未再发作，痛风石变小甚至消除，纳差明显改善，稍有乏力，已能正常工作，血尿酸350μmol/L。

出院诊断 中医诊断：（1）痹证（热痹）

（2）虚劳（脾肾亏虚）

西医诊断：（1）痛风

痛风性关节炎

痛风石

（2）继发性肾上腺皮质功能减退症

（3）类固醇性糖尿病

二、案 例 解 析

痛风属于中医学"痹证"范畴，肾上腺皮质功能减退属于中医学"虚劳"范畴。痛风急性期属于热痹，治疗原则上应以清热利湿、化痰祛瘀等"驱邪"为主，然患者有虚劳，正气亏虚，单纯驱邪易耗伤正气，加重虚劳病情，故这类患者治疗应驱邪与扶正并行，攻补兼施。结合患者病情，先予白虎加桂枝汤加减清热利湿，驱邪止痹，同时佐以健脾益气、扶助正气之品。顽固性痛风慢性期属于尪痹，系痛风日久，气血津液亏耗，痰、湿、瘀留滞关节，正气不足，易感风寒湿邪，经脉闭阻，不通、不荣而发为痹。尪痹患者正气亏虚已然十分明显，若合并虚劳则正气虚损更为严重，故治疗上应着重于扶正，补益肝肾、扶助正气为基本原则，兼以温经散寒，通络止痛，治疗以独活寄生汤补益肝肾，重用黄芪以扶助正气，酌加乌梢蛇、白花蛇等通络之品，白术健脾和胃。根据不同的时期选择不同的中医治法，收到了较好效果。

痛风合并继发性肾上腺皮质功能减退症的患者中医内治应注意以下几点：①驱邪必须适度，以临床症状缓解即可，切勿大量长期使用攻伐之品以致正气亏耗，甚至导致脱证等严重后果；②积极扶助正气，不论是急性期或慢性期均须扶助正气，扶正以驱邪，目标是维持机体处于正气内存，而邪不可干的状态；③调和脾胃，保持脾胃功能的健运应贯穿于治疗的始终，健运脾胃和防治药石伤胃是保证治疗成功的关键，脾胃健运，水谷精微等得以正常的摄取和吸收，宗气充足从而更好地滋养元气，脏腑关节得以滋养和温化，功能得以正常运行，关节留滞的代谢产物就可以及时清除，从而从根本上治疗痹证。

西医治疗要注意以下两个方面：

一是痛风的治疗是关节炎症和血尿酸的综合管理，控制血尿酸水平是痛风治疗的重点。根据 24 小时尿尿酸的排泄情况选择降尿酸药物，24 小时尿尿酸大于 4.8mmol，说明尿酸生成增多，宜选择抑制尿酸生成的药物如别嘌醇（作用是抑制尿酸生成），若 24 小时尿尿酸小于 3.6mmol，说明尿酸排泄减少，可单独使用促进尿酸排泄的药物或联合使用抑制尿酸合成及促进尿酸排泄的药物。本例患者尿酸排泄减少，故选择促尿酸排泄药物苯溴马隆为降尿酸药物。痛风治疗指南明确规定，降尿酸药物在急性期不主张使用，应在急性期症状控制 2 周后方能使用，可临床有些患者没有明显的间歇期，关节疼痛发作频繁，若按指南规定，则始终无法使用降尿酸药物，尿酸持续维持在高水平会导致更多的尿酸盐沉积在关节，加重关节病变和痛风石形成。就此患者的治疗，不论患者目前处在急性期还是慢性期，均应采用降尿酸药物控制尿酸，同时配合小剂量秋水仙碱，在关节疼痛严重时加用非甾体抗炎药，既可以降低患者血尿酸，也可以防治关节疼痛。

二是糖皮质激素在痛风合并继发性肾上腺皮质功能减退症中的使用有 3 个作用。作用一，替代治疗，补充糖皮质激素不足，纠正肾上腺皮质功能低下；作用二，预防肾上腺皮质危象，痛风急性发作时，机体因应激可诱发急性肾上腺皮质功能减退，甚至出现肾上腺皮质危象，激素的使用可以有效防治肾上腺危象的发生；作用三，皮质激素可以抗炎止痛，控制关节炎。因此，在该患者的治疗过程中，佐以糖皮质激素治疗取得了明显的效果。

三、按　语

很多痛风患者由于长期使用激素治疗，导致了继发性肾上腺皮质功能减退、类固醇性糖尿病。本案例具有典型痛风表现，如关节炎及痛风石，且出现了继发性肾上腺皮质功能减退及类固醇性糖尿病，是比较典型的教学案例。当同学们临床遇见痛风患者，出现明显纳差及腹部紫纹、向心性肥胖的时候，应考虑是否合并有药物性皮质醇增多症，应仔细追问患者是否有糖皮质激素使用病史，并行皮质醇及促肾上腺皮质激素的检测。本案例诊断并不难，但治疗上应注意：①痛风的中医治疗应分期论治，急性期以清热利湿、通络止痛为主，而慢性期则以补肾健脾、通利关节为主；②痛风性关节炎慢性迁移期降尿酸治疗时，为防治关节炎症加重，可考虑同时使用小剂量秋水仙碱；③类固醇性糖尿病属于糖尿病的特殊类型，治疗上首先考虑使用胰岛素控制血糖。

尺有所短，寸有所长，中西医结合治疗痛风较单纯的中医或西医治疗优势比较明显，体现在以下几个方面：①西医非甾体抗炎药和秋水仙碱的使用对痛风急性发作的症状缓解有特效，可迅速缓解症状；②中药内服可以缓解患者症状，而且可以调和脾胃，减少西药的胃肠道症状，改善依从性，提高疗效；③中西医结合治疗痛风，可扬长避短、优势互补，提高疗效，减少不良反应。

四、思 考 题

（1）为什么降尿酸治疗可使痛风石变小甚至消除？

（2）继发性肾上腺皮质功能减退症与原发性肾上腺皮质功能减退症如何鉴别？

（赵　伟）

案例 52　睾丸发育不良、糖耐量减低及低骨量

一、病 历 摘 要

患者男性，20 岁，因睾丸发育不良 8 年，2013 年 7 月 2 日入院。

1995 年，父母发现患者（12 岁）出现阴茎逐渐增长增大，但睾丸未见明显增大，伴乏力，反应稍迟钝，未诊治。现身体乏力逐渐加重，无法进行正常工作，在当地医院考虑为消化系统疾病，治疗后无明显好转，现为求系统诊治收入院。入院时患者全身明显乏力，呈持续性，无肌肉疼痛，无皮疹，无头晕头痛，伴消瘦，口干，多食，无多饮多尿，无多汗、怕热、心悸等症，无长期低热、盗汗、咳嗽、咯痰等，无尿急、尿频、尿痛，无厌食、恶心、呕吐、腹痛、腹泻，无明显色素沉着，大小便正常。

既往病史无特殊，第二胎第二产，顺产，无窒息史，患者喂养史与同龄人无明显差异，自幼消瘦，反应稍迟钝，学习成绩差，14 岁有过性生活史，但无射精，无遗精，无身高骤长，形体一直消瘦，无睾丸炎症及放射治疗等病史。患者有一同胞兄弟，发育正常，父母发育正常，非近亲结婚，有长期接触农药史，患者出生时父亲 26 岁，母亲 24 岁。

查体　体温 36.4℃，心率 68 次/分，呼吸 20 次/分，血压 92/66mmHg，身高 170cm，

体重 39kg，BMI 13.5，神清，形体消瘦，类无睾体型，反应稍迟钝，声音稍尖细，唇周少许细须，四肢毛发稀疏，腋毛、阴毛稀少，喉结不明显，四肢细长，指尖距为 174cm，身高 170cm，上半身 82cm，下半身 88cm，乳房未见明显发育，肺部、心脏、腹部及神经系统查体无明显异常，外阴无明显畸形，阴茎长为 6cm，双侧睾丸大小约 1cm×1cm×1cm，Tanner I 期，质软，无压痛，阴囊皮肤色素沉着，中缝融合。

辅查　促卵泡生成素 37.89mU/ml↑，促黄体生成素 34.54mU/ml↑，催乳素 25.02ng/ml↓，总睾酮 1.74ng/ml，游离睾酮 1.48pg/ml↓，双氢睾酮 102.78pg/ml，17-羟孕酮 0.22ng/ml↓，硫酸去氢表雄酮 40.18μg/dl↓，外周血染色体核型 48，XXXY（图 6-2），血 β 人绒毛膜促性腺激素正常，皮质醇节律正常，甲状腺功能正常，结核全套正常。葡萄糖耐量试验：空腹 4.95mmol/L，1 小时 11.40mmol/L，2 小时 8.95mmol/L，3 小时 6.24mmol/L。胰岛素释放试验：空腹 48.4pmol/L，1 小时 230.2pmol/L，2 小时 230.2pmol/L，3 小时 179.6pmol/L。糖化血红蛋白 6.3%，胰岛素自身抗体、胰岛细胞抗体、谷氨酸脱羧酶抗体均为阴性。人绒毛膜促性腺激素兴奋试验：总睾酮(T)-15 分钟 1.74ng/ml，0 小时 1.94ng/ml，24 小时 1.90ng/ml，48 小时 2.80ng/ml，72 小时 1.71ng/ml。三大常规、肝肾功能、电解质、血脂等无明显异常。B 超见左睾丸 1.5cm×1.0cm×0.8cm，右睾丸 1.4cm×1.1cm×0.8cm，双侧睾丸表面光滑，内部回声均匀，双侧附睾未见增大，鞘膜腔内未见异常积液。CDFI 睾丸、附睾内未见明显异常血流信号；前列腺大小 2.1cm×3.0cm×1.6cm，未见占位性病变，精囊未见明显异常，心脏 B 超未见明显异常，腹部及泌尿系 B 超未见明显异常。膝关节 X 线检查见骨骺线未闭合，头颅 X 线检查未见明显异常。垂体 CT 平扫+增强见垂体较饱满，垂体左侧见一大小约 4mm×3mm 小结节样轻度延迟强化灶，考虑垂体微腺瘤，肾上腺 CT 平扫+增强未见明显异常。定量 CT 骨密度检查见左侧髋关节骨质 CT 值相当于羟基磷灰石等效密度 0.645g/cm^{-3}③，（T 值-2.39），腰 2～4 椎体松质骨平均 CT 值相当于羟基磷灰石等效密度 135.2mg/cm^3（正常大于 120mg/cm^3），提示左髋关节低骨量。

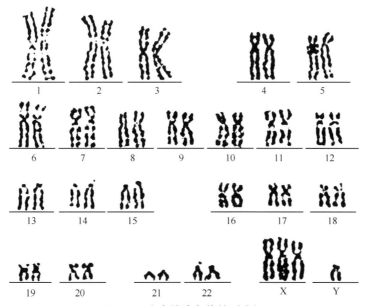

图 6-2　患者的染色体核型分析

治疗上，中医以肾气丸加减补肾益精填髓，西医以十一酸睾酮替代、补充钙及维生素D治疗。

出院诊断　中医诊断：五迟、五软（脾肾两虚）

西医诊断：（1）Klinefelter综合征

（2）糖耐量减低

（3）低骨量

二、案例分析

患者以"睾丸发育不良"为主症，属于中医学"五迟、五软"范畴，与肾、脾相关，肾为先天之本，与睾丸发育不良关系最为密切。肾藏精，主生殖，《素问·上古天真论》即指出"丈夫八岁，肾气实，发长齿更。二八，肾气盛，天癸至，精气溢泻，阴阳和，故能有子"，强调肾精在男性生长发育中的重要作用。中医学认为肾精的盛衰决定了男子的生长发育能力，肾精亏虚是男性性器官及其功能不能正常形成的主要原因。精有先天与后天之分，先天之精即生殖之精，后天之精即水谷之精、五脏六腑之精。后天之精的化生，有赖于先天之精；先天之精的充养，有赖于后天之精，故有"先天生后天，后天养先天"之说。该患者先天不足，肾精亏虚，致睾丸发育不良；后天脾胃虚弱，气血生化无权，后天失养则疲软乏力。治疗上，应重视"脾肾双补"之法，补先天以滋后天，补后天以养先天。常用的补肾填精、益气健脾的药物有生熟地、太子参、川续断、益母草、枸杞子、沙苑子、茯苓、山萸肉、淫羊藿、杜仲、鹿茸等，临床随症加减，通过脾肾双补法达到补肾生精、健脾之效，从而促进睾丸发育。

Klinefelter综合征是一种男性常见的染色体异常性疾病，是男性不育症最常见的遗传学病因之一，发病率在男性中为0.1%～0.2%，在不育症男性中占3.1%。典型Klinefelter综合征的表现为身材瘦长，胡须及阴毛稀少，睾丸小，质地软（韧），阴茎发育不良，不育等。在这些临床表现中，最有诊断价值的是小睾丸，双侧睾丸之和平均为5.5ml（0.8～27.7ml）。Klinefelter综合征通过病史、临床表现、查体及辅助检查即可做出初步诊断，诊断的金标准是染色体核型分析，必要时进行睾丸组织活检。本例患者临床特征完全符合Klinefelter综合征表现，双侧睾丸容积之和为2.4ml（左、右睾均为1.2ml），属于典型小睾丸、卵泡刺激素、黄体生成素水平高而游离睾酮水平低，人绒毛膜促性腺激素兴奋试验为阴性，染色体核型48，XXXY，属于少见核型，且排除睾丸炎症及放射治疗等其他引起睾丸功能减退的疾病。因此本例诊断为Klinefelter综合征是明确的。

Klinefelter综合征患者糖尿病的发生率显著增加，在西方国家发病率可高达15%～50%，而在日本为6.8%，我国Klinefelter综合征人群糖尿病发生率为20.5%，糖耐量减低发生率为7.7%。目前认为染色体异常、睾酮水平降低、体重进行性增加、急性胰腺炎、高三酰甘油血症，是Klinefelter综合征人群糖代谢异常的重要危险因素。虽然Klinefelter综合征合并糖代谢异常的报道并不少，但48，XXYY型Klinefelter综合征合并糖代谢异常的报道较少。本例患者葡萄糖耐量试验提示糖耐量减低，糖化血红蛋白增高，胰岛素释放试验提示高胰岛素血症、胰岛素抵抗，自身抗体阴性可排除1型糖尿病，考虑为Klinefelter综合征所致的糖耐量减低。

Klinefelter 综合征患者合并低骨量或骨质疏松症与睾酮的缺乏直接相关，睾酮主要作用表现在间接合成蛋白，促使骨内胶原形成，只有骨内胶原形成得到充分的保障，钙、磷等矿物质才能更好地在骨内沉积；另一方面睾酮可在骨内转化为二氢睾酮，二氢睾酮对骨细胞的增殖起直接增强作用。本例患者定量 CT 骨密度检查发现左侧髋关节低骨量，结合临床资料考虑低骨量为 Klinefelter 综合征所致。

三、按　　语

本案例是一个典型病案，患者身材瘦长，胡须及阴毛稀少，睾丸小，阴茎发育不良，染色体核型等临床特征完全符合 Klinefelter 综合征表现，通过本案例的学习，同学们对 Klinefelter 综合征将会产生较为深刻的印象，会激发其进一步学习该疾病的兴趣，为临床上遇到类似病例提供一个诊治方向，是一个很好的教学案例。另外，本病例亦是一个少见病例，Klinefelter 综合征最为常见的核型为 47，XXY，约占 80%；嵌合型占 15%，包括 46，XY/47，XXY；45，X/46，XY/47，XXY；46，XX/47，XXY 等；核型 48，XXXY；48，XXYY；49，XXXXY 等较少见，罕见核型 48，XXXY 的 Klinefelter 综合征合并糖耐量减低及低骨量的报道。本例 Klinefelter 综合征患者染色体核型为少见的 48，XXXY，而且合并有糖耐量减低和低骨量，实属少见。通过本案例的学习，同学们将会对 Klinefelter 综合征形成一个全面、深入的认识，培养其临床诊疗思维。

四、思　考　题

人绒毛膜促性腺激素兴奋试验的原理和临床意义是什么？

（赵　伟）

案例 53　口渴、多饮、多尿，血糖升高（1）

一、病 历 摘 要

患者女性，64 岁。因口渴、多饮、多尿 5 天于 2017 年 10 月 9 日入院。

患者 5 天前无明显诱因出现口渴、多饮、多尿，每日饮水量及尿量约 2500ml，无消瘦、多食易饥等症，门诊就诊，查空腹血糖 12.0mmol/L，以"糖尿病"收入院。入院症见口渴、多饮、多尿，时感乏力，无消瘦、多食易饥，无视物模糊、肢端麻木、皮肤瘙痒等症，大便调，精神纳眠如常。

既往史无特殊。其母亲、姊妹有 2 型糖尿病病史。

查体　身高 162cm，体重 79kg，BMI 30.1。形体偏胖，舌质淡暗，苔薄白，脉细涩。心肺腹无特殊，双足背动脉搏动减弱。

辅查　心电图：①窦性心律（心室率 70 次/分）；②电轴左偏。生化：谷丙转氨酶 43U/L↑，白球比 1.36↓，γ 谷氨酰转肽酶 69U/L↑，葡萄糖 10.26mmol/L↑。胸片：主动脉硬化。超敏 C 反应蛋白：3.2mg/L。尿微量蛋白、尿常规、血常规、凝血功能、甲状腺功能未见异常。糖尿病自身抗体阴性。胰岛功能提示如下（表 6-1）。

表 6-1　胰岛功能检测

时间	C 肽（ng/ml）	胰岛素（μU/ml）
空腹	3.41	16.75
餐后半小时	3.92	19.01
餐后 1 小时	4.46	26.96
餐后 2 小时	5.19	27.36
餐后 3 小时	4.46	15.11

中医辨证为气阴两虚兼瘀证，治疗以益气养阴、活血化瘀为法，方选全国名老中医凌湘力教授经验方糖通饮加减，具体拟方：黄芪 20g，地骨皮 12g，熟地 12g，山药 12g，山萸肉 12g，丹皮 10g，泽泻 12g，茯苓 10g，丹参 12g，草决明 10g，甘草 3g，水煎服，日 1 剂，日 3 次。穴位贴敷双肾俞、肝俞、脾俞、足三里、气海、血海以调理脏腑功能。

低脂糖尿病饮食，监测七段血糖，糖尿病宣教，胰岛素泵治疗，待血糖控制平稳后停用胰岛素泵，改予门冬胰岛素 30 早、晚餐前皮下注射控制血糖，阿卡波糖延缓肠道糖吸收（具体用药及血糖情况见表 6-2）；长春西汀静脉滴注扩张血管改善循环；经治疗血糖控制平稳后，停用所有降糖药，患者于 2017 年 10 月 27 日出院。

出院诊断　中医诊断：消渴（气阴两虚兼瘀）

西医诊断：2 型糖尿病

患者出院后未使用降糖药，监测血糖情况如下（表 6-3）。

二、案 例 解 析

患者以"口渴、多饮、多尿"为主症，属中医学"消渴"范畴；患者老年患病，体虚，肾为先天之本，主藏精，肾阴亏虚则虚火内生，上灼心肺，见烦渴多饮；肾气亏虚，开阖固摄失权，气化失司，水谷精微直趋下行，见多尿；气阴亏虚，肌肉筋脉失于濡养，见肢软乏力；气为血帅，气行则血行，气虚则血瘀，见舌质淡暗，脉涩；阴虚则见脉细；纵观舌脉症，属消渴之气阴两虚兼瘀证。糖通饮以六味地黄丸为基础，在补肾阴基础上进行加味，配以益气、清虚热、活血凉血药物，以达益气养阴、活血化瘀之功；同时配合穴位贴敷调理脏腑功能。

糖尿病的诊断，首先排除非糖尿病情况引起的血糖、尿糖增高，糖尿病诊断成立后，再进行糖尿病分类。根据发病机制，大部分糖尿病分为两大类，即 1 型糖尿病（胰岛素分泌的绝对缺乏）、2 型糖尿病[胰岛素抵抗和（或）胰岛素分泌不足]。

表6-2 七段血糖监测及胰岛素、阿卡波糖用量

日期	空腹血糖 (mmol/L)	早餐后2小时血糖 (mmol/L)	中餐前血糖 (mmol/L)	中餐后2小时血糖 (mmol/L)	晚餐前血糖 (mmol/L)	晚餐后2小时血糖 (mmol/L)	睡前血糖 (mmol/L)	基础率 (U/h)	早餐前 (U)	中餐前 (U)	晚餐前 (U)	早餐时	中餐时	晚餐时
								胰岛素用量				阿卡波糖1片（50mg）		
								胰岛素泵治疗（门冬胰岛素）						
10月9日	12.0	13.3	12.7	10.7	8.3	15.9	12.4							
10月10日	9.1	15.3	8.4	11.4	6.8	9.1	7.0	0.6	5	5	5			
10月11日	6.9	8.6	5.3	11.7	6.8	8.4	7.0	0.6	5	5	5			
10月12日	7.9	12.7	5.2	9.7	11.0	9.6	8.4	0.7	6	6	6			
10月13日	6.9	9.0	8.9	10.8	7.8	8.7	9.0	0.8	6	6	6			
10月14日	6.2	8.8	8.9	7.7	8.5	7.6	6.9	0.8	6	6	6			
10月15日	5.6	6.8	5.1	8.2	5.7	6.9	6.2	0.8	6	6	6			
10月16日	5.4	7.8	6.9	7.9	8.0	9.8	7.6	改用预混门冬胰岛素30						
10月17日	5.6	5.9	4.2	10.9	7.4	7.6	4.7		18		16			
10月18日	4.7	8.5	7.6	8.3	9.7	9.1	6.0		16		14			
10月19日	4.9	4.7	3.9	8.7	10.4	7.4	5.6		16		12			
10月20日	5.2	7.5	6.8	6.9	7.6	8.7	7.2		14		12	1/2	1/2	1/2
10月21日	5.1	6.7	4.2	8.8	8.4	6.2	6.4		12		12	1/2	1/2	1/2
10月22日	4.6	6.3	4.3	10.1	7.6	5.5	5.1		12		10	1/2	1/2	1/2
10月23日	4.5	5.7	4.4	9.5	8.4	7.9	6.3		8		8	1/2	1/2	1/2
10月24日	4.9	6.8	6.1	7.5	5.9	6.8	7.0		8		8	1/2	1/2	1/2
10月25日	5.3	6.1	4.9	6.7	6.7	6.6	5.6		6		8	1/2	1/2	1/2
10月26日	5.2	4.3	5.9	7.7	7.3	7.6	6.6		4		6	1/2	1/2	1/2
10月27日	患者出院													

表 6-3　出院后未使用降糖药血糖监测

日期	空腹血糖（mmol/L）	早餐后 2 小时血糖（mmol/L）	中餐前血糖（mmol/L）	中餐后 2 小时血糖（mmol/L）	晚餐前血糖（mmol/L）	晚餐后 2 小时血糖（mmol/L）	睡前血糖（mmol/L）
2017 年 11 月 3 日	5.7	6.6	6.6	7.9	6.8	7.6	5.7
2017 年 12 月 23 日	5.8	6.8	7.1	6.9	5.3	7.0	7.3
2017 年 12 月 31 日	5.6	7.0	6.1	7.8	6.6	6.7	6.4
2018 年 1 月 8 日	5.1	6.2	5.6	7.8	7.1	6.4	5.7

　　该患者为老年女性，因口渴、多饮、多尿 5 天为主诉，近期无手术、感染、应激情况，无特殊药物服用史；有糖尿病家族史。体型偏胖，身高 162cm，体重 79kg，BMI 30.1，双足背动脉搏动减弱；血糖升高，糖尿病自身抗体阴性；胰岛功能受损，甲状腺功能未见异常。综合患者症状、体征、辅查、病史，诊断为 2 型糖尿病。1 型糖尿病多以青少年发病，机体内绝对缺乏胰岛素，结合患者胰岛功能即可排除。甲状腺功能亢进时，机体以高代谢为特点，可有口渴、多饮、多食易饥、消瘦等症，结合患者甲状腺功能无异常即可排除。

　　患者为初发 2 型糖尿病患者，结合患者血糖及胰岛功能，选用胰岛素强化治疗方案。胰岛素泵治疗通过模拟生理性胰岛素分泌，使血糖快速达到平稳，血糖控制平稳后，停用胰岛素泵，改用预混胰岛素早、晚餐前两次注射，根据血糖情况调整剂量，直至停用全部降糖药，后期监测血糖均在正常范围。对于该患者而言，胰岛素的强化治疗成功地改善了患者胰岛功能，而后停用所有降糖药，使患者进入"蜜月期"。

　　胰岛素强化治疗是在严密的血糖监测下，使用胰岛素模拟人体内胰岛素分泌规律，使血糖更接近生理范围。对于 2 型糖尿病患者而言，越早使用胰岛素强化治疗效果越好。机体在高血糖状态下，糖毒性导致胰岛细胞功能受损，血糖下降，糖毒性解除后，胰岛细胞功能可大幅度恢复，从而诱导出糖尿病"蜜月期"。在此"蜜月期"间，患者的胰岛素用量明显减少，个别患者甚至可停用胰岛素，这样使患者经济负担大幅度减少，生活质量得以提高。

三、按　　语

　　2 型糖尿病患者在糖尿病人群中比例最高，约占 95%，其治疗体现个体化。控糖治疗用药方案众多，可供选用的胰岛素、口服药达数十种。不同患者的治疗体现个体化，依据不同个体的代谢特点，选择不同药物，制订个体化治疗方案。初发 2 型糖尿病患者选用胰岛素强化治疗临床疗效肯定。对于该患者而言，不采用胰岛素强化治疗，改用其他方案，仍能控制血糖平稳，但患者需要服药，同时还要承担由此带来的经济压力。经胰岛素强化治疗后，成功改善患者胰岛功能，停用所有降糖药，使患者进入"蜜月期"。不单使患者血糖得到有效控制，同时减轻患者的经济负担，使患者痛苦减少、依从性高。在临床中诊治患者过程中，医生应结合患者的个体情况，尽量选择患者依从性高、经济负担轻、疗效好的治疗方案。

四、思 考 题

（1）一个糖尿病患者就诊时已使用胰岛素治疗，如何测定胰岛功能？原理是什么？
（2）胰岛素分几代，每一代胰岛素的特点是什么？

参 考 文 献

高政南. 2012. 短期胰岛素泵强化治疗对不同病程 2 型糖尿病的疗效及安全性研究[C]. 第五届全国中西医结合内分泌代谢病学
术大会暨糖尿病论坛论文集，231-232.
中华医学会糖尿病学分会. 2013. 新诊断 2 型糖尿病患者短期胰岛素强化治疗专家共识[J]. 中华医学杂志，93（20）：1524-1526.

（王小星）

案例 54　口渴、多饮、多尿，血糖升高（2）

一、病 历 摘 要

患儿女性，10 岁，因口渴、多饮、多尿20+天，于 2018 年 2 月 2 日入院。

患儿 20+天前无明显诱因出现口渴、多饮、多尿，偶有多食易饥，无消瘦，生长发育如同龄儿，就诊于某医院，查空腹血糖 15～16mmol/L，餐后 2 小时血糖 25～28mmol/L，诊断为"1 型糖尿病"，目前未使用降糖药物治疗，今为求中西医结合系统治疗来诊，门诊以"1 型糖尿病"收入院。入院症见：口渴、多饮、多尿，偶有乏力、视物模糊，生长发育无异常，精神、纳眠可，大便调。既往史无特殊。患儿为平产儿，母乳喂养，喂养史无异常，生长发育如同龄儿童。月经未来潮。其外公患有"2 型糖尿病"，否认其他家族遗传病史。

查体　身高 141cm，体重 31kg，BMI 15.59。形体偏瘦，舌淡红、苔薄白、脉细。未见性毛发育。胸廓对称无畸形，双乳未发育，心肺腹无异常。双侧足背动脉搏动无减弱。

辅查　空腹血糖 13.3mmol/L；糖尿病自身抗体：IA-2A-120KD（＋）、GADA-65KD（＋）、ICA-64KD（＋）、ICA-40KD（－）、IAA-5.8KD（－）；性激素：孕酮 0.01nmol/L，睾酮 0.62nmol/L，雌二醇 91.99pmol/L，催乳素 89.26mU/L，黄体生成素 0.01U/L，卵泡刺激素 3.53U/L。心电图：窦性心律（心室率 82 次/分），电轴不偏；血常规、生化全套、凝血象、甲状腺功能未见异常；胸部正侧位片双肺内未见实质性病变；心脏彩超示心内结构大致正常，左心收缩功能正常范围；胰岛功能见表 6-4。

表 6-4　胰岛功能

时间	C 肽（ng/ml）	胰岛素（μU/ml）
空腹	<0.010	<0.010
餐后半小时	<0.010	<0.010
餐后 1 小时	<0.010	<0.010
餐后 2 小时	<0.010	<0.010
餐后 3 小时	<0.010	<0.010

中医辨证为肾阴亏虚，治疗以滋阴补肾为法，予中药内服，方选六味地黄丸加减，具体拟方：熟地 12g，山药 12g，泽泻 12g，茯苓 10g，山萸肉 12g，丹皮 10g，甘草 3g。水煎服，日 1 剂，分 3 次服。西医予胰岛素泵治疗控制血糖（具体用药及血糖情况见表 6-5）；经治疗后患儿血糖控制良好，于 2018 年 2 月 13 日出院。

表 6-5　七段血糖监测及门冬胰岛素用量

时间 （2018 年）	空腹血糖 （mmol/L）	早餐后 2 小时血糖 （mmol/L）	中餐前 血糖 （mmol/L）	中餐后 2 小 时血糖 （mmol/L）	晚餐前 血糖 （mmol/L）	晚餐后 2 小 时血糖 （mmol/L）	睡前血糖 （mmol/L）	胰岛素泵：门冬胰岛素			
								基础 率 U/h	早餐 前（U）	中餐 前（U）	晚餐 前（U）
2月2日	13.3	21.8	16.9	15.0	18.0	19.5	17.0				
2月3日	12.3	16.7	16.2	13.8	12.9	14.0	14.7	0.3	3	3	3
2月4日	7.0	10.4	9.4	9.8	10.3	12.8	11.2	0.4	3	3	4
2月5日	7.5	9.5	6.4	7.8	8.3	8.7	9.1	0.4	3	3	5
2月6日	6.9	7.4	6.7	9.9	7.2	9.5	8.1	0.5	3	3	5
2月7日	6.5	10.3	9.5	7.4	6.7	8.7	5.6	0.5	4	3	5
2月8日	4.0	15.1	10.9	7.0	6.9	9.0	8.2	0.4	4	3	5
2月9日	5.9	9.5	8.4	5.9	9.7	8.1	7.4	0.4	4	3	5
2月10日	5.7	8.0	7.0	6.8	6.0	3.9	7.4	0.4	4	3	5
2月11日	5.6	7.5	6.7	7.5	6.0	6.9	8.8	0.4	4	3	4
2月12日	5.4	7.4	6.8	7.0	6.9	8.0	7.3	0.4	4	3	4
2月13日	5.5	6.7					患者出院				

出院诊断　中医诊断：消渴（肾阴亏虚）

西医诊断：1 型糖尿病

二、案　例　解　析

患儿以"口渴、多饮、多尿"为主症，属中医学"消渴"范畴。消渴最早记载于《黄帝内经》，病机以阴虚为本，燥热为标，两者互为因果。患儿年幼发病，先天素体不足，肾阴亏虚，阴精不足致阴虚火旺，上蒸肺、胃，肺热炽盛，耗液伤津，故口渴、多饮；肺主治节，阴虚燥热伤肺，治节失职，水不化津，直趋直下，故多尿；舌淡红、苔薄白、脉细为肾阴亏虚之象。其病位在肾、肺、胃，病性为本虚标实证。治疗以滋阴补肾为法，予中药内服，方选六味地黄丸加减。

患者青少年发病，以口渴、多饮、多尿为主诉，偶有乏力、视物模糊。生长发育无异常，近期无手术、感染、应激情况，无特殊药物服用史，有糖尿病家族史胰岛功能示胰岛素分泌绝对缺乏，空腹血糖 13.3mmol/L，糖尿病自身抗体：IA-2A-120KD（+）、GADA-65KD（+）、ICA-64KD（+）、ICA-40KD（-）、IAA-5.8KD（-），尿糖 3mmol/L。结合患者发病年龄、症状、辅助检查支持 1 型糖尿病诊断。

1 型糖尿病治疗必须终身依赖胰岛素，在使用胰岛素治疗时，可以酌情使用双胍类、α-糖苷酶抑制剂等。本病主要见于儿童、青少年，这部分人群处于生长发育阶段，不能通过严格限制饮食来控制血糖，应营养均衡，尽量不影响患儿生长发育，在饮食种类、量上寻找到相对适宜的胰岛素剂量，形成个体化，制订合理的饮食、运动方案。

胰岛素的使用常以胰岛素泵（短效）或每天四次胰岛素注射（三短一长）为主，两种方式都模拟人的生理胰岛素分泌。亦可使用预混胰岛素，但因其释放模式不能接近生理性，疗效不如前两种方式理想。1 型糖尿病患者机体本身无胰岛素抵抗存在，胰岛素用量常不会太大，基本在正常需要量以内。本病比其他类型糖尿病更容易发生糖尿病酮症酸中毒，病情急，病情重，应注意及时补液、纠酸、降糖、保持电解质平衡。要加强对患者的宣传教育，医患合作，做好血糖的长期管理，减少危重情况发生，延长寿命，降低病残率、病死率。

三、按　　语

1 型糖尿病发病率偏低，约占糖尿病患病率的 10%，多以青少年发病，但不只在青少年时期发病。成人迟发性自身免疫糖尿病，又称 1.5 型糖尿病，该型糖尿病本质上属于 1 型糖尿病；2 型糖尿病患者胰岛细胞损伤逐渐加重，直至胰岛 B 细胞完全破坏，此时本质上即是 1 型糖尿病。1 型糖尿病发病机制为在遗传、病毒感染等因素参与下，主要由免疫介导引起胰岛 B 细胞选择性破坏。以胰岛素绝对缺乏为特点，诊断并不复杂，治疗依赖胰岛素的使用，胰岛素泵或者三短一长胰岛素注射为最佳方案，更接近生理性胰岛素分泌，便于控制血糖平稳。对患者而言，整个病程较长，需要患者有良好的依从性，需要医护工作人员做好宣教及管理工作。

四、思　考　题

1 型糖尿病可以使用促胰岛素分泌剂吗？为什么？

参　考　文　献

杨涛，郭立新，翁建平，等.2017.《中国 1 型糖尿病胰岛素治疗指南》解读[J]. 中华医学信息导报，32（1）：21.

（王小星）

案例 55 渐进性肥胖，伴胸闷气短

一、病 历 摘 要

患者男性，33 岁，因渐进性肥胖 20$^+$年，伴胸闷气短 1$^+$月，于 2016 年 3 月 23 日门诊。

患者 20$^+$年前开始出现渐进性肥胖，体重逐渐增加，曾通过加强运动调整，未控制饮食；1$^+$月前患者无明显诱因出现胸闷气短，现为中西医结合治疗来诊。症见：体型肥胖，偶有胸闷气短，头晕、乏力、嗜睡，精神可，纳食量多，夜尿 1 次/夜，大便调。既往史无特殊，平素喜食肥甘厚味，适龄结婚，育有 1 子，配偶及儿子均体健。其父亲肥胖，祖父有高血压病史，外婆、舅舅有糖尿病病史。

查体 身高 183cm，体重 127kg，BMI 38.02。发育正常，形体肥胖，呈均匀性，神清合作，动作欠灵活，舌质淡胖，苔腻，脉滑数。无满月脸、水牛背，全身皮肤无紫纹、痤疮、色素沉着，心肺腹无异常。

辅查 随机血糖 9.0mmol/L；血常规：平均红细胞容积 80.1fl，平均红细胞血红蛋白含量 25.4Pg，血小板计数 116×10^9/L；生化：总胆固醇 7.02mmol/L，三酰甘油 2.76mmol/L，高密度脂蛋白胆固醇 1.43mmol/L，低密度脂蛋白胆固醇 4.43mmol/L，葡萄糖 6.1mmol/L，淀粉酶 132U/L；小剂量地塞米松实验（小剂量午夜一次服药法）：服药前 24 小时尿 17 羟皮质类固醇 27.0μmol，服药 2 天后 24 小时尿 17 羟皮质类固醇 12.6μmol，较对照值减少 53.3%；糖耐量实验：空腹血糖 6.0mmol/L，餐后 1 小时血糖 9.0mmol/L，餐后 2 小时血糖 10.5mmol/L，餐后 3 小时血糖 7.6mmol/L；胰岛素：空腹胰岛素 30.6μU/ml，餐后 1 小时胰岛素 120.4μU/ml，餐后 2 小时胰岛素 152.3μU/ml，餐后 3 小时胰岛素 56.3μU/ml；心电图：窦性心律（心室率 94 次/分），电轴不偏，V$_4$～V$_6$T 波改变；心脏 B 超：二尖瓣、三尖瓣轻度反流，左室舒张功能减低；胸部正侧位片、甲状腺功能、性激素、血常规、肝炎标志物、骨代谢标志物、尿常规、凝血象、大便常规未见异常。

中医辨证为肥胖症之痰湿内阻证，以健脾利湿化痰为治疗法则，方选健脾化痰丸为主方，适量加用宽胸理气药物，拟方：法半夏 12g，炒白术 12g，瓜蒌壳 10g，陈皮 12g，茯苓 10g，枳实 9g，山楂 12g，莱菔子 12g，香附 12g，紫苏 10g，黄芩 6g，当归 9g，薤白 9g，丹参 12g，甘草 3g。水煎服，日 1 剂，分 3 次服。心理辅导，使患者对肥胖有正确的认识，树立信心，加强运动，逐渐控制饮食，二甲双胍口服改善胰岛素抵抗并减重，阿托伐他汀钙片口服调脂治疗。药物治疗及控制饮食、加强运动一年后，患者胸闷气短症状已不明显，体重下降约 15kg，测 BMI 33.45；糖耐量实验：空腹血糖 5.8mmol/L，餐后 1 小时血糖 7.9mmol/L，餐后 2 小时血糖 8.0mmol/L，餐后 3 小时血糖 7.4mmol/L；血脂：总胆固醇 5.02mmol/L，三酰甘油 2.3mmol/L，高密度脂蛋白胆固醇 1.53mmol/L，低密度脂蛋白胆固醇 4.0mmol/L。嘱患者继续饮食控制、加强运动、药物治疗，动态随访。

诊断　中医诊断：肥胖症（痰湿内阻）

西医诊断：（1）单纯性肥胖症

（2）糖耐量异常

（3）血脂异常

二、病 例 解 析

患者以"渐进性肥胖"为主症，属中医学"肥胖症"范畴，患者长期喜食肥甘厚味，损伤脾胃，脾为生痰之源，脾气损伤，水湿运化乏力，集聚体内，痰浊内生，发为肥胖；脾主四肢，脾虚痰湿内蕴，气机运行不畅，见四肢乏力；痰湿阻滞心脉、清窍，见胸闷气短、头晕、嗜睡；痰湿内阻，见舌质淡胖、苔腻、脉滑数；纵观舌脉症，本病当属肥胖之痰湿内阻证。治疗以健脾利湿化痰为法则，方选健脾化痰丸为主方进行加减，结合患者胸闷气短，适量加用当归、薤白、丹参等宽胸理气活血药物。

肥胖是体内脂肪积聚过多而呈现的一种状态。该患者体型肥胖，有家族史，糖耐量实验提示糖耐量受损，生化提示血脂异常，小剂量地塞米松实验结果示服用地塞米松后 17 羟皮质类固醇较对照值减少 53.3%，诊断为单纯性肥胖。对于该肥胖患者，考虑其糖耐量异常、血脂异常，均与其肥胖相关。

肥胖症的难点在于鉴别诊断。肥胖症按病因分为单纯性肥胖症和继发性肥胖症。单纯性肥胖症是肥胖症中最常见的一种，是多种严重危害健康疾病的危险因子。单纯性肥胖症与遗传、生活方式等因素有关；继发性肥胖症是继发于神经-内分泌-代谢紊乱基础上的肥胖症。引起继发性肥胖症的疾病主要有皮质醇增多症、下丘脑综合征、垂体疾病、甲状腺功能减退症、性腺功能减退症、多囊卵巢综合征、胰岛素病、医源性肥胖等。

皮质醇增多症，是由于各种原因引起肾上腺皮质分泌过多的糖皮质激素而出现的一组症候群，临床表现为向心性肥胖、满月脸、水牛背、皮肤紫纹、痤疮、高血压、代谢异常、四肢肌肉萎缩等。

多种疾病累及下丘脑时可以出现下丘脑综合征，包括炎症后遗症、创伤、肿瘤、肉芽肿等，病变损害下丘脑前部及腹内侧核，导致饱食中枢受损，患者出现多食肥胖。

垂体促肾上腺皮质激素瘤、催乳素瘤、生长激素瘤均与肥胖相关，除肥胖外，常伴有相关内分泌激素的异常。

甲状腺功能减退症分为原发性、下丘脑-垂体性，均引起体内甲状腺激素分泌不足，导致细胞内液增多，微血管漏出蛋白质增加，体液大量潴留在机体内，导致黏液性水肿，体重增加而类似肥胖，实质并不是脂肪组织的增加，具有典型的怕冷、乏力、表情淡漠、皮肤干燥等低代谢症状。查甲状腺功能见功能低下。

女性的多囊卵巢综合征、男性无睾或类无睾症等性腺功能减退症都可能出现肥胖。

胰岛素异常所致肥胖，主要是由于胰岛素分泌过多，脂肪合成过度引起，主要见于胰岛素瘤、2 型糖尿病早期、功能性自发性低血糖症等。

部分患者因自身疾病的原因，需要长期服用肾上腺糖皮质激素，形成医源性皮质醇增多症；或者部分妇女长期服用避孕药后，出现脂肪囤积导致肥胖。

肥胖症治疗重点主要是通过控制饮食、加强运动来减轻体重；患者糖耐量异常，二甲双胍口服改善因肥胖导致的胰岛素抵抗，同时减轻体重，延缓其进一步发展为糖尿病；降脂药物口服降脂，减少心脑血管疾病风险。通过多方面共同作用，体重逐渐下降，由肥胖导致的问题逐渐得以控制，后期随访过程中，患者身体不适症状明显改善，体重指数明显降低。

三、按　　语

肥胖症，这个疾病的难点在于鉴别诊断，鉴别清楚肥胖的病因，是进行有效治疗的关键点。对于肥胖症，预防比治疗更重要且更有效。单纯性肥胖症的治疗以控制饮食、加强运动为主，目前针灸治疗单纯性肥胖症亦是一种疗效比较明显的治疗手段，有很多针灸治疗单纯性肥胖的成功案例。继发性肥胖，以治疗原发病为主，原发病得以控制，肥胖也随之控制。在治疗过程中，关注患者心理，给患者树立信心，医患共同努力，战胜肥胖。

四、思　考　题

体重指数怎样计算？以及不同区间值的意义？

参 考 文 献

郭春艳. 2014. 近十年针灸治疗单纯性肥胖症的临床研究进展[C]. 第十七届针灸机体功能的调节机制及针灸临床独特经验研讨会论文集，120-122.

（王小星）

第七章 泌尿系统疾病

案例 56 水肿伴肩关节疼痛

一、病 历 摘 要

患者男性，79 岁，因水肿伴肩关节疼痛半个月，加重 3 天入院。

半月前患者无明显诱因出现双下肢水肿，按之凹陷不起，伴右肩关节疼痛，表现为持续性酸胀样疼痛，并牵涉及腰腹部，感肢软、乏力、口渴、多饮，无发热、恶寒，无呼吸困难、意识障碍，无胸痛、恶心呕吐等症，门诊就诊。查血尿素氮 9.86mmol/L↑，肌酐 279.0μmol/L↑，尿酸 560μmol/L↑，诊断为"慢性肾功能不全"，予中药直肠滴入、静脉应用活血化瘀药物后水肿逐渐吸收，血肌酐降至 122μmol/L。3 天前患者无明显诱因再次出现双下肢水肿，性质同前，感右肩关节疼痛剧烈，活动严重受限，伴尿频尿急，夜尿次数增多，5～10 次/夜，无尿痛，无皮肤瘙痒，无心慌胸闷等不适。遂再次来诊，查血尿素氮 18.09mmol/L↑，肌酐 256.0μmol/L↑，尿酸 568μmol/L↑。门诊以"慢性肾衰竭"收入院。症见舌淡，苔白，脉弦细，胫骨前水肿，指压后不起，感右肩关节酸痛，动则痛甚，涉及右侧腰背，酸软而无力，感乏力行走不便，四肢不温，无皮肤瘙痒，无心慌、胸闷，无恶心、呕吐等不适。精神欠佳，纳眠可，尿频、尿急，夜尿 5～10 次/夜，大便溏，五更泻。近期体重无明显增减。

既往有 20+年糖尿病病史；有 5+年脑梗死病史；有 4+年原发性高血压病史，最高血压达 180/100mmHg。

查体 血压 145/73mmHg，桶状胸，肋间隙增宽，双肺呼吸动度一致，双肺叩诊呈过清音，双肺呼吸音清，未闻及干湿啰音。心界向左下扩大，心率 75 次/分，律齐，各瓣膜听诊区未闻及病理性杂音。腹平软，全腹无压痛、反跳痛及肌紧张，肠鸣音 2～3 次/分。左肩关节压痛明显，活动疼痛加重。双下肢胫骨前水肿，双足背动脉搏动减弱。神经系统检查：右上肢肌力 3 级、左上肢肌力 5 级，肌力正常，下肢肌力、肌张力正常，四肢痛、温、触觉减弱，双侧跟、膝腱反射稍减退。

辅查 半个月前查血常规：红细胞计数 $4.16×10^{12}$/L↓，血红蛋白浓度 129g/L↓。尿常规：白细胞（+），蛋白质（+-），酸碱度 5↓。生化：尿素氮 18.09mmol/L↑，肌酐 256.0μmol/L↑，尿酸 568μmol/L↑，胱抑素 C3.42mg/L↑，$β_2$ 微球蛋白 30.89mg/L↑，钙 3.77mmol/L↑，磷 1.60mmol/L↑。门诊肩关节平片：右侧肩关节盂骨质破坏，肱骨头内密度欠均匀，肩锁关节边缘显示模糊。

该患者临床特点：①患者为老年男性，基础病较多；②其有典型肾小管功能受损临床表现，夜尿增多；③不能用肾衰竭解释的持续性高钙、高磷血症；④患者肩关节疼痛剧烈，X线片见骨质破坏。

结合以上特点，我们以不符合肾衰竭特点的高钙血症为切入点，结合肩关节疼痛特点及X线检查，我们认为患者的高钙血症由骨质破坏引起可能性极大，完善了肩关节CT检查：①右侧肩胛骨、肱骨头、锁骨、胸骨、多根肋骨及部分胸椎椎体多发骨质破坏改变，右侧肩胛骨病变周围软组织肿块形成，倾向恶性病变，建议增强CT/MRI进一步检查；②右上肺小结节、斑片影，建议定期复查。高钙血症的原因似乎明确，而患者所诉的疼痛也非关节腔病变，而是骨痛。患者多处骨质破坏我们考虑恶性病变，那么肾功能不全是独立性的，抑或是其他基础病的并发症，还是与此恶性病变相关的呢？此时入院常规检查结果已回，血常规：红细胞计数 $4.12×10^{12}$/L↓，血红蛋白浓度126g/L↓，血细胞比容0.38↓，单核细胞百分比11.20%↑，单核细胞绝对值 $0.63×10^9$/L↑。凝血四项：纤维蛋白原4.08g/L↑。骨代谢标志物：甲状旁腺激素测定 11.14pg/ml↓，活性维生素 D 水平正常。生化全套：尿素氮20.38mmol/L↑，肌酐 284.0μmol/L↑，尿酸 697μmol/L↑，胱抑素 C3.22mg/L↑，β_2 微球蛋白23.55mg/L↑，钙3.68mmol/L↑，镁1.25mmol/L↑，磷1.84mmol/L↑，二氧化碳结合力21.4mmol/L↓，葡萄糖6.11mmol/L↑，IgM0.34g/L↓，IgA、IgG正常，补体C3 1.74g/L↑，补体C4 0.64g/L↑。糖化血红蛋白8.00%↑。尿常规：尿蛋白（＋－）。肾小球滤过率 19.37ml/（min·1.73m²）。患者 IgG、IgA、IgM 无异常增高，白球比正常，未见球蛋白异常增高，β_2 微球蛋白增高水平与肾损伤水平近似，多发性骨髓瘤的依据不足，因此倾向于恶性肿瘤引起的肾功能不全，但多发性骨髓瘤应作为首先鉴别排除的疾病，因此我们为进一步明确是否存在内脏恶性病变，查胸部、腹部、盆腔CT及男性肿瘤标志物；为排除多发性骨髓瘤完善了尿本周蛋白、尿蛋白定量检查，做骨髓穿刺。肿瘤标志物：非小细胞肺癌相抗原5.79ng/ml↑，总前列腺特异性抗原 4.59ng/ml↑。胸部、腹部、盆腔 CT 见胸廓构成骨、髋骨多处骨质破坏，未见占位性病变。尿本周蛋白阳性。生化检验报告：尿蛋白定量 4.18g/24h↑。骨髓检验报告：①取材部位血稀；②浆细胞比例偏高占6%；③建议重新取材送检。尿本周蛋白（＋），与尿蛋白定性不相符合的尿蛋白定性结果，以及增高的浆细胞比例，高度怀疑多发性骨髓瘤可能，而内脏 CT、肿瘤标志物的阴性结果让我们放弃了其他原发性肿瘤并骨转移可能。再次血清免疫功能电泳：λ泳道发现异常单克隆带，单克隆免疫球蛋白类型为λ轻链型。

中医方面，患者水肿、骨痛并存，然骨痛尤为甚，影像学检查发现骨骼成虫蛀之势，表现为乏力、质软，为骨痿。骨痿主要与肝、脾、肾相关，患者腰酸酸软而无力，合并五更泻，同时有精微物质随尿液溢出，定位脏腑在肾，病性为虚证，结合肢冷、舌淡，苔白，脉弦细，辨证为肾阳虚证。

诊断　中医诊断：骨痿（肾阳虚）

西医诊断：（1）慢性肾衰竭　失代偿期　慢性肾脏病4期

（2）多发性骨髓瘤　λ型　DS分期ⅢA期　ISS分期Ⅲ期

（3）2型糖尿病

（4）原发性高血压3级　很高危组

（5）脑梗死恢复期

患者有多发性骨髓瘤、糖尿病，均可引起蛋白尿，金诊断指标需肾活检明确，经与患者家属商议拒绝肾活检检查，我们认为患者具有尿蛋白定量与定性差异性大、肾小管损伤重的特点，偏向多发性骨髓瘤肾损害，积极治疗基础疾病，经与血液科联系，建议进行MP的经典化疗方案，但因患者及家属均抵触化疗，故给予了地塞米松10mg/d联合沙利度胺200mg/d的方案。同时应用胰岛素控制血糖；降压药物控制血压；常规阿司匹林、阿托伐他汀钙心脑血管二级预防。

拟右归丸为基础方加减，方中以肉桂、鹿角胶为君药，温补肾阳，填精补髓。臣以熟地黄、枸杞子、山茱萸、山药滋阴益肾，养肝补脾。佐以菟丝子补阳益阴，固精缩尿；杜仲补益肝肾，强筋壮骨。

患者治疗两周后肩关节痛减，关节活动范围增大，腰痛、腰酸基本消失。复查血肌酐223.0μmol/L↑，24小时尿蛋白定量2.3g。继而门诊随访，随访至今四个月，监测血肌酐124~165μmol/L，24小时尿蛋白定量0.8~1.5g，水肿吸收，地塞米松减量至6mg/d，继续应用中药加减，饮食佳，肩关节活动自如，大便恢复正常。

二、案 例 解 析

慢性肾衰竭钙磷代谢特点为低钙、高磷。这与钙磷的代谢特点相关，钙在肠道约为30%，而慢性肾衰竭患者因为活化维生素D_3的缺乏，钙的吸收更差，而约80%的血钙在肾脏排泄，因此慢性肾衰竭会影响钙的吸收，而对血钙的排泄影响甚微，甚至会出现负钙平衡，因此会出现低钙血症；反观食物中的磷近70%会在肠道吸收，而60%的磷从肾脏排泄，因此肾衰竭对磷的吸收影响小，对于排泄影响大继而出现高磷血症。

多发性骨髓瘤的蛋白尿为球蛋白或轻链。尿常规常用化学法定性或半定量检测尿蛋白，该方法主要检测尿白蛋白，而球蛋白测定的敏感度仅为白蛋白的1/100，因此会出现尿蛋白定性阴性或弱阳性，而尿蛋白定量阳性的情况。

三、按 语

在疾病的诊断过程中需要抽丝剥茧，从与基础疾病不符合的地方逐渐鉴别，不失为一种好方法。该患者就是从一个不符合肾衰竭特点的高钙血症作为出发点，结合关节疼痛及X线表现的特点，不断探究下去，最终明确了多发性骨髓瘤的诊断。多发性骨髓瘤主要特征是骨髓浆细胞异常增生，并伴有单克隆免疫球蛋白或轻链过度生成，常伴有多发性溶骨性损害、高钙血症、贫血、肾脏损害的并发症，以及由于正常的免疫球蛋白生成受抑而造成各种细菌性感染，5年存活率不足30%。而该患者基础疾病多，患者最致命基础病隐匿其中，单从肾损伤出发极有可能诊断为高血压肾病或糖尿病肾病，忽略了高钙血症和关节疼痛的异常，继而导致误诊。在治疗上，患者年迈，骨髓移植及化疗均不现实，我们把治疗的重点更多地放在改善生存及生活质量上，也不失为一种好的临床选择。

四、思 考 题

该患者同时合并糖尿病基础病，如何与糖尿病肾病相鉴别？

参 考 文 献

陈文东，刘庆婧，高双庆，等. 2016. 多发性骨髓瘤并发症对直接医疗费用影响的回顾性分析[J]. 中国医疗保险，（1）：54-58.

（李正胜）

案例 57　反复水肿，伴腹胀、倦怠

一、病 历 摘 要

患者女性，68 岁，因反复水肿 4 个月，伴腹胀、倦怠 1 个月入院。

患者 4 个月前无诱因出现下肢、颜面水肿，不甚注意，后因劳动过多，势日渐加剧，下肢肿胀达腰，按之没指，指痕凹陷而不起，小便清少，泡沫多而难消，无发热、畏寒，无盗汗、乏力，无心悸、胸闷，无关节疼痛、蝶形红斑光过敏等症，诊于贵州某医院，查 24 小时尿蛋白定量 4.5g，肾穿刺明确"膜性肾病"，予"醋酸泼尼松 45mg/d、环磷酰胺 600mg/d"治疗两个月后水肿有所吸收，近 1 个月患者感胃脘膨满，食欲减退，周身倦怠无力不能下床，下肢水肿仍甚为明显目前泼尼松用量 35mg/d，环磷酰胺累计 2.4g，再次到应用环磷酰胺时间。患者不欲再用西药来诊。症见：下肢肿甚，按之凹陷不易恢复。脘腹胀闷，纳减便溏，食少面色不华，神倦肢冷，小便清短少，舌淡胖有齿痕，苔白，脉沉细。既往 2⁺年"原发性高血压"病史，最高血压达 202/100mmHg。

查体　血压 150/91mmHg，舌质红，苔少，脉细数。满月脸，叩诊肺部呈清音，双肺呼吸音清，未闻及干湿啰音及其他病理性杂音。心界向左扩大，心率 87 次/分，律齐，各瓣膜听诊区未闻及病理性杂音。腹软，无压痛，腰以下水肿，按之不起。

辅查　外院肾穿刺活检示基底膜增厚、钉突形成，局部空泡变性伴 C3 沉积。

根据以上临床特点及外院检查结果，可明确肾病综合征、膜性肾病的诊断。需要排除继发性膜性肾病，继发性膜性肾病的常见病因有自身免疫性疾病、感染、糖尿病、恶性肿瘤、中毒等。结合患者病史，且并不存在蝶形红斑、狼疮、关节炎等表现，无口渴、多饮的症状，近期饮食并无特殊，也无重金属、毒物食用、接触等病史。在此基础上，完善相关检查，血常规：中性粒细胞百分比 87.40%↑，淋巴细胞百分比 10.50%↓；凝血功能：INR 0.88↓，凝血酶时间 21.20s↑；生化：总蛋白 48.0g/L↓，白蛋白 28.0g/L↓，乳酸脱氢酶 268U/L↑，α羟丁酸脱氢酶 249U/L↑，肌酸激酶同工酶 49U/L↑，尿酸 351μmol/L↑，总胆固醇 7.65mmol/L↑，高密度脂蛋白胆固醇 1.83mmol/L↑，低密度脂蛋白胆固醇

6.70mmol/L↑；尿常规：蛋白质（＋＋），酸碱度7↑，红细胞2个/μL。尿蛋白定量0.91g/24h↑；肝炎、梅毒、HIV等感染性疾病标志物均（－）；肿瘤标志物均（－）；自身抗体（－）；抗中性粒细胞胞浆抗体（－）。可以排除继发性膜性肾病可能。

对于原发性膜性肾病的治疗，并不推荐单独使用激素治疗，往往联合免疫抑制剂，激素联合环磷酰胺是治疗膜性肾病比较经典的方案。患者水肿改善，复查尿蛋白定量在1g/24h以下，治疗有效，若单从肾脏病方面的治疗考虑，患者还需继续使用激素联合环磷酰胺的方案：激素缓慢减量至停药，环磷酰胺静脉应用需累计达6～8g。但该患者在治疗的过程中逐渐出现了脱发、纳差、倦怠、肢软乏力表现，考虑为环磷酰胺不良反应所致。拟调整为钙调磷脂酶抑制剂或霉酚酯类，但患者强烈拒绝使用，与患者及其家属充分沟通后，使用激素结合中药的治疗，并常规使用血管紧张素转化酶抑制剂类控制血压、降尿蛋白，常规抗血小板及抗凝。

中药方面，患者以"水肿"为主要症状，中医辨为水肿；患者病程久，并长期使用激素、环磷酰胺之类攻伐之品，结合患者面色不华，少气懒言，小便清少。同时合并脘腹胀闷，纳减便溏，神倦肢冷，小便清短少的兼次症，舌淡胖有齿痕，苔白，脉沉细，辨证为脾阳虚衰。

诊断　中医诊断：水肿　阴水（脾阳虚衰）

西医诊断：（1）原发性肾病综合征　膜性肾病Ⅱ期

（2）原发性高血压3级　极高危组

中医治疗以我科经验方苡锦颗粒为基础方加减，方中黄芪、地锦草、党参、白术、炙甘草健脾益气，茯苓、泽泻利水去湿，加大腹皮、冬瓜皮、猪苓理气行水，肉桂、附子温阳化气，以增行水之力。

患者服药6剂后水肿呈消退趋势，饮食显著改善，疲乏倦怠之势好转，可自行下床活动，复查24小时尿蛋白定量1.9g，血清蛋白32g/L。继而门诊随访，随访至今2年余，检测24小时尿蛋白定量0.61～3.58g，水肿局限在膝关节以下，半年前激素已停药，继续应用中药辨证加减，随访患者水肿完全吸收，24小时尿蛋白定量1.54g，血清蛋白35g/L，饮食佳，生活自理，情志舒畅。

二、案例解析

与继发性膜性肾病的鉴别：在自身免疫性疾病中引起膜性肾病最常见的病因为系统性红斑狼疮，狼疮多发生于中青年女性，并伴有多系统损伤，如蝶形红斑、关节疼痛、浆膜腔积液、血细胞减少等表现，最大的特点是肾活检免疫荧光呈"满堂亮"多种免疫复合物的沉积。在感染性疾病中常见感染病因为乙型病毒性感染，此类患者有较长时间的乙肝感染病史，可表现为水肿、乏力、血尿及蛋白尿，肾活检如发现膜性肾病合并系膜增生需怀疑乙型肝炎相关性疾病，加做DNA检测有助于鉴别。糖尿病肾病多见于中老年人，常有10年的糖尿病病史，并合并周围神经病变、视网膜病变，严重者可合并心、脑靶器官损伤，糖尿病肾病可存在不同程度蛋白尿，但几乎不合并血尿，眼底检查有助于糖尿病肾病的诊断。

膜性肾病的分期：Ⅰ期，光镜下肾小球毛细血管正常，电镜下肾小球基底膜和上皮细胞间的足突间隙区域存在散在的或规则分布的较小的免疫复合物样的电子致密物质沉积。Ⅱ期，光镜下肾小球毛细血管不均匀增厚形成"钉突"。电镜下发现上皮细胞下存在电子致密物沉积。Ⅲ期，光镜下新形成的基膜样物质包绕沉积物，形成网状、链状表现。电镜下电子致密物沉积在基底膜内或上皮下。Ⅳ期，光镜下基底膜明显增厚。电镜下沉积物的电子密度丢失，在不规则增厚的基底膜中出现不规则的电子透亮区。患者基底膜增厚，钉突形成，确定为Ⅱ期膜性肾病。

在中医诊断方面，脾阳虚衰，运化失职，故腹胀纳少；阳虚则寒从中生，寒凝气滞，故面色无华；阳虚水湿不化，水趋下行，故而腰以下水肿；脾阳虚不温四肢，故质软无力；中阳不振，水湿内停，膀胱气化失司，故小便清少；舌淡胖有齿痕，苔白，脉沉细皆为阳气亏虚、寒湿内停之症。

三、按　　语

目前认为肾脏病与自身免疫性疾病关系颇大，因此主要治疗方案为免疫抑制剂及细胞毒药物，但在临床上，会遇到一些患者，一方面治疗疗效欠佳，甚至诱发相关免疫缺陷类并发症；一方面不耐受细胞毒等药物，出现不良反应。这就迫使我们在临床上思考，我们治的是"人"，而不是单一的"病"。选择激素联用中医药的治疗方案，结合患者病情进行辨证治疗，同样能够获得相应的疗效，达到治疗目的。当然，由于医学的复杂性，中医药联合激素治疗这一类疾病的具体机制，仍然需要我们不断去研究。

四、思　考　题

影响肾病综合征血液高凝状态的因素有哪些？

参　考　文　献

李世军. 2012. 改善全球肾脏病预后组织（KDIGO）临床实践指南：肾小球肾炎[J]. 肾脏病与透析肾移植杂志, 21（3）: 260-267.

（李正胜）

案例 58　肌酐增高、关节疼痛、黑便

一、病　历　摘　要

患者男性，46 岁。因反复关节红肿热痛 9 年，肌酐升高 1 年，复发伴黑便 2 天，于 2017 年 6 月 18 日入院。

患者 9 年前饮酒后出现左足第 1 跖趾关节红、肿、热、痛，就诊于"社区医院"，考虑为"痛风"，予"止痛药、别嘌醇"治疗后症状好转，后停用"别嘌醇"，症状反复发作，多在饮酒后夜间发作，每次服"止痛药"可好转，未正规治疗，逐渐出现双足第一跖趾、双手近端指间、双手远端指间、双手掌指、双肘关节包块，包块逐渐增大，发作时部分包块红、肿、热、痛，近 3 年发作逐渐频繁，每年发作 5 次以上，屈伸不利伴肢冷，时有自汗，1 年前体检发现肌酐 186μmol/L，于某"三甲医院"住院治疗，予降尿酸等治疗后关节疼痛加重，自行出院服用"进口药物"，2 天前饮酒后凌晨关节红、肿、热、痛复发，自行服用"进口药物"后缓解不明显，患者自行增加药物剂量后关节疼痛稍缓解，而后黑便 3 次，今日黑便 4 次，伴口干、口渴，饮食差，尿量稍减少，无呕吐。既往史无特殊，查看患者服用药物，均为泰文，无相关批准文号，内容不能辨识；个人史：有 20$^+$年饮酒史，主要饮用 53° 白酒，每日饮酒量约为 150ml，20$^+$年吸烟史，每日约 10 支。

查体　体温 38.5℃，心率 95 次/分，呼吸 21 次/分，血压 138/82mm/Hg。轮椅推入病房，贫血貌，腹型肥胖，舌淡，苔薄白，脉细数。双足第 1 跖趾、双手近端指间、双手远端指间、双手掌指、双肘触及多个质硬包块，皮温升高，皮肤色红，触痛。上腹部压痛，无反跳痛、肌紧张，余腹无异常，心肺无异常。

辅查　血常规示白细胞计数 19.22×10^9/L，血红蛋白浓度 56g/L，中性粒细胞 12.66×10^9/L。血沉 107mm/h。血肌酐 480.1μmol/L，血尿素氮 19.12mmol/L，尿酸 1590.3μmol/L，钾 5.69mmol/L，胱抑素 C 6.98mg/L，β$_2$ 微球蛋白 13.25mg/L，C 反应蛋白 7.1mg/dl，估算肾小球滤过率 28.11ml/（min·1.73m^2）。血气分析示代谢性酸中毒。

入院后下病危，Ⅰ级护理，禁食，交叉配血输血，泮托拉唑抑酸，补液扩容，少量碳酸氢钠适当纠酸转移钾至细胞内，秋水仙碱 5mg，口服，1 小时 1 次，使用 3 次。建议患者积极血液净化治疗，患者及家属拒绝。中医方面予生脉注射液益气固脱，金黄散外敷除痹止痛，中药结肠透析通腑排浊。

第二日查房，患者无腹泻，未再出现黑便，查白细胞计数 15.71×10^9/L，血红蛋白浓度 74g/l。生化：血肌酐 420.1μmol/L，血尿素氮 16.42mmol/L，尿酸 1110.2μoml/L，胱抑素 C 6.38mg/L，β$_2$ 微球蛋白 11.25mg/L。关节疼痛稍缓解，余症状缓解，继续予补液扩容，秋水仙碱改为 5mg，口服，每日 2 次，曲马多 5mg，口服，必要时。

第三日，患者关节疼痛仍在，无黑便、无腹泻，体温 37.5℃，心率 90 次/分，呼吸 20 次/分，血压 130/80mmHg。予调整治疗方案，甲泼尼龙 40mg，静脉滴注，每日 1 次，增加泮托拉唑用量为每日 2 次，秋水仙碱 5mg，口服，每日 1 次，必要时血液净化治疗，继续补液扩容治疗。

连续使用前述方案 3 天，患者症状明显好转，予流食，体温 36.9℃，心率 78 次/分，呼吸 18 次/分，血压 130/80mm/Hg，查白细胞计数 13.66×10^9/L，血红蛋白浓度 74g/l。血肌酐 400.1μmol/L，血尿素氮 9.42mmol/L，尿酸 952.2μoml/L，胱抑素 C 5.38mg/L，β$_2$ 微球蛋白 10.15mg/L。疼痛症状明显好转，血色素稳定，尿素氮无持续增高，糖皮质激素予减量处理。同时给予非布司他口服 10mg，每日 1 次，如关节疼痛无加重，可逐渐增加剂量。

住院 11 天出院，出院查血肌酐 278.1μmol/L，血尿素氮 7.42mmol/L，尿酸 480.2μoml/L。后门诊慢性病管理，长期口服药：非布司他 20mg，每日 1 次；秋水仙碱 0.25mg，每日 1

次；复方 α 酮酸 2.25g，每日 3 次；尿毒清颗粒 5mg，每日 4 次，坚持中药结肠透析中，截至本案例编写，患者肌酐尚稳定，持续我院门诊慢性病管理中，诸多痛风石逐渐变软。

出院诊断　中医诊断：（1）肾衰（脾肾气虚）

（2）痹证（久痹正虚）

西医诊断：（1）痛风性肾病

（2）慢性肾衰竭急性加重　慢性肾脏病 4 期

（3）痛风性关节炎　急性发作

（4）全身炎症反应综合征

（5）消化道出血

二、案 例 解 析

该患者的治疗存在以下几对矛盾：终止痛风急性发作的药物选择与慢性肾衰竭、严重高尿酸血症的降尿酸治疗与急性痛风发作、抑制全身炎症反应的糖皮质激素与消化道出血。痛风的部分发作常呈自发缓解，但炎症较重或者发作部位较多时常常引发全身多炎症因子激活——炎症因子风暴导致瀑布样反应，这将引起全身炎症反应综合征，甚至多器官功能衰竭。临床上遇到这种瀑布反应很是棘手，如果炎症反应轻，及时使用糖皮质激素，炎症反应好转，身体功能可以恢复。但是该患者合并消化道出血，此时使用糖皮质激素、非甾体抗炎药是非常谨慎的，而秋水仙碱是一个可以提供的选择，其主要作用机制是抑制白细胞的趋化，但是该药物本身并不能控制这种全身的炎症反应，同时该药物蛋白结合率 30%～50%，透析清除不充分，容易使肾衰患者中毒，故使用时需谨慎，目前痛风、高尿酸等诊疗方案中并不推荐该药物大剂量应用。针对该案例，入院初期秋水仙碱应该是该患者的最佳选择，帮助患者渡过了难关，临床遇到该类情况，不一定要冒着使用糖皮质激素、非甾体抗炎药的风险，可以使用秋水仙碱过渡，需注意其用药剂量避免药物中毒。该例患者糖皮质激素的是在质子泵抑制剂应用的基础上，患者无再出血表现、无肝硬化等病史，并做好了输血、急诊胃镜、转 ICU、家属谈话等准备后才使用的，同时对秋水仙碱的剂量做调整。临床工作中，应准确判断出血情况、权衡利弊、当用则用。

慢性肾衰竭急性加重的因素很多，如该患者的尿酸急骤升高，所以早期降尿酸是必要的，但是对于炎症反应并未控制的痛风急性期不推荐降尿酸，这会加重炎症或者发生复发性痛风，要在控制炎症的基础上应用，如给该患者补充容量、处理炎症反应，稳定后应积极处理高尿酸血症。该患者别嘌醇与非布司他都是可以选择的，别嘌醇的应用建议常规筛查 HLA-5801 基因，肾小球滤过率 <30ml/（min·1.73m^2）者不推荐应用促进尿酸排泄的药物。

中医方面，该患者以"肌酐升高、关节疼痛"入院，属于中医学"肾衰""痹证"范畴，患者久痹伤正，正气不足，肾气亏虚，久而失治，余邪痹阻经络，日久不愈，肾后为先天之本，肾气不足累及后天之本，脾肾气虚，纳差、关节屈伸不利、肢冷、自汗等均为脾肾气虚之征象；舌淡，苔薄白，脉细数，结合舌脉症，辨证属虚证，痹证为久痹正虚，肾衰为脾肾气虚，实则为一也。中医之治疗在内当补益脾肾，选方可用补中益气汤、济生肾气丸等，该病案我科选用科室经典方芪锦颗粒，意同前方，殊途而同归，同时选用现代中药制剂如本案所选生脉注射液益气固脱，外用根据痹证表现、肾衰表现等，可敷相应中药、灌肠药物（结肠透析）等。

三、按　　语

临床工作中常遇到疾病之间、治疗之间、治疗与不良反应之间等的矛盾，肾病科常见如肾衰合并出血合并严重急性痛风发作，肾衰合并肾前性急性肾损伤伴心衰、肾衰合并肺心病右心衰合并肝淤血急性肝损等，其他常见矛盾如出血与止血等，遇到这种情况应权衡利弊、舍轻救重，以挽救生命为主要原则，处理危及生命的疾病作为选择的支撑，做好患者及家属的谈话，做好处理手段带来"弊"的预防工作。

四、思　考　题

如果患者合并痛风石破溃出现感染，该患者应如何处理？

参　考　文　献

廖敏辉，刘永刚，钟淑敏，等. 2017. 秋水仙碱在肾功能不全痛风患者中的临床应用[J]. 解放军药学学报，33（4）：79-81.

Qaseem A，Harris R P，Forciea M A. 2017. Management of Acute and Recurrent Gout：A Clinical Practice Guideline From the American College of Physicians[J]. Annals of Internal Medicine，166（1）：58-68.

（张雄峰）

案例 59　肌酐进行性增高、少尿、水肿

一、病　历　摘　要

患者女性，31 岁。因双下肢水肿 28 天，肌酐逐渐增高 18 天，少尿 5 天，于 2016 年 6 月 20 日入院。

患者 28 天前无诱因出现双下肢水肿，无其余特殊不适，当时未重视、未诊治，3 天后水肿逐渐加重，遂就诊于当地"县医院"，予住院治疗，查尿蛋白阳性，考虑为"肾炎综合征"，给予利尿等治疗后症状稍好转，住院 6 天后查血肌酐升高（129μmol/L），转院至当地"三甲医院"，查血常规轻度贫血，抗核抗体阳性，核周型抗中性粒细胞胞浆抗体阳性，考虑诊断为"系统性红斑狼疮、狼疮性肾炎、肾病综合征"，给予泼尼松 60mg 治

疗，后肌酐逐渐升高至 226μmol/L，继续给予保肾、利尿等治疗，近 5 日患者水肿明显，尿量减少，肌酐升至 478μmol/L，予置临时导管并行连续性肾脏替代治疗 1 次，水肿稍消退，建议患者继续连续性肾脏替代治疗，患者出院后来诊。病来精神纳眠差，不欲饮食，少气懒言，小便少。既往史体健，育有 2 子，家人体健，否认家族遗传病病史。

查体 体温 37.0℃，心率 96 次/分，呼吸 20 次/分，血压 150/96mmHg。推入病房，舌质淡，苔薄白，脉细数，右侧颈部见一无 CUFF 无隧道导管，腹软，心肺无异常，双下肢轻度水肿。

辅查 血常规：白细胞计数 13.18×10⁹/L，血红蛋白浓度 104g/L，淋巴细胞百分比 19.50%，中性粒细胞绝对值 9.80×10⁹/L，单核细胞绝对值 0.79×10⁹/L。生化全套：总蛋白 58.3g/L，白蛋白 30.4g/L，三酰甘油 3.29mmol/L，高密度脂蛋白胆固醇 1.70mmol/L，低密度脂蛋白胆固醇 2.30mmol/L，全程 C 反应蛋白 1.10mg/dl，尿素氮 16.38mmol/L，肌酐 400.0μmol/L，尿酸 467μmol/L，钠 134mmol/L。PCT：降钙素原 0.20ng/ml。D-二聚体 4.21mg/L。骨代谢标志物：甲状旁腺激素测定 116.40pg/ml。尿常规：白细胞 35 个/μl，红细胞 368 个/μl。血沉、凝血功能均未见异常。肾小球滤过率 11.23ml/（min·1.73m²）。24 小时蛋白尿定量 4.6g。入院后，患者强烈要求拔出临时导管，告知患者治疗方案如继续连续肾脏替代治疗、血浆置换等均可能用到管路，患者表示可临时保留通道，不接受上述治疗，要求予普通药物保守治疗，同意使用大剂量激素冲击，不同意使用免疫球蛋白。

立即予甲泼尼龙 500mg，静脉滴注，同时给予环磷酰胺 0.8mg，静脉滴注，每月 1 次，并予生理盐水扩容水化，小剂量利尿剂静脉泵入利尿，低分子肝素 4250U，每 12 小时 1 次（穿刺日停用），甲泼尼龙连续使用 3 天后减量至 60mg，口服，每日 1 次。治疗同时完善肾穿刺，肾病理活检：Ⅲ型新月体型肾小球肾炎。

中医方面予中药益肾结透方结肠透析，予静脉注射肾康注射液，同时予科室专利方芪锦颗粒健脾益气。

按上述处理后，逐步调整激素用量、降压药用量，增加血管紧张素转化酶抑制剂，患者肌酐逐步趋于稳定，尿量逐渐增加，水肿逐渐消退，予拔出颈内临时导管，出院复查血常规：红细胞计数 3.15×10¹²/L，血红蛋白浓度 83g/L。生化：总蛋白 41.5g/L，白蛋白 23.8g/L，尿素氮 9.76mmol/L，肌酐 131.0μmol/L。D-二聚体 1.88mg/L。

出院诊断 中医诊断：肾衰（脾肾气虚）
　　　　　西医诊断：（1）急进性肾小球肾炎　Ⅲ型
　　　　　　　　　　（2）急性肾损伤

二、案 例 解 析

接受转院的危重患者是三甲医院的职责和义务，该患者辗转多家医院，其对患者的病情判断方向是准确的，但不够细致，一直追着普通肾炎、肾病综合征、狼疮肾炎的治疗，未使用大剂量激素冲击。忽略了急进性肾小球肾炎，误将核周型抗中性粒细胞胞浆抗体解读成狼疮血管炎的改变，而该患者更应该理解为，血管炎为原发病，肾病综合征、急性肾损伤只是表现，其他的表现都可以用急进性肾小球肾炎来解释，且为原发。患者病理明确为Ⅲ型，为少免疫复合物型免疫吸附，透析治疗效果欠佳。该患者其他表现并不典型，如肺出血、多系统其他表现，同时患者一般状态尚可，与患者平素身体素质、前期相关激素的治疗、连续性肾脏替代治疗的治疗有关，不能根据患者一般状态判断病情轻重，该类患者病情进展是很快速的，这也是需要与家属重点沟通的问题。

该患者病情进展不快主要是与前期的激素治疗及连续性肾脏替代治疗密不可分，而早期积极的诱导缓解治疗必不可少。关于治疗方案的选择，因为患者有连续性肾脏替代治疗经历、较排斥相关免疫吸附等治疗，同时Ⅲ型急进性肾小球肾炎以血管炎为表现，所以及早进行大剂量激素冲击治疗对挽救生命、改善预后都是积极必要的。另外，接诊该类患者时排除了激素使用禁忌后应积极进行冲击治疗，不一定等待病理结果，以免耽误病情。至于免疫抑制剂的选择，环磷酰胺作为经典方案的首选，对快速缓解病情、改善预后起着至关重要的作用，也有证据支持应用吗替麦考酚酯治疗急进性肾小球肾炎的疗效，但是对已经生育2子且从经济学、循证医学证据充分性等方面考虑环磷酰胺一定是首选。随访6个月，患者蛋白尿转阴、血肌酐水平恢复正常，病情平稳。

中医方面，针对该类患者，使用中药减轻免疫抑制剂副作用，缓解患者水肿等症状，改善患者少气懒言、纳差等是积极有效的。针对该患者使用的是健脾益气的药物，可改善患者的食欲、水肿等，后期可以调整方剂增加一些减少西药副作用的药物，还可以辅佐一些免疫抑制剂的中成药。

三、按 语

对于临床症状多样、实验室检查结果复杂、辗转就医的患者，医生要善于从其症状和检查结果中找到切入点。该患者入院时并无肾穿刺活检结果，我们从患者的急进性肾小球肾炎着手，不论是哪一型、不论是否有狼疮因素，及早、大量的激素冲击治疗是绝对必要的，其他的因素和相关的治疗可以在后期的检查结果出来后逐渐摸索。按我们的经验，这种情况，越早使用激素治疗对患者肾功能恢复、预后越有利，应在排除激素使用禁忌后积极使用。同时积极检查，明确诊断。尤其在医疗条件欠佳的地方，某些检查耗时较长，如肾穿刺等检查结果，需要等待1周甚至更长的时间。目前原发的肾小球疾病的治疗多是激素、免疫抑制剂、生物制剂等，中医药在该领域该如何作为？除了雷公藤、白芍总苷等这样的药物我们还有没其他的选择？口服中药汤剂或增效或减毒或免疫抑制的研究该如何开展？循证医学证据是否足够充分？这都是我们值得思考的问题。

四、思 考 题

如果患者是Ⅱ型急进性肾小球肾炎，该治疗方案合适吗？应该如何选择？

参 考 文 献

陈亮亮，乐璟云，钟佩君，等. 2016. 霉酚酸酯联合糖皮质激素与环磷酰胺联合糖皮质激素治疗急进性肾炎疗效对比分析[J]. 中
国实用内科杂志，36（6）：465-468.

（张雄峰）

案例 60　肌酐增高、面部红斑、高血压

一、病 历 摘 要

患者女性，28 岁。因间断面部红斑 3⁺年，头昏 3 天，于 2016 年 5 月 20 日入院。

患者 3⁺年前无诱因出现面颊部红斑，分布在鼻部两侧，不高出皮面，无瘙痒、脱屑等，就诊于某"三甲医院"，诊断为"系统性红斑狼疮　狼疮肾炎"，肾穿刺为"微小病变型"，当时肌酐正常，予"泼尼松、环磷酰胺"等治疗，诱导缓解后常规维持治疗，实验室检查、面部红斑等症状恢复，近 2 年未复诊，3 天前熬夜打麻将后出现头昏，自觉全身不适，面部红斑隐隐，口苦，小便赤，卧床休息 1 天后无缓解，肾内科门诊就诊，见患者面部隐隐红斑，血压 240/146mmHg，无头痛，立即轮椅推入病房。病来精神紧张，饮食一般，纳眠欠佳，小便赤，大便尚可。

既往高血压病史 2⁺年，长期服用硝苯地平缓释片控制血压，自诉平时血压控制差。家族无风湿疾病病史；个人史无特殊。

查体　体温 37.3℃，心率 110 次/分，呼吸 20 次/分，血压 248/146mmHg。推入病房，面部隐隐红斑，无口腔溃疡脱发，舌质红，苔黄，脉濡数。上腹部压痛，无反跳痛、肌紧张，余腹无异常，心率 110 次/分，律齐无杂音，心界不大，肺无异常。

辅查　血常规：红细胞计数 3.29×10¹²/L，血红蛋白浓度 101g/L，中性粒细胞百分比 91.00%，淋巴细胞百分比 7.90%↓。谷丙转氨酶 44U/L，总蛋白 49.7g/L，白蛋白 28.0g/L，尿素氮 20.81mmol/L，肌酐 336.0μmol/L，尿酸 602μmol/L，胱抑素 C3.09mg/L，二氧化碳结合力 18.8mmol/L，IgM0.40g/L。估算肾小球滤过率 61.12ml/（min·1.73m²）。双肾 B 超形态大小无异常、血流正常。风湿五项未见异常。心磷脂四项未见异常。急查头颅 CT 无特殊。

入院后下病危，Ⅰ级护理，卧位，立即于 0.9%氯化钠 50ml+硝普钠 50mg 静脉泵入，1ml/h 起，根据血压 3～5 分钟调速，调至 5ml/h，患者血压较前稍稍下降，后逐渐调速至 10ml/h，血压维持在 180/110mmHg，根据血压水平增加至 15ml/h 维持，血压波动在 162～189/103～112mmHg。

中医方面予肾康注射液静脉滴注通腑降浊，予免煎颗粒中药三仁汤加减以清热利湿，宣畅气机，拟方：杏仁 15g，滑石 15g，蔻仁 10g，生薏苡仁 10g，通草 15g，竹叶 10g，厚朴 10g，法半夏 6g，丹参 10g，牛膝 10g，生地 15g。水冲服，日 1 剂，分 3 次服用。

第二日查房，根据患者血压情况将硝普钠更换为尼卡地平静脉泵入 5～15mg/h，根据血压调速，并给予苯磺酸左旋氨氯地平片 5mg，口服，每日 1 次；酒石酸美托洛尔 12.5mg，口服，每日 2 次，患者血压维持在 126～148/86～88mmHg，实验室结果：24 小时蛋白尿定量 3.3g。自身抗体：抗核抗体 1∶1000，dsDNA 阳性，抗 SM 阳性，抗 SSB 阳性，抗 RNP 阳性；尿常规见颗粒管型，蛋白（＋＋＋），隐血（＋＋）。建议患者近期血压稳定后完善肾穿刺活检、免疫吸附治疗，患者及家属拒绝。予甲泼尼龙 200mg，静脉滴注，每日 1 次，连续使用 3 天后减量至 60mg，口服，每日 1 次；环磷酰胺 0.4mg，静脉滴注，每半月 1 次；吗替麦考酚酯 0.5g，口服，每日 2 次；尿毒清颗粒 5mg，口服，每日 4 次；中药结肠透析治疗。激素应用后，患者血压再次升高，调整尼卡地平用量，予增加培哚普利 2mg，口服，每日 1 次。

按上述处理后，逐步调整激素用量，降压药用量，增加血管紧张素转化酶抑制剂用量，予心血管事件二级预防用药，患者血压控制平稳，心率稳定，患者住院 10 天，出院查肌酐 124.0μmol/L，蛋白尿降至 1.2g/L，无管型、隐血，补体正常，门诊随诊肌酐稳定，蛋白尿＜1g/24h。

出院诊断　中医诊断：（1）肾衰（湿热瘀阻）
　　　　　　　　　　　（2）蝴蝶疮（湿热留滞）
　　　　　西医诊断：（1）狼疮肾炎
　　　　　　　　　　　（2）慢性肾衰竭并急性肾损伤
　　　　　　　　　　　（3）系统性红斑狼疮
　　　　　　　　　　　（4）继发性高血压 3 级　很高危组　高血压急症

二、案例解析

该患者的几个诊断均明确，但仍存在几个问题：①狼疮肾炎分型不清楚，患者既往为微小病变型，分型随着病情变化、治疗等可能出现改变，应常规做肾穿刺。但患者有恶性高血压、肌酐高、肾小球滤过率低的表现，肾穿刺风险较大。另外，患者既往有过肾穿刺，对此有畏惧。对于狼疮复发的治疗，如果前期治疗方案有效，可以再次启用，但考虑到患者分型可能发展为硬化或其他分型，联合用药或多靶点优势可能大于单独应用环磷酰胺。②肾功能损伤是急性、慢性还是慢性加急性？该患者复发就诊时出现了肾衰竭，无少尿、肌酐升高较尿素氮明显，考虑慢性的肾衰竭可能性较大。患者短期血压升高明显，存在慢性肾衰竭急性加重的因素，考虑慢性肾衰竭急性加重。③激素的应用，原则上狼疮患者入院后，无特殊禁忌证，越早使用激素对诱导缓解越有利。该患者入院时有严重的高血压，此时应用激素可能引发脑出血、癫痫等。控制血压后及时使用激素，血压有可能随着激素的应用而再次升高，应注意监测。血压升高可以用狼疮和肾脏受累来解释，肾脏损伤又与高血压和狼疮形成恶性循环。高血压的改变与肾脏受累程度有关，肾脏出现血管病变时，甚至可能导致恶性高血压。高血压急症通常伴有心、脑、肾损害，患者无头痛、无视盘水肿、心脏表现不明显，应考虑与系统性红斑狼疮有关的肾脏受累。在使用静脉降压药积极控制血压的同时，给予口服降压药，根据血压情况逐步减少静脉降压药。④降压方案的制定，肾性高血压的处理常常是比较棘手的，肾病科患者降压药的使用剂量常大于现行推荐常用的降压方案。按常规来看，在肌酐＞3mg/dl 时，对血管紧张素转化酶抑制剂的使用应非常谨慎，主要原因是肾小球滤过率下降后继续扩张出球小动脉可能加重肾缺血，使药物代谢减慢等。该患者短期进展的血压升高、肾脏受累，考虑肾素-血管紧张素系统的激活、肾脏血管痉挛等可尝试应用血管紧张素转化酶抑制剂，应注意检测肌酐、血钾等变化。当然如果考虑肾脏血管病变严重，出现恶性高血压肾小动脉纤维素样坏死，肾小球缺血明显，或出现肾血管性高血压，需积极排查，用药治疗应高度谨慎。

中医方面，该患者以"面颊红斑、肌酐高"为主症，属于中医学"蝴蝶疮""肾衰"范畴。患水湿之邪壅盛，郁而化热，湿热之邪壅滞肌肤之间，上于面见面部红斑、头昏，湿热蕴结于内，不能外出，膀胱与肾之气化失司，见尿赤；舌质红，苔黄，脉濡数，结合舌脉症，辨证属湿热之证，选用经典三仁汤口服，清上、中、下三焦湿热，正对此证；同时给予肾康注射液降湿浊之邪，配合中药结肠透析治疗，中药结肠透析是中医药在延缓慢性肾衰竭治疗过程中的特色和优势。

三、按　　语

肾穿刺对肾脏科许多疾病的诊治帮助甚大。现阶段我国肾穿刺开展率很低，患者及家属的接受度、操作的安全性、医务人员的宣传和普及，以及多次穿刺的风险，都是影响肾穿刺开展的重要因素。除了推广普及之外，如何为该类患者制订方案也是一门学问。此外，肾穿刺能获得更多蛋白和基因信息，有利于确定疾病分型，意义重大。

四、思 考 题

如果患者应用本治疗方案一段时间后肌酐继续升高，需考虑哪些方面的问题，应如何处理？

参 考 文 献

刘琪，罗香雅，陈瑞林，等. 2017. 霉酚酸酯联合环磷酰胺与环磷酰胺单药诱导治疗狼疮性肾炎的效果对比[J]. 广东医学，38（14）：2212-2216.

（张雄峰）

案例 61　水肿、尿检异常

一、病 历 摘 要

患者女性，24 岁。因水肿 1[+]年，复发 5 天，于 2017 年 12 月 16 日就诊。

患者 1⁺年前因饮啤酒后出现颜面部及双下肢水肿，就诊于我院，行尿常规示尿蛋白（+++），尿隐血（+），尿比重 1.020；血生化示总蛋白 41.3g/L，白蛋白 16.5g/L，尿素氮 5.34mmol/L，肌酐 65.0μmmol/L，尿酸 337μmmol/L；24 小时尿蛋白定量 4.89g；肾穿刺活检示微小病变型肾病。予醋酸泼尼松片 60mg/d，并予补钙、护胃、抗凝等对症治疗，患者经治疗后水肿明显好转，蛋白尿减少出院，出院后门诊规律调整激素剂量，服用激素半年且尿蛋白转阴后，予停激素治疗。4 个月前，患者再次出现颜面部及双下肢水肿，且水肿程度进行性加重，门诊查尿常规示尿蛋白（+++），尿隐血（+），尿比重 1.020；肾功能示尿素氮 7.34mmol/L，肌酐 123.0μmmol/L，尿酸 437μmmol/L，胱抑素 C 1.01mg/L，β_2 微球蛋白 3.98mg/L，考虑微小病变型肾病复发，予激素足量（再次以 60mg/d）口服，患者经治疗后水肿未见明显好转，门诊查血清白蛋白未见上升，尿蛋白未见减少，患者为系统治疗，遂就诊于我院。症见颜面部中度浮肿，尿中泡沫增多，手足冰冷，时感心烦、头晕、头痛、腰部酸痛，睡眠差。既往体健。

查体 血压 143/64mmHg，舌淡红，苔白腻，脉沉滑。颜面部水肿，咽部红，未见脓点、淋巴滤泡，双下肢中度水肿。

辅查 血常规、凝血、肝功能、电解质、甲状腺功能未见明显异常；血清蛋白示总蛋白 43.3g/L，白蛋白 21.7g/L；血脂示总胆固醇 9.36mmol/L，三酰甘油 2.26mmol/L；免疫球蛋白+补体回示正常；自身抗体回示阴性；24 小时尿蛋白定量回示 2.84g；双肾及肾血管彩超示双肾大小正常，双肾血流指数正常范围内。

该病例临床特点：青年女性，急性起病，病程较长，典型"三高一低"表现，血压偏高，尿成分异常，肾脏受损，血清白蛋白低，免疫相关检查阴性。曾肾穿刺活检提示符合微小病变型肾病，糖皮质激素敏感，再次使用糖皮质激素不敏感。

首先对微小病变型肾病的特点进行分析，微小病变型肾病好发于青年人，占儿童原发性肾病综合征的 80%～90%，占成年人原发性肾病综合征的 20%～25%，大部分患者突然起病，无明显诱因，水肿为首发症状，呈颜面及体位性水肿，严重者会出现浆膜腔积液及大量蛋白尿，肉眼血尿极罕见，1/3 患者有镜下血尿；高血压在成年患者相对较多；本类型较其他类型更易并发急性肾衰竭，尤其是年龄在 50 岁以上的患者。本病 90%以上对糖皮质激素敏感，但治疗缓解后复发率高达 60%。该患者考虑微小病变复发的可能性大。综合以上分析，患者复发考虑为微小病变型肾病复发，再次予足量激素，但效果不明显，患者激素不能起效的原因是什么？激素量不足，还是激素抵抗呢？导致患者肌酐升高的原因又是什么呢？水肿导致有效循环血容量的不足，还是患者本就有肾小球的硬化呢？这些是需要进一步考虑的问题。重复肾穿刺活检可以了解疾病发展的不同阶段，带着这些疑问，与患者沟通后，患者同意再次行肾穿刺活检术，活检结果示局灶节段性肾小球硬化。第一次肾穿刺活检显示为微小病变型肾病，再次肾穿刺活检怎么又是局灶节段性肾小球硬化呢？

诊断 中医诊断：水肿 阴水（脾肾阳虚，水湿内停）

西医诊断：肾病综合征 局灶节段性肾小球硬化

二、案 例 解 析

　　患者以"双下肢及颜面部水肿"为主症，属中医学之"水肿"范畴。患者素体虚弱，先天肾气不足，后天失于调养，肾主水，司膀胱开阖，肾气虚膀胱开阖失司，水液气化不利，故水饮停留体内，故发为水肿，水性趋下，故见双下肢水肿。肾虚不固，精微物质随尿液而出，故见尿中泡沫增多。肝肾同源，肾精亏虚，不能制约肝阳，肝阳上亢，故见头晕、头痛。肾虚水泛，脾虚失于健运，故见乏力。脾肾阳虚，失于温养，手足冰冷，观其舌淡红，苔白腻，脉沉滑，均为脾肾阳虚、水湿内停之征，病性属虚实夹杂，病位在脾肾。

　　近年来，随着实验观察和临床研究的不断深入，对于慢性肾小球肾炎的发病机制，中医已经有了较全面的认识，经分析总结，可将其归结为脾、肺、肾三脏亏虚及感受风、湿、热等外邪，各种因素相互作用，相互影响，导致疾病的发生。临床通过正确的辨证论治，调节脏腑阴阳，以达到有效治疗慢性肾小球肾炎的目的。

　　微小病变型肾病和局灶性节段性肾小球硬化症都属于足细胞病，患者通过肾穿刺活检明确足细胞病变。但需要注意的是，足细胞病是特指以肾小球足细胞损害为主的一类病变，主要包括微小病变型肾病和局灶性节段性肾小球硬化症。部分学者认为局灶性节段性肾小球硬化症是微小病变型肾病迁延而来，也有学者认为，足细胞数目正常则为微小病变型肾病，而足细胞数目减少，或足细胞数目增加则为局灶性节段性肾小球硬化症。在肾脏的病理中，微小病变表现为"大白肾"，光镜下肾小球多表现无病变，或可见基底膜空泡样变性，或局灶节段性的轻微的系膜细胞和基质增生，毛细血管腔不受影响。肾小管上皮细胞可见轻重不等的颗粒样变性、滴状变性、空泡变性或脂肪变性，有时会表现有刷状缘脱落，导致肾小管上皮细胞扁平，管腔扩大；肾间质常见水肿。肾血管无明显病变。电镜下最典型的表现是肾小球上皮细胞融合或微绒毛样变。而局灶性节段性肾小球硬化症肾脏早期与微小病变型肾病相似，晚期则肾脏体积缩小，质硬韧，表面呈颗粒状，切面皮髓质分界不清。光镜下有局灶分布的节段性硬化的肾小球，节段性的毛细血管闭塞，球囊粘连，节段性的血管内或血管外泡沫细胞浸润。肾小管灶状萎缩，肾间质灶状淋巴细胞和单核细胞浸润及纤维化，常见小动脉管壁增厚。早期病变的肾小球主要位于皮髓交界处。电镜下，病变部位的肾小球可见硬化和节段的硬化，基底膜皱缩，毛细血管腔狭窄，系膜基质的增生。这里，就可以分析患者两次肾穿刺结果不同的原因，因在首次肾穿刺时，可能未穿及病变的肾小球。治疗上因微小病变对激素敏感，但局灶性节段性肾小球硬化症对普遍激素治疗敏感性低，足量激素其完全缓解率<20%，加用环磷酰胺不能增加完全缓解率，但对维持缓解期，减少复发有一定帮助，考虑患者有复发，予加用环磷酰胺。告知患者，需要延长足量使用激素的时间，并予护胃、补钙、调脂、利尿消肿、抗凝等对症治疗。

三、按 　 语

　　本病难点在于患者诊断，微小病变型肾病及局灶性节段性肾小球硬化症均属于足细胞病，在临床上都突出地表现为大量蛋白尿，但在临床表现及转归上，二者呈现出各自的特点，微小病变型肾病一般为单纯的蛋白尿，而局灶性节段性肾小球硬化症起病时常常伴有血尿、高血压；微小病变型肾病患者病情较稳定，局灶性节段性肾小球硬化症患者病情常持续发展；微小病变型肾病病理上肾小球无明显异常，局灶性节段性肾小球硬化症可见肾小球的硬化；微小病变型肾病对激素治疗敏感，局灶性节段性肾小球硬化症对激素治疗反应较差。该患者在发病时查尿隐血是阳性，肾功能进行性下降，对激素治疗不敏感等在临床上支持局灶性节段性肾小球硬化症的诊断，再次肾穿刺予更进一步明确诊断。治疗这样的患者，如出现临床表现与实验室检查及疾病不相符合时，得多方面考虑，这也提出了重复肾穿刺活检的重要性。疾病明确诊断，对患者亦是很好的交代。

四、思 考 题

（1）微小病变型肾病和肾小球轻微病变是同样一个疾病吗？
（2）局灶性节段性肾小球硬化症是微小病变性肾病发展而来的吗？

参 考 文 献

刘金涛，金燕，李福凤. 2013. 中医药治疗慢性肾小球肾炎研究进展[J]. 中华中医药学刊，31（10）：2127-2129.

（王　叶）

案例 62　口渴、多饮、多尿、泡沫尿、水肿

一、病 历 摘 要

患者女性，64岁，因口渴、多饮、多尿9年，加重并发现泡沫尿1周入院。

9年前患者无明显诱因出现口渴、多饮、多尿，每日饮水量及尿量均在2500ml以上，无尿液混浊及尿中泡沫，无明显易饥多食、心慌多汗，无肢体麻木、皮肤瘙痒、视物模糊等症，于当地诊所查随机血糖偏高（具体不详），患者自行口服中草药（具体不详）治疗，自述未系统诊治，未动态监测血糖。5年前患者感上症加重，每日饮水量及尿量均在3500ml以上，并伴消瘦，近一年体重减少约10kg，患者为系统诊治，就诊于我院内分泌科，入院后查血糖升高（随机血糖14.2mmol/L），经相关检查完善后明确诊断为"2型糖尿病"，予"精蛋白锌重组赖脯胰岛素混合注射液"早14U、晚14U皮下注射控制血糖，患者症状好转，血糖控制平稳后出院，住院期间查尿常规及肾功能正常。此后患者症状时轻时重，症状重时于我院内分泌科住院治疗，自述血糖控制可，空腹血糖在5～6mmol/L，餐后血糖在9～13mmol/L。1周前患者感上症加重，并发现泡沫尿，双下肢轻度凹陷性水肿，无视

物模糊，无肢端麻木，无恶寒发热，无头晕头痛，无乏力、多汗、多食易饥，无咳嗽咯痰，无恶心呕吐，排尿次数较前增多，无尿急及尿痛，夜尿 1～2 次/夜，当地诊所查随机血糖 15.1mmol/L，自行调整"精蛋白锌重组赖脯胰岛素混合注射液早 18U、晚 18U 皮下注射"治疗，患者症状未见缓解而就诊。

患者既往有 3 年"原发性高血压"病史，最高血压 160/90mmHg，平时不规律服用降压药，近 1 个月来已自行停用降压药。

查体　血压 150/90mmHg，身高 168cm，体重 76kg，BMI26.927，舌质红，苔少，脉弦细。心肺腹无异常，双下肢轻度凹陷性水肿。

辅查　入院后患者随机血糖 15.6mmol/L；尿常规：葡萄糖（＋），蛋白质（＋＋），尿比重 1.020；糖化血红蛋白 7.40%；尿微量白蛋白大于 230.0mg/L；生化：血清白蛋白 38.9g/L，尿素氮 9.38mmol/L，肌酐 134.0μmol/L，尿酸 391μmol/L，胱抑素 C 1.66mg/L，β_2 微球蛋白 4.98mg/L；24 小时尿蛋白定量 2.78g；肾小球滤过率：47.69ml/（min·1.73m^2）；双肾超声检查：左肾大小约 11.2cm×5.3cm×2.8cm，右肾大小约 11.8cm×6.1cm×3.1cm，双肾血流指数在正常范围内。

患者病史特点：①患者为中老年男性，慢性起病，病程较长；②以"口渴、多饮、多尿、泡沫尿、水肿"为主要表现，无明显夜尿增多，未并发心脏、周围神经病变、视网膜病变等其他系统损害；③血压 150/90mmHg，超重，双下肢轻度凹陷性水肿；④既往有"糖尿病""高血压"病史，发现糖尿病时查尿常规及肾功能正常；⑤随机血糖及糖化血红蛋白偏高，尿常规显示有尿糖及尿蛋白，肾功能：尿素氮、肌酐升高，双肾超声：双肾大小正常，血流指数正常。

首先，诊断这样一个患者，得考虑原发性肾脏病变或继发性肾脏病变，患者有肾穿刺适应证，能排除肾穿刺禁忌证的状况下，行肾穿刺活检是金标准，患者入院后的相关检查排除了手术禁忌证，多次与患者沟通，患者均表示拒绝肾穿刺活检术。在拒绝肾穿刺活检术的情况下，又怎样去考虑这样一个病例的诊断呢？结合患者有糖尿病及高血压的病史，且查出糖尿病时患者尿常规及肾功能正常，不能排除继发性肾脏病，结合患者糖尿病及高血压的病史，若为继发性肾损害，主要得从糖尿病肾病及高血压肾损害这两方面入手，当然，在没有病理之前，所有的诊断都是考虑，无法给予明确。从患者肾脏的病变部位上说，是在肾小球、肾小管、肾间质，还是在肾血管呢？这又是需要思考的问题。患者有蛋白尿及肾功能异常，从肾脏病理学分析，肾小球是有损害，那么除了肾小球有损害，肾小管、肾间质及肾血管又有无损害呢？高血压导致的肾损害，主要是小动脉的增厚或管腔狭窄，造成肾小球和肾血管的缺血性病变，肾小管的血液供应来源于肾小球，对缺血非常敏感，会出现肾小管萎缩、基膜增厚、肾间质纤维化，故高血压肾病最早的临床表现就是肾小管功能障碍，主要表现为夜尿增多，低比重尿，低渗透压尿，患者无明显夜尿增多，遗憾的是，条件有限，不能行尿渗透压的检查，故未能完善。当然高血压导致的是全身动脉的病变，带着这样的问题，予完善颈部血管超声及眼底检查，患者颈部血管超声未见明显异常，眼底检查：糖尿病视网膜病变。结合患者眼底的检查，考虑糖尿病导致肾损害的可能性更大。糖尿病导致的肾损害几乎累及肾脏所有结构，从肾小球、肾小管到肾间质及肾血管。糖尿病肾病患者血流动力学的改变，使患者肾小球处于高灌注、高压力和高滤过状态下，在这样的状态下，肾小球毛细血管扩张，使毛细血管表面积增加，导致附在其上的足细胞相对不足，表现为足细胞密度下降，这种状态不缓解，足细胞将在持续代偿中出现功能异常，附着力下降，出现足细胞凋亡、脱落，进而出现蛋白尿的产生和肾小球的硬化，该患者虽然肾脏 B 超显示肾脏在正常范围内，但结合患者身高体重及 BMI 来综合分析，患者肾脏是有增大的，且患者尿常规及 24 小时尿蛋白定量显示患者有大量蛋白尿。结合一般糖尿病 5 年左右会开始出现肾脏不同程度的肾损害，患者糖尿病病史已有 9 年，且患者尿检及肾功能异常在出现蛋白尿之后，综合以上分析，临床诊断为糖尿病肾病。

中药方面，该患者以"口渴、多饮、多尿、泡沫尿、水肿"为主症，属于中医学"消渴病肾病"范畴。患者为中老年女性，肾精渐亏，耗损肾精，阴精不足，致阴虚火旺，上蒸肺、胃，肺热炽盛，耗液伤精，故口渴、多饮；肺主治节，燥热伤肺，治节失职，水不化津，直趋直下，故尿量增多；久病至肾气不足，肾固摄功能失常，津液下泄，出现泡沫尿；舌质红，苔少，脉弦细，结合舌脉症，辨证属气阴两虚。

中医治疗以我科经验方芪锦颗粒为基础方加减，方中以黄芪、地锦草、党参、甘草补脾益气，熟地、山萸肉益肾养阴，茯苓、泽泻健脾利湿，诸药合用，共奏补气养阴、健脾益肾之效。

西医治疗主要是糖尿病宣教，嘱患者"管住嘴、多动腿"，同时继续使用胰岛素控制血糖，力争血糖控制在正常范围内，使用血管紧张素受体阻滞药降尿蛋白，同时控制血压。

出院诊断　中医诊断：消渴病肾病（气阴两虚）

西医诊断：（1）糖尿病肾病 3 期

（2）2 型糖尿病

（3）原发性高血压 2 级（很高危组）

二、案例解析

在没有肾穿刺明确诊断的情况下，需要临床医生根据患者病史、症状、体征及实验室检查综合分析，不能明确诊断，但至少是主要考虑的诊断，避免诊断错误，延误治疗。糖尿病患者出现肾脏损害一共有三种情况：糖尿病肾病、糖尿病合并其他肾脏病、糖尿病肾病合并其他肾脏病。而三种病变的治疗方案也是大相径庭的，不能同日而语，对于糖尿病肾病，主要是控制原发病，对糖尿病合并其他肾脏损害，应主要治疗导致肾脏损害的病变，而对于糖尿病肾病合并其他肾脏病，需看看主要导致肾脏损害的病变是什么，从而进行针对性的治疗。综合考虑该患者，其有"糖尿病"病史 9 年，表现为典型的"三多一少"，为糖尿病患者症状，且其临床表现有水肿及大量蛋白尿，结合患者肾脏偏大，故考虑该患者为糖尿病导致的肾脏损害，通过后续治疗验证了我们的诊断。当然，亦不排除患者合并其他肾脏疾病的可能，需要明确诊断，最终仍然是建议患者行肾穿刺。

三、按　　语

糖尿病肾病是糖尿病常见的并发症，也是糖尿病患者主要的死亡原因之一，尿中白蛋白增多，是糖尿病肾病损害的主要表现。糖尿病肾病一旦出现肾功能损害，因其累及肾小球、肾小管、肾间质到肾血管，不仅在临床表现和疾病进程方面有别于其他介导的肾脏疾病，而且一旦出现肾功能损害，其进展速度亦远快于非糖尿病肾病患者，糖尿病肾病发展至终末期肾衰竭时，无论是给予透析还是肾移植，患者的远期预后均比其他肾脏病患者差，这里就提出了早期诊断糖尿病肾病患者的重要意义。在糖尿病肾病防治的过程中，需要在重点人群中开展糖尿病筛查，一旦发现有糖耐量受损或空腹血糖受损者应积极治疗，预防糖尿病及糖尿病肾病的发生。若出现糖尿病肾病，则应该早期治疗，早期的糖尿病肾病经积极治疗后，微量白蛋白尿是可以逆转的，可以减少和延缓大量蛋白尿的发生。还应注意糖尿病肾病患者肾功能不全的发生并延缓其进展，在疾病的不同阶段治疗的侧重点应有所不同，这要求临床医生不但要早期诊断，还应了解患者所处疾病的阶段，从而有针对性地处理。

四、思　考　题

（1）患者肾功能异常是否与院前口服中药有关？为什么？

（2）糖尿病肾病的肾脏病理表现是什么，为什么会出现这样的病理表现？

（王　叶）

案例 63　皮肤红斑、血尿、蛋白尿

一、病历摘要

患者女性，31岁，因反复双下肢皮肤紫癜 1⁺年入院。

1⁺年前接触过敏物后出现双下肢皮肤红斑，于"某三甲医院"予"盐酸西替利嗪、维生素 C、泼尼松、葡萄糖酸钙"等治疗后红斑消退，但出现尿中泡沫，查尿蛋白（++）、尿潜血（+），以"过敏性紫癜"收入院。

查体　体温 36.3℃，心率 74 次/分，血压 112/70mmHg，形体适中，舌红，苔黄腻，脉弦滑，心肺腹无异常，双膝关节以下皮肤有散在红斑，色暗红，压之不褪色。

辅查　血常规：白细胞计数 6.23×10^9/L，红细胞计数 4.46×10^{12}/L，血红蛋白浓度 130g/L，血小板计数 193×10^9/L，中性粒细胞绝对值 3.90×10^9/L，淋巴细胞绝对值 1.7×10^9/L，单核细胞绝对值 0.41×10^9/L，嗜酸粒细胞绝对值 0.07×10^9/L，嗜碱粒细胞绝对值

0.03×10^9/L；生化：β_2 微球蛋白 1.48mg/L；尿常规：白细胞 109 个/μl，红细胞 202 个/μl，尿蛋白（+++），尿隐血（+++）；甲状腺功能、大便常规未见明显异常。西医治疗予葡萄糖酸钙静脉滴注抗过敏，维生素 C、维生素 B_6 改善毛细血管通透性。患者肾功能未见异常，但紫癜伴蛋白尿、血尿，有肾穿刺适应证，并不存在肾穿刺禁忌证，故行肾穿刺，结果示紫癜性肾炎（继发性 IgA 肾病）。于 7 月 27 日转入肾内科治疗，24 小时尿蛋白定量 1.0g；尿微量白蛋白 230.0mg/L，补体 C3 1.65g/L，补体 C4 0.50g/L。双肾超声：①双肾及双肾血流超声未见明显异常；②双肾血流指数正常范围。肾小球滤过率：104.79ml/（min·1.73m^2）。

根据以上临床特点及检查结果，考虑为紫癜性肾病。过敏性紫癜性肾炎是指过敏性紫癜引起的继发性肾脏炎性疾病，病理改变以肾小球系膜增生性病变为主，常伴节段性肾小球毛细血管袢坏死、新月体形成等血管炎表现。临床表现除皮肤紫癜、关节肿痛、腹痛外，肾脏表现以尿异常为主，如蛋白尿、血尿，部分患者有肾功能下降，其诊断标准：①有过敏性紫癜的皮肤紫癜等肾外表现；②有肾损害，在过敏性紫癜病程中（多数在 6 个月内），出现血尿、蛋白尿、高血压、肾功能不全等；③肾活检表现为系膜增生、IgA 在系膜去沉积，三个条件同时满足时可诊断。该患者在接触过敏性物质后出现双下肢皮肤紫癜，其出现血尿、蛋白尿，肾活检病理结果示紫癜性肾炎（继发性 IgA 肾病）。所有表现均符合该病表现，临床诊断明确。

中医方面，该患者"反复双下肢皮肤紫癜 1$^+$年"为主症，属于中医学"紫斑"范畴。患者为青年女性，感受四时不正之气，郁而化热，热壅肌肤，迫血妄行，血溢肌腠，则发为紫斑；先天肾气不足，脾胃运化失司，致不能运化水谷精微，水液不能正常气化混浊，故见蛋白尿。观其舌苔脉象，舌红、苔黄腻、脉弦滑为血热妄行之征，病性属实，病位在血分，涉及脾胃等脏。

中医治疗以犀角地黄汤、十灰散加减治疗。十灰散集凉血、止血、清降、祛瘀于一方，方中寓止血于清热泻火之中，寄祛瘀于凉血止血之内，使血热清，气火降，则出血自止。犀角地黄汤清血分之热，以凉血与活血散瘀并用，使热清血宁而无耗血动血之虑，凉血止血又无冰伏留瘀之弊，寓有"凉血散血"之意，用之热入血分而见耗血、动血之证。

对于该患者的西医治疗，主要使用激素抑制过敏免疫反应为主，予醋酸泼尼松片 60mg 抑制过敏免疫反应，予盐酸西替利嗪分散片口服、葡萄糖酸钙静脉滴注抗过敏，双嘧达莫、维生素 C、维生素 B_6 改善毛细血管通透性。

经治疗 2 周后，患者血糖控制在正常范围，症状好转，复查尿常规、肾功能恢复正常，双下肢不肿。于 2018 年 1 月 17 日出院。

出院诊断　中医诊断：紫斑（血热妄行）

西医诊断：过敏性紫癜性肾炎

二、案　例　解　析

该患者肾活检病理结果提示紫癜性肾炎（继发性 IgA 肾病）。紫癜性肾炎与 IgA 水平升高为主的免疫反应密切相关，致过敏的食物或感染性抗原与 IgA 形成免疫复合物，沉积于肾脏小血管壁，激活补体引起血管壁炎症损伤。凝血系统功能异常激活，受损的血管内皮释放Ⅷ因子相关抗原，促进血小板黏附，导致肾小球微循环障碍，肾小球内纤维蛋白沉积、微血栓形成，进而使肾血流减少而产生肾损害。因此，过敏性紫癜性肾炎应注意积极治疗原发病，抑制免疫性炎症反应，抑制肾小球系膜增生性病变，预防和延缓肾脏慢性纤维化病变形成。该患者仅表现为蛋白尿、血尿，尿常规回示尿蛋白（+++），尿隐血（+++）。肾外表现以皮下紫癜为主，无关节症状及胃肠道症状。患者有过敏史，入院查血常规示血小板计数正常，故可排除血小板减少性紫癜。患者肾功能虽然未见异常，但尿常规提示蛋白尿、血尿，符合肾穿刺适应证，且不存在禁忌证，肾活检病理示紫癜性肾炎（继发性 IgA 肾病）。经肾穿刺后诊断明确。根据病情的轻重选择治疗方法，是紫癜性肾炎治疗的基本原则。紫癜性肾炎分型见表 7-1。

表 7-1 紫癜性肾炎分型

类型	尿蛋白（g/d）	血尿	高血压	肾功能损害	肾活检病理改变
轻型	<2.0	镜下	无	无	肾小球系膜增生，无或轻度间质病变
中型	≥2.0	大量镜下血尿或肉眼血尿	可有	轻度	弥漫肾小球系膜增生或局灶性节段性硬化，新月体<30%，伴毛细血管袢坏死
重型	>3	大量镜下血尿或肉眼血尿	有	有	重度肾小球系膜增生，新月体>30%，伴毛细血管袢坏死

治疗方案予醋酸泼尼松片 60mg 抑制过敏免疫反应。糖皮质激素并不能预防过敏性紫癜累积肾脏，因此，单纯皮肤紫癜患者可不用糖皮质激素治疗，但对于已经出现肾脏损害者应予糖皮质激素治疗。糖皮质激素目前仍是治疗紫癜性肾炎的主要药物，常选用泼尼松 0.6～1mg/（kg·d），显效后逐步减量停药。2010 年，国家卫生和计划生育委员会颁布的《过敏性紫癜等 6 种疾病诊疗指南》中指出糖皮质激素的使用指征：①严重消化道病变，如消化道出血；②表现为肾病综合征；③急进性肾炎可采用甲泼尼龙冲击治疗。这时，糖皮质激素能减轻紫癜性肾炎的蛋白尿、血尿，并改善肾功能。

在中医上认为过敏性紫癜性肾炎的发病机制主要为风、虚、瘀、热毒 4 个方面。风热之邪从口鼻而入，与气血相搏，灼伤脉络，或热毒内扰，日久郁热化毒化火动血，灼伤脉络，或禀赋不足，气虚不能固摄，或脉络瘀阻，血液不循常道，均可导致血溢出脉外，渗于肌肤，而出现皮肤紫癜；若邪气扰于肾络，脉络受损，血溢脉外，随尿液排出，则见血尿；肾虚不能固摄，精微外流，则见蛋白尿。临证强调风、虚、瘀、热毒并重，治疗止血与行血并行，以清热凉血、止血化瘀，或益肾固摄为治则。

三、按　语

本病的难点在于诊断的明确，做出正确的诊断，才能提出更有针对性的治疗方案。过敏性紫癜分为皮肤型、关节型、胃肠型、肾型、混合型，由于该疾病分型多样，一定要仔细询问患者病史、完善相关检查以明确疾病分型。注意是否存在肾脏损害，一旦诊断为紫癜性肾炎后，需肾穿刺活检明确其病理类型，为治疗提供依据，肾穿刺活检不仅为绝大多数肾实质疾病的诊断、判断预后和指导治疗提供了客观依据，还是研究肾脏疾病发病机制、判断疗效和探讨疗效机制的重要手段。紫癜性肾炎应根据患者的年龄、临床表现和肾损害程度选择治疗方案。

四、思 考 题

（1）过敏性紫癜性肾炎的中医病因病机是什么?
（2）过敏性紫癜性肾炎的病理类型有哪些，其表现如何?

参 考 文 献

雷锡山. 2014. 中医分期辨证治疗过敏性紫癜的效果观察[J]. 中医临床研究, 6（18）：89-90.
黎磊石, 刘志红. 2008. 中国肾脏病学[M]. 北京：人民军医出版社：565-566.
刘志红, 黎磊石. 2004. 过敏性紫癜性肾炎的治疗[J]. 肾脏病与透析肾移植杂志, 13（2）：146-147.
马路. 2015. 紫癜性肾炎诊断与治疗[A]. 中国中西医结合学会肾脏疾病专业委员会 2015 年学术年会资料汇编, 10：355-361.
朱广. 2016. 过敏性紫癜的诊断与治疗中国处方药[J], 14（12）：144.

（王 叶）

案例 64 反复水肿，伴乏力、头晕

一、病 例 摘 要

患者男性，64 岁，因反复水肿 9$^+$年，伴乏力、头晕 1 天，于 2018 年 3 月 6 日入院。

9$^+$年前患者无明显诱因，出现双下肢膝关节以下水肿，伴肢软乏力，纳差、恶心欲吐，无心悸、胸闷、气促，无咳嗽、咳痰，就诊于遵义某医院，查肾功能提示肌酐、尿素氮升高（具体不详），诊断为"慢性肾衰竭"，予对症治疗，口服"黄葵胶囊、百令胶囊"保肾治疗，水肿改善。此后长期口服前药治疗，水肿时有复发，以劳累及感冒后多见。此后患者长期随访，血肌酐波动在 130～150μmol/L，半月前查血肌酐为 145.3μmol/L。患者近一周外出旅游，较为劳累，饮食不规律，吃较多海鲜。且停用降压药 3 日，血压最高达180/110mmHg。1 天前患者双下肢水肿轻度复发，伴四肢乏力、头晕、纳差等不适，活动后稍感气促。无头痛、恶心呕吐、胸闷胸痛等症，今以"慢性肾衰"收治入院。既往有 6$^+$年"高血压"病史，长期口服硝苯地平控释片控制血压。

查体 血压 165/102mmHg，舌淡红、苔薄白、脉沉细。心界向左下扩大，心率 85 次/分，心律齐，各瓣膜区未闻及病理性杂音。肺腹未见异常。双下肢膝关节以下轻度凹陷性水肿。余无特殊。

辅查 肌酐 230.0μmol/L，胱抑素 C1.69mg/L，β_2 微球蛋白 5.10mg/L；甲状旁腺激素

测定 66.25pg/ml。血常规无明显异常。尿常规示尿蛋白（+−）；肾小球滤过率 49.06ml/（min·1.73m²），内生肌酐清除率 37.98ml/（min·1.73m²）。

肾衰竭相关指标较半月前明显增高，考虑慢性肾衰基础上肾衰竭有急性进展。予低盐低脂优质低蛋白饮食。按患者入院前标准服用硝苯地平控释片 30mg，每日 1 次，控制血压水平。予丹参酮ⅡA磺酸钠注射液活血化瘀，改善循环，调节肾脏血流动力学。肾康注射液静脉滴注降逆泄浊、活血通络。中药结肠透析排毒保肾。经治疗后第二日血压维持在 120～130/70～85mmHg，头昏、乏力等症有所缓解。治疗一周后，复查血生化：尿素氮 7.29mmol/L，肌酐 132.0μmol/L，尿酸 275μmol/L，钠 142mmol/L，氯 110.5mmol/L，钙 1.99mmol/L，镁 1.09mmol/L，磷 0.79mmol/L，铁 21.6μmol/L。肾功能指标较前明显好转，血压水平平稳达标。双下肢水肿消失，无明显肢软乏力、劳力性气促、头昏等症，精神、纳眠可。大小便调。舌淡红，苔薄白，脉沉细。

　　出院诊断　中医诊断：慢性肾衰（脾肾气虚）

　　　　　　　　西医诊断：（1）慢性肾衰竭　代偿期

　　　　　　　　　　　　　（2）原发性高血压 3 级　很高危组

二、案 例 解 析

　　慢性肾衰是指各种原因造成的慢性、进行性肾实质损伤，致使肾脏结构和功能损害，不能维持其基本功能，临床出现代谢产物潴留，水、电解质、酸碱平衡失调，全身各系统受累为主要表现的临床综合征。该病是临床多种疾病的后期转归，如高血压、糖尿病、慢性肾炎、系统性红斑狼疮等。

　　慢性肾衰是一种缓慢进展性疾病，对于尚未进入肾脏替代治疗（如血液透析、腹膜透析、肾移植等）阶段的患者来说，治疗的主要目的在于尽量延缓肾衰竭的进展速度，延缓进入终末期肾病的时间，减少并发症，从而达到延长生存时间，改善生活质量。

　　要做到有效延缓肾衰竭的进展，良好的慢性病管理和治疗是关键。慢性肾衰肾功能的丧失是不可逆的，而功能丧失的速度却是可控的。本例患者有慢性肾炎病史，高血压多年，9 年前诊断为慢性肾衰，经住院诊治及居家服药治疗，肾衰竭进展速度较为缓慢，疾病发展控制较好，血肌酐水平维持在 130～150μmol/L。本次患者因下肢水肿复发，伴有乏力、头昏入院，血肌酐显著升高，为 230.0μmol/L，伴有水钠潴留，内环境紊乱表现。从病史可知，患者近半月外出旅游，较为劳累，进食较多海鲜（蛋白质类食物），劳累及高蛋白饮食增加了肾脏负担，导致肾小球内部高灌注、高滤过、高代谢，加之停服降压药，血压增高加重了肾脏的血流动力学紊乱，从而导致血肌酐等肾毒性物质指标增高，临床出现四肢乏力、头晕、纳差、劳力性气促等症状。针对以上病史特点，此时治疗原则首先应解除造成患者肾功能急性进展的可逆因素，如劳累、高蛋白饮食、血压控制不佳等。故需低盐低脂优质蛋白饮食，蛋白质摄入控制在 0.8g/（kg·d）。注意静养休息，作息规律，保持大、小便通畅。

　　中医水肿的病因病机主要为肺失通调，脾失转输，肾失开阖，膀胱气化不利，导致体内水液潴留，泛滥肌肤而发病。本患者中医辨证属脾肾气虚证，予香砂六君子汤加减内服以补脾益肾，方中以香砂六君子汤为主方，取其健脾益气、和胃补益之意，重在调和脾胃功能，使脾胃运化得健，三焦气机调畅，水液代谢正常。中药结肠透析治疗，通过肠道排除肾毒素，减轻肾脏代谢负担，并通过肠壁吸收中药有效成分达到保肾作用。

经以上中西结合治疗，控制了高血压、高蛋白饮食、劳累等造成的肾衰竭急性进展的可逆性因素。以中西医结合的方式保肾排毒，调理脏腑功能。治疗后患者水肿消退，头昏、乏力、纳差等临床表现得以消除，肾功能相关指标恢复到发病前的状态，有效延缓了肾衰竭的进展。

三、按　　语

有效延缓肾衰竭进展对于早中期慢性肾衰患者来说，不但可减缓其进入终末期肾病的速度和概率，提高生活质量，延长患者生存时间，还可减轻患者家庭的经济和护理负担。一般来说，注意劳逸结合，保持健康的生活习惯；在注意优质低蛋白饮食的同时注意膳食营养均衡，是有效控制慢性肾衰快速进展的基本条件。在此基础上，定期复查、随诊尤为重要，如此医生可监控患者相关指标变化、疾病进展等情况，根据情况适时调整治疗方案，为患者提供个性化治疗方案，及时发现和排除可能造成患者肾衰竭进展加速的危险因素，从而有效延缓肾衰竭进展。

尽管慢性肾衰的进展是渐进性的，但也存在很多可导致肾功能迅速恶化的危险因素。这是临床治疗及患者自我管理中容易忽视的问题。此类危险因素主要包括血容量不足、药物损害、肾脏疾病复发或加重、严重感染或损伤、高血压、心衰等。本例患者数年来慢性肾衰进展缓慢，但由于一次外出旅行，忽视了作息、饮食、服药等问题，导致肾功能快速恶化。由于处理及时，病变尚处于可逆状态，肾功能可得到一定程度的恢复。如果延误治疗，肾功能恶化则可能为不可逆进展，甚至提前进入终末期肾病。这要求临床医生对此类危险因素保持高度的警觉，加强对患者及其家属的宣教，随时规避风险。发现此类情况时，尽早明确病因，采取有效措施，争取最大限度保护其残余肾功能。

四、思　考　题

使用中西医结合方法延缓慢性肾衰竭，有哪些措施？

参 考 文 献

黎磊石，刘志红.2008. 中国肾脏病学[M]. 北京：人民卫生出版社：1381-1382.
田德禄，蔡淦.2006. 中医内科学[M]. 上海：上海科学技术出版社：238.
熊旭东.2012. 西医内科学[M]. 北京：人民卫生出版社：203-204.

（黄　波）

案例 65 血肌酐增高，黑便

一、病 例 摘 要

患者男性，68 岁，因血肌酐升高 10 月余，黑便 1 天，于 2016 年 9 月 4 日入院。

患者 10 月余前因水肿于肾内科住院治疗期间发现肌酐 239.0μmol/L，诊断为"慢性肾衰竭"，经住院治疗后患者症状好转出院，出院后长期予"复方 α 酮酸片"等药物保肾治疗。出院后多次复查血肌酐等肾功能指标呈逐渐上升趋势，3 个月前患者出现颜面肢体水肿加重，血肌酐 784μmol/L，尿素氮 18.2mmol/L，伴有内环境紊乱症状，达到血液净化治疗指征。于 3 个月前在肾内科行颈内静脉置管后规律血液透析治疗。近 1 月来，患者血液透析依从性差，自行将透析次数由每周 3 次减为 2 次，并时常提前下机。因食欲不佳，因半月来饮食亦不规律，早餐基本不进食，时感胃脘饱胀，时隐痛，未引起重视。1 天前出现黑便 2 次，质软，量约 200g。今晨又解黑便 1 次，伴有双下肢膝关节以下轻度水肿，纳差、乏力、恶心欲吐，眠差，小便量约 400ml（较前无明显增减），门诊以"慢性肾衰竭、消化道出血"收入院。

既往有 16 年 2 型糖尿病史，曾予精蛋白生物合成人胰岛素 50R 控制血糖，目前规律透析后血糖偏低，自行停用，现未监测血糖。有 10$^+$年原发性高血压病史，血压最高达 180/110mmHg，目前服用苯磺酸氨氯地平控制血压，自诉血压控制可。

查体 生命体征平稳，舌质淡、苔白腻、脉沉细。贫血貌，右侧颈部可见以长期血液透析导管。心肺无特殊；腹平软，上腹部轻压痛，无反跳痛及肌紧张。双膝关节以下轻度水肿。余无特殊。

辅查 随机血糖 10.4mmol/L。2016 年 9 月 4 日门诊大便隐血试验阳性。入院血常规：血红蛋白浓度 92g/L，血小板计数 207×10^9/L，血细胞比容 0.26。血生化：尿素氮 14.28mmol/L，肌酐 454.0μmol/L，尿酸 259μmol/L，二氧化碳结合力 16mmol/L。骨代谢标志物+贫血检查：甲状旁腺激素 121.4pg/ml，铁蛋白 110.20ng/ml，叶酸 12.5nmol/L，维生素 B$_{12}$ 364pmol/L。凝血功能正常。

流质饮食，监测血压、心率，观察大便色、质、量。予泮托拉唑静脉滴注抑酸护胃，静脉滴注卡巴克络止血治疗，促红细胞生成素纠正贫血。使用无肝素透析，加强血液净化力度，隔日透析。采用血液透析、滤过等净化方式相结合，充分排除患者体内毒素，清除多余水分，纠正酸中毒，维持体内环境稳定。注意超滤量等透析参数，尽快回复体内环境平衡。透析过程中注意避免因无肝素透析而导致管路凝血，进一步加重失血。保持血压、血糖水平平稳达标。中医方面予半夏泻心汤为主方加减以调理脾胃，养胃止血。

入院第二日，患者解黑色稀便 2 次，量约 80g，继续予泮托拉唑抑酸护胃，卡巴克络止血。此后黑便颜色逐渐转黄，每日 1 次。至入院第四日大便色黄、成形，隐性阴性。血常规：红细胞计数 2.8×10^{12}/L，血红蛋白浓度 91.20g/L，血细胞比容 0.27，贫血未加重；

血生化：尿素氮 8.25mmol/L，肌酐 320.0μmol/L，尿酸 324μmol/L，二氧化碳结合力 22.0mmol/L。血液透析充分性较前改善。停用止血药，继续服用泮托拉唑。规律充分血液净化治疗，每周 3 次（血透时恢复低分子肝素抗凝）。中药汤剂护胃养胃，改善脾胃运化功能，巩固疗效，防止复发。于 2016 年 9 月 14 日好转出院。

出院诊断　中医诊断：慢性肾衰（脾肾气虚）

西医诊断：（1）慢性肾衰竭　尿毒症期　慢性肾脏病 5 期（维持性血液透析）

（2）消化道出血

（3）2 型糖尿病并周围神经病变

（4）原发性高血压 3 级　很高危组

二、案例解析

尿毒症患者进行血液透析以后，体内环境、代谢等方面较血液透析前均会有较大变化，但容易出现血液透析相关并发症，如透析失衡、过敏、感染、神经病变、消化道出血等。如何有效预防和治疗此类并发症，对维持性血液透析患者体内代谢异常和血液透析治疗对机体影响的充分了解是临床医师必须具备的能力。从本例规律透析患者合并消化道出血的案例来看，此类患者消化道出血的主要原因：①氨等代谢产物对胃肠道黏膜的直接刺激。肾衰竭患者毒素从胃肠道排泄增加，水解成氨和碳酸钙，刺激胃肠黏膜后导致胃肠黏膜糜烂、溃疡甚至出血。②尿毒症患者血小板减少及血小板功能障碍。这主要与透析时血-膜生物相容性作用，5-羟色胺、磷酸腺苷减少，血小板内环化腺苷含量增高及血管内皮细胞产生的前列环素增加等因素相关。③透析时肝素或者抗凝血药物的使用。④血清中的促胃液素大量聚积。⑤维持性血液透析患者常伴有的钙磷代谢紊乱、贫血、营养不良、高血压及胃肠道的充血水肿状态。从以上常见病因结合本例患者的病史特点来看，本例患者此次消化道出血的发病，原本是可以预防的。首先，近 1 月来，患者血液透析依从性差，自行将透析次数由每周 3 次减为 2 次，并时常提前下机。血液透析治疗不充分，体内毒素堆积较多，刺激胃肠黏膜增加胃肠黏膜糜烂、溃疡、出血可能。血液透析不充分，未达到干体重，体内多余水分潴留，胃肠道水肿，黏膜脆弱易损。其次，患者因食欲不佳（亦与血液净化不充分相关），半月来饮食亦不规律，这也是造成其消化道出血的诱因之一。其三，患者感胃脘饱胀、隐痛时未引起重视，未及时就诊。如果患者在门诊规律透析期间，临床医师注意对患者透析充分性、临床表现的监控，多与患者交流，注意对患者及其家属的宣教，就有防治其消化道出血发生，或截断病情发展的可能。在治疗方面，同样需考虑到维持性血液透析患者不同的病理生理特点。在止血、护胃等常规治疗的同时，充分血液净化，清除毒素及多余水分，平衡机体内环境，改善器官功能，维持血压、血糖水平的平稳等，如此才能控制其消化道出血。

中医方面予半夏泻心汤为主方，辛开、苦降、甘调并用，调理脾胃气机，使清升浊降，恢复脾胃运化之功。脾升胃降，气机调畅，则脾主统血之力也得以恢复。在此基础上加瓦楞子、白及、三七养胃止血。全方达到调理脾胃、养胃止血的目的。止血的同时，改善脾胃运化、统摄之力，可改善患者饮食、营养状况，减少出血复发。

三、按 语

消化道出血是维持性血液透析患者治疗过程中常见并发症，其诱发因素较普通人群更加复杂多样。这不仅与尿毒症患者自身代谢异常相关，同时与治疗过程中肝素抗凝等因素相关。由于这些特点，在预防和治疗消化道出血方面较之普通人群，均有很大的不同。在处理此类患者时，兼顾规律透析患者的生理病理特点是必不可少的关键因素。推而广之，我们在处理血液透析相关的其他并发症，或者发生在规律血液透析患者身上的其他疾病，如心衰、感染、矿物质和骨代谢异常等病变时，同样应该考虑到其尿毒症本身的代谢改变和血液净化治疗对机体、疾病的影响，方可有效地应对这些病变。除此之外，如何更好地提供优良的血液净化技术和服务，提高患者血液透析治疗的充分性和舒适度，从而提高其治疗依从性？如何更有效地与患者及其家属沟通，更专业地进行疾病宣教，从而提高患者自我管理、观察疾病的素质？这些都是值得我们思考的问题。

四、思 考 题

规律性血液透析患者消化道出血的处置与普通患者有何不同？

（黄 波）

案例 66 腹泻伴无尿

一、病 例 摘 要

患者男性，42岁，因腹泻伴无尿3天，于2017年8月1日入院。

患者3天前因食用生鱼片出现腹痛腹泻，并伴自觉发热症状（体温不详）。排便次数增多，1天10余次，便中夹有未消化食物，黄绿色，呈水样便。无反酸、烧心、恶心呕吐，无黄疸等症。自行口服土霉素（8片）并乳酶生片（6片），症状未见好转。三日来，小便逐渐量少，自诉入院前24小时总量小于100ml，无尿痛及肉眼血尿。今日患者腹泻症状未缓解，并出现乏力、恶心欲吐症状，于急诊科就诊。查肾功能：肌酐817μmol/L，尿素氮22.61mmol/L，尿酸1164μmol/L，胱抑素C 6.45mg/L；大便常规：颜色绿色，性状水样便，白细胞10个/HP，红细胞0~2个/HP，隐血试验阳性。血常规提示轻度血液浓缩。以"急性肾损伤，急性肠胃炎"收入院。入院症见腹泻，大便1天10余次，绿色稀水样便，恶臭难闻，感肛门灼热，肢倦乏力，恶心欲呕，胸脘烦闷，咽干口渴，小便50ml/d，无尿痛及肉眼血尿，无反酸、呃逆，无黄疸、黏液脓血便等症，精神、纳眠不佳，脉滑数，舌质红，苔黄厚腻。

既往体健，近2年年度常规体检未发现肾功能异常。个人史、婚育史无特殊。否认药物、食物过敏史。

查体　体温36.5℃，心率94次/分，血压95/65mmHg。精神尚可，面色苍白，形体偏胖，步态蹒跚。心肺腹无异常，双下肢无浮肿。余无特殊。

入院后由于患者严重腹泻，大量体液及电解质丢失，予积极补液支持治疗，补充血容量，保证肾灌注，维持体内水电解质及酸碱平衡。予泮托拉唑护胃，肾康保肾治疗。中医方面予葛根芩连汤加减清热利湿止泻以治其标。

入院第二日，患者仍腹泻，大便次数减少，绿色稀水样便，感四肢乏力，恶心欲呕，胸脘烦闷，咽干口渴情况缓解，精神欠佳，纳眠不佳。体温36.5℃，心率84次/分，血压110/66mmHg，心肺腹无特殊。入院8小时无尿，大便常规示颜色绿色，性状水样便，白细胞10个/HP，红细胞0~2个/HP，隐血试验阳性。血常规无明显异常。双肾及肾血管彩超示双肾血流指数增高。继续补充血容量，维持水电解质及酸碱平衡，改善肾脏微循环。

第三日，患者腹泻、嗳气症状缓解，仍解绿色稀水样便，但次数及量减少。基本无恶心欲呕、胸脘烦闷、咽干口渴感，精神可，纳眠不佳。尿量增加，24小时尿量约为1450ml。复查尿常规：白细胞（+），蛋白质（+），白细胞84个/μl，上皮细胞16个/μl。肾功能：尿素氮27.50mmol/L，肌酐666.0μmol/L，尿酸1120μmol/L，胱抑素C 3.77mg/L，钾3.42mmol/L。大便常规：颜色黄绿色，性状水样便，白细胞2~4个/HP，红细胞0~2个/HP，隐血试验阳性。自身抗体示阴性。提示肾功能有所恢复，继续予营养支持、保肾、护胃等治疗。

第四日，腹泻基本停止，便溏，量少，尿量恢复正常。精神、饮食好转。肾功及电解质：尿素氮18.42mmol/L，肌酐178.0μmol/L，尿酸959μmol/L，钾3.13mmol/L，钠136mmol/L，氯102.6mmol/L，钙2.05mmol/L，镁1.12mmol/L，磷1.12mmol/L，铁10.2μmol/L，二氧化碳结合力19.9mmol/L。提示肾功能有好转，指标基本接近正常，酸中毒得到纠正。但患者血钾仍低，考虑患者肾功能恢复进入多尿期，故继续予补液、补钾治疗，维持内环境稳定。患者腹泻停止，内服中药根据患者四诊变化，辨证为脾肾亏虚，故予香砂六君子汤内服补益脾肾，行气通络排浊。

维持原方案治疗至入院第10日，患者无腹泻，无恶心欲呕、黑便、乏力、气短等症。精神、纳眠可，大小便正常。舌质淡红，苔薄黄，脉滑。复查肾功能：尿素氮7.35mmol/L，肌酐96.0μmol/L，尿酸529μmol/L；水电解质失衡及酸中毒纠正。尿常规无异常，患者肾小球滤过率恢复正常出院。出院后随诊3个月，血肌酐及尿素氮指标正常，血尿酸稍超标，建议饮食调整后定期复查。

出院诊断　中医诊断：肾衰（湿热内蕴）
　　　　　　西医诊断：（1）急性肾损伤
　　　　　　　　　　　（2）急性胃肠炎

二、案例解析

急性肾损伤是影响肾脏结构和功能的疾病状态之一，特征为肾功能的急性减退，涵盖急性肾衰竭。符合以下任一情况者，即可诊断为急性肾损伤：血清肌酐 48 小时内上升高达≥0.3mg/dl（>26μmol/L）；或血清肌酐在 7 天内升高达基础值的≥1.5 倍；或尿量<0.5ml/（kg·h），持续 6 小时。

本例患者突发肾功能显著异常，指标达到以上标准。入院时急需解决的主要问题为明确肾衰原因。从病史看，患者无慢性肾炎、结缔组织疾病等肾衰竭基础疾病，近期体检肾功能正常，未服用影响肾功能的相关药物，考虑急性肾损伤诊断基本明确。急性肾衰竭按发病机制可分为肾前性、肾性及肾后性三类，类型不同，治疗方法迥异。本例患者入院时通过泌尿系 B 超及查体，排除存在尿路梗阻、积水及尿潴留等肾后性损伤因素。此外，因患者发病前有进食生鱼片的情况，有食物中毒导致急性肾小管坏死可能，入院后通过补液、支持等治疗，尿量很快增加，考虑患者本阶段尚不存在急性肾小管坏死。入院相关检查亦不支持急进性肾炎、恶性高血压、微血管病等可能导致肾实质急性病变的诊断。故其诊断基本锁定肾前性急性肾损伤。患者肾前性急性肾损伤主要病理机制有血容量减少、心排血量减少、外周血管扩张。本病例患者有腹泻脱水病史，肾功能指标明显升高，入院时基本无尿，伴有血压降低、心率增快、口渴、乏力、头昏、血液浓缩等低血容量表现，为典型的肾前性急性肾损伤。其病理机制主要为血容量减少，导致肾灌注不足。

针对患者急性肾损伤的具体发病机制，及时、有效、安全地补充血容量，改善肾脏灌注成为主要的治疗原则。具体来说就是在积极止泄的同时，积极进行营养支持治疗，补充血容量，保证肾脏灌注，改善肾脏供血供氧，从而减少疾病对肾脏实质的损伤，恢复肾脏功能。同时，通过补液等营养支持治疗，尚可调节因大量丢失细胞外液造成的体内酸碱失衡、电解质紊乱等内环境失衡，逐渐恢复机体的新陈代谢。本例患者为非出血患者，故应首选等张氯化钠，直到血流动力学状态稳定。液体的张力可根据患者的情况加以调整，以维持血管内容量、血清渗透压与血气分析、电解质水平在正常范围。

中医方面遵循"急则治标，缓则治本"的原则，当先以肾衰泄泻论治，先解决此问题，故入院后先以予葛根芩连汤加减止泻，驱邪的同时，加入茯苓、薏苡仁等药物培补脾肾，利小便，实大便。后期以香砂六君子汤保肾补脾，行气排浊，达到治本之功。

三、按　　语

早期的干预和治疗是改善急性肾损伤预后的关键因素，贻误治疗时机有可能对肾脏造成不可逆损害。正确的诊断思路有助于及时获得正确的诊断和治疗方案，从而使患者得到有效的治疗。临床遇到患者肾衰竭达到急性肾损伤诊断标准后，还应与慢性肾衰、慢性肾衰基础上急性进展等诊断相鉴别。如是否有基础疾病、肾脏结构改变、贫血、钙磷代谢等检查均可作为鉴别诊断的指标和依据。明确急性肾损伤诊断后，应从肾前性、肾性、肾后性三种类型中明确其发病机制。如为肾前性急性肾损伤，还需根据低血容量、心排血量下降、全身血管扩张或肾动脉收缩等不同的具体病理机制进行相应的处理。当然，患者可能同时存在几种不同的发病机制，此时需找到主要病理矛盾，进行优先处理，如此才能最大限度地保护和恢复患者的肾功能。

四、思 考 题

临床哪些指标对急性肾损伤的判断与识别有意义？

（黄　波）

第八章 呼吸系统疾病

案例 67 咳嗽、发热

一、病 历 摘 要

患者男性，57 岁。因咳嗽 20 天，发热 1 周，于 2017 年 12 月 18 日入院。

患者自诉 20 天前因"感冒"出现咳嗽，咳少许白痰，当时无发热、咯血、胸痛等症，在当地医院予中药治疗（具体不详），咳嗽稍好转，1 周前患者开始干咳、少痰并出现发热，最高体温为 39℃，夜间为重，时有盗汗，白天可稍好转，稍感胸闷，在外未予治疗。病来睡眠饮食欠佳、乏力，今患者为求进一步治疗来诊，以"发热原因"收入院。

既往于 14 个月前外院诊断为"肺结节病"，予泼尼松治疗，现口服 5mg，每日 1 次。有 2 型糖尿病史 1 年，现用"门冬胰岛素、地特胰岛素"控制血糖。余无特殊病史。

查体 体温 37.5℃，心率 98 次/分，呼吸 20 次/分，血压 120/82mmHg。舌边尖红苔薄，脉细数。患者神清，乏力，步入病房，查体合作，颈区及双侧锁骨上窝未触及淋巴结肿大，皮肤巩膜无黄染。口唇无明显发绀，伸舌居中，颈软，气管居中，甲状腺未触及肿大。双肺呼吸音清，未闻及干湿啰音。心律齐，各瓣膜区未闻及病理性杂音。腹软，无压痛及反跳痛。肝脾肋下未扣及。双肾区无叩痛。双下肢无凹陷水肿。病理反射未引出。

辅查 2017 年 10 月 12 日 CT 示双肺及右肺门多发团片状影及不规则结节影，考虑感染性病变，结核不除外，建议行进一步检查；纵隔淋巴结增多增大；双侧胸膜增厚、粘连。

入院后查血常规：白细胞计数 10.3×10^9/L，中性粒细胞相对值 76.4%，淋巴细胞百分比 11.3%，淋巴细胞计数 1.16×10^9/L，结核感染 T 细胞检测有反应性（抗原 A 孔 12，抗原 B 孔 4，有反应对照孔 110）。半乳甘露聚糖检测 0.1μg/L，超敏 C 反应蛋白 119.5mg/L，降钙素原 0.111μg/L。痰涂片、痰培养未找到细菌、抗酸杆菌、真菌。2017 年 12 月 19 日血管紧张素转化酶 20（8～65）U/L。肿瘤标记物、风湿因子、类风湿因子、抗中性粒细胞胞浆抗体、免疫全套、血钙、肝肾功能均正常。2017 年 12 月 21 日复查胸部 CT：双肺及右肺门多发团片状影及不规则形结节，较前（2017 年 10 月 12 日）大致相仿，鉴别于结节病或肉芽肿性病变可能，建议行进一步临床相关检查，纵隔淋巴结增多、增大，双侧胸膜增厚、粘连。2017 年 12 月 26 日经皮穿刺肺活检，病理诊断穿刺肺组织存在慢性肉芽肿性炎伴凝固性坏死，符合结核病变。分子检测：结核定量 PCR（+）。

中医方面先以麦门冬汤，益气养阴、润肺止咳，后调整月华丸加减，养阴润肺，清热杀虫。柴胡注射液穴位注射清热解表，穴位贴敷调理气血、平衡阴阳。西医予左氧氟沙星注射液静脉滴注，乙胺丁醇 0.75g，每日 1 次，利福平 0.45g，每日 1 次；异烟肼 0.3g，每日 1 次；丙嗪酰胺 0.5g，每日 3 次。泼尼松片 10mg，每日 1 次，抑酸护胃、保肝、补钙，予降糖药物治疗。经治疗，患者无明显咳嗽、发热，血常规、肝肾功能正常，于 2018 年 1 月 5 日出院，出院后规律服用抗结核药、激素、护胃药、降糖药，门诊定期复查。

　　出院诊断　中医诊断：肺痨（肺阴亏损）

　　　　　　　　西医诊断：（1）双肺继发性肺结核，涂片阴性，初治

　　　　　　　　　　　　　（2）2 型糖尿病

二、案 例 解 析

　　肺结核是由结核杆菌引起的发生于肺部的慢性传染病，中医学称为"肺痨"，典型症状以发热最常见，伴随咳嗽、咯血、盗汗等。自从抗结核药物问世以来，肺结核治疗发生了历史性的转折，但由于化学药物的特点，有部分体质较差或复治患者对化学药物毒副作用反应敏感，而不能坚持全程化疗，使病情得不到及时有效的控制。而继发性肺结核指曾经感染结核杆菌的患者再次犯病或外源性再感染，以青壮年或中老年为高危病发人群，而且传染性高，对患者肺功能会造成不良影响，近年来，通过中医辨证论治，配合化疗，达到了抗结核，促进病灶吸收，使空洞闭合，提高机体免疫力的目的。

　　患者以"咳嗽、发热"为主症，当属于中医学"肺痨"范畴。肺痨的致病因素主要有两个方面：一为感染痨虫；一为正气虚弱。《古今医统大全》即曾指出"凡此诸虫……著于怯弱之人……日久遂成痨瘵之证"。痨虫和正气虚弱两种病因，可以相互为因。痨虫传染是发病不可缺少的外因，正虚是发病的基础，是痨虫入侵和引起发病的主要内因。患者素体多病，正气亏虚，痨虫入侵而发病。肺开窍于鼻，司呼吸，痨虫自鼻吸入，直趋于肺而蚀肺，故临床多见肺失宣肃之症，如故见咳嗽；肺阴虚，阴虚生内热，阴不制阳，故见发热、盗汗等症。舌边尖红苔薄，脉细数，证属肺阴亏损。该病与虚劳相鉴别，两病都具有发热、消瘦、疲乏、食欲不振等虚证特征，且有一定联系，肺痨可发展为虚损，故《金匮要略》将之列于"虚劳"范畴，但两者是有区别的。肺痨主要病变在肺，具有传染性，以阴虚火旺为病理特点，以咳嗽、咯血、潮热、盗汗、消瘦为主要临床症状；而虚劳则由多种原因所导致，病程较长，病势缠绵，病变为五脏虚损而以脾肾为主，一般不传染，以气、血、阴、阳亏虚为病理特点，是多种慢性虚损病证的总称。

　　多种疾病可导致发热、咳嗽，患者咳嗽、发热以夜间为主，伴盗汗、乏力，符合肺结核全身中毒症状；回顾患者于 2016 年诊断"肺结节病"，长期口服糖皮质激素；病史中患者既往明确"2 型糖尿病"，使用胰岛素控制血糖。因此发热原因考虑肺结核、肺结节病伴感染（细菌、真菌）、肿瘤等。

　　围绕上述初步考虑，入院完善相关检查（血常规、生化、肿瘤标志物、抗中性粒细胞胞浆抗体、自身抗体、免疫全套、血管紧张素转化酶、降钙素原、半乳甘露聚糖、结核感染 T 细胞检测）。血常规异常，结核感染 T 细胞检测有反应性，其余均正常。结合相关结果，提示结核感染可能，仍不能明确诊断。2017 年 12 月 21 日复查胸部 CT，结节病或肉

芽肿性病变可能，需病理支持。2017年12月26日经皮穿刺肺活检，病理诊断为慢性肉芽肿性炎伴凝固性坏死，符合结核病变。分子检测：结核定量PCR（＋），诊断明确。

大多结核病或者结节病都表现为非特异性的全身症状，包括全身不适、乏力、体重下降和发热。经典的肺部表现包括劳累性呼吸困难、累及胸膜引起的胸痛在两种疾病中都可见到。急性结节病，表现为发热、双侧肺门淋巴结大和多关节痛，也可见于结核病中。因此，临床上这两种疾病常常互相误诊。此外，有一些结核病和结节病共存的病例报道，如本病例。目前，结节病被认为是一种难以降解的持续存在的抗原引起机体免疫反应而导致的综合征。由于分枝杆菌的细胞膜富含脂质成分，持续存在巨噬细胞的溶酶体内，其中许多糖蛋白难以被降解，故成为诱发结节病的重要抗原，利用高含量多肽微阵列检测结节病患者血浆样本分枝杆菌特异性抗体反应，结果发现结节病患者对结核分枝杆菌抗原特异性识别，认识到分枝杆菌参与结节病的发展。由此可见，结核病与结节病显然有着密切联系。基于这些结果，有学者提出把结核病和结节病分为四种：结节病、结节样结核病、结核性结节病和结核病。结节病和结核病代表两种单纯的疾病，而结节样结核病和结核性结节病则代表两种病的混合型。故本病诊断以病理活检为疾病诊断的金指标：结核结节中央常有干酪性坏死，结节界限不清，形态多样，常见钙化倾向，外周淋巴细胞增多。结节病无干酪性坏死，可有嗜酸性坏死，结节大小形态均匀整齐，外周嗜酸粒细胞增多，可资鉴别。

三、按　语

发热患者的首诊很关键，包括详尽的病史询问、症状及伴随症状、完善体格检查，得出第一诊断，并指导完善后续相关检查。在相关实验室检查不能明确诊断，且与之前诊断冲突时，应该调整诊断思路，尽量用一个疾病来合理解释所有表现。同时注重指南更新，不拘泥于教科书，因为实际上教科书的更新往往滞后于临床疾病规范指南。因此我们不仅要练就扎实的基本功，还要与时俱进，衷中参西，带着问题去思考。

四、思　考　题

肺结核诊断标准是什么？肺结核与结节病怎样鉴别？

参 考 文 献

Ferrara G, Valentini D, Rao M, et al. 2017. Humoral immune profiling of mycobacterial antigen recognition in sarcoidosis and lofgren's syndrome using high-content peptide microarrays [J]. Int J Infeet Dis, 56：167-175.

（李　波）

案例 68　咳嗽、咯痰、气短、关节疼痛

一、病历摘要

患者女性，47岁，因反复阵发性干咳9⁺年，加重伴咯痰、气短1个月，于2017年12月31日入院。

患者9⁺年前无明显诱因出现干咳，无明显咯痰、气喘、胸闷、胸痛等症，于当地医院以"特发性间质性肺疾病"住院治疗（具体不详），好转出院，此后间断干咳，未予重视。1月前上症加重，伴有咯白色黏痰，气短乏力伴全身多处关节疼痛、晨僵（指间关节、腕关节、肩关节等），无畏寒、发热，无咯血、头痛、胸痛、胸闷等症，在当地医院予抗生素静脉滴注治疗（具体不详），咳嗽、气短症状无明显缓解，为求进一步治疗来诊，以"双肺弥漫性间质性肺疾病待诊"收住院。既往史无特殊。

查体　体温36.5℃，心率92次/分，呼吸20次/分，血压89/65mmHg。舌质紫暗，苔薄白，脉细弱。神清，精神稍差，查体合作，颈区及双侧锁骨上窝未触及淋巴结肿大，皮肤黏膜无黄染。口唇无明显发绀，伸舌居中，颈软，气管居中，双肺呼吸音粗，双下肺可闻及 velcro 啰音。心律齐，各瓣膜区未闻及病理性杂音，腹软，无压痛及反跳痛。肝脾肋下未扪及。双肾区无叩痛，双手指间关活动障碍、有压痛，双下肢无凹陷水肿。病理反射未引出。

辅查　2017年12月27日胸片示双侧纹理增强、紊乱，双肺野可见散在斑片影，考虑间质性改变合并感染可能，双侧肋角钝；颈椎片示颈椎退行性变，双腕未见明显骨、关节病变。血沉67mm/h，谷丙转氨酶、血尿素氮、肌酐正常；尿比重1.008，偏低；类风湿因子147U/ml；抗环瓜氨酸肽抗体8.1RU/ml，抗SSA抗体弱阳性，抗RO-52抗体阳性。

入院后查血常规、抗中性粒细胞胞浆抗体、肿瘤标记物、肝炎标记物、降钙素原、脑钠肽、血管紧张素转化酶、结核感染T细胞检测正常；IgG 27.6g/L，IgM 3.54g/L，类风湿因子99.0U/ml，类风湿因子IgG型73.00U/ml、IgM型31.73U/ml，抗核抗体胞浆颗粒型1∶320，抗核抗体核颗粒型1∶1000，抗SSA抗体1.6，抗Ro-52抗体5.0。纤维蛋白原4.08秒，活化部分凝血活酶时间46.1秒，D-二聚体定量1.68μg/ml，2018年1月2日复查胸部CT示双侧纹理增强、紊乱，双下肺条索状、网格状改变，双肺野可见散在斑片影，考虑间质性改变合并感染可能。

治疗上，中医以益气养阴、肃肺止咳、活血通络为原则，方以旋覆花汤合麦门冬汤加减。喘可治注射液双足三里穴位注射补肺益肾、纳气平喘。止喘膏穴位贴敷（肺俞、脾俞、肾俞、定喘、天突）。西医静脉滴注甲泼尼龙40mg/d，5日后改为每日泼尼松龙30mg口服，最终减量至每日5mg维持；联合环磷酰胺抑制免疫，乙酰半胱氨酸泡腾片抗氧化，吡非尼酮抗纤维化，碳酸钙D₃补钙，泮托拉唑胶囊抑酸护胃，卢帕他定降低气道高反应抗非特异性炎症。经治疗，患者无明显咳嗽，气喘、关节疼痛缓解，血常规、肝肾功能正常，于2018年1月7日出院，出院后规律服用激素、护胃、补钙、抗纤维化、抗炎，

门诊定期复查。

  出院诊断　中医诊断：肺痿（气虚血瘀）

      西医诊断：（1）类风湿关节炎-相关间质性肺病

         （2）类风湿关节炎

二、案 例 解 析

  类风湿关节炎-相关间质性肺病（rheumatoid arthritis interstitial lung disease RA-ILD）发病率为 3.7%～80%，确诊后平均生存期仅 3 年，较无相关间质性肺病的类风湿关节炎死亡风险增加 3 倍。类风湿关节炎-相关间质性肺病发病时间有异质性，70%发生于类风湿关节炎诊断后 5 年，15%发生于类风湿关节炎后期，15%患者是类风湿关节炎出现前已经有胸部影像学改变，严重危害患者健康，一直是医学研究的难点之一。通过对历代中医关于"肺痿""肺痹""喘证""肺胀"等论述进行分析，结合近代中西医的研究成果，认为间质性肺疾病在病理、临床表现、病因病机及证治规律上都与肺痿、肺痹相似性很大，而与"喘证""肺胀"等几乎无关。该病早期可归属于"肺痹"，中期属于痹中有痿，痿中有痹，晚期可归属于"肺痿"，可以根据其病因病机及证治规律来辨证论治。患者病久，肺气亏虚，升降失常，故见咳嗽；气不足以息，故见气短；复感外邪，故见咯痰；气阴日久，易致血瘀，外邪袭下，经络郁滞，故见关节疼痛。舌质紫暗，苔薄白，脉细弱。辨证当属气虚血瘀型。发病特点与肺、脾、肾关系密切。病变初期主要在肺，以邪实为主；中期影响肝、脾、肾，本虚标实并见；晚期累及心等五脏。所以多以病因、病位、病变重心三者相结合，辨证论治。

  类风湿关节炎是自身免疫性疾病，临床以慢性、进行性关节侵蚀为主要特点，50%类风湿关节炎可累及关节外脏器，其中肺部是最常见的受累器官之一，表现为胸膜炎、间质性肺疾病、类风湿结节等。间质性肺疾病是最严重的并发症，其起病隐匿，可发生在关节炎出现之前，也可发生在关节炎的中晚期，一般早期难以发现。类风湿关节炎-间质性肺疾病诊断标准（参考 2013 年美国胸科学会/欧洲呼吸学会特发性间质性肺病诊断标准）是在诊断类风湿关节炎基础上，满足以下全部条件可临床诊断：①干咳、进行性呼吸困难，体格检查肺底可闻及吸气性爆裂音；②胸部高分辨率 CT 呈磨玻璃影、网格状蜂窝状、小结节状等；③肺功能测定以限制性通气功能障碍为主，弥散功能降低。患者在 2006 年院外诊断特发性肺纤维化，后出现关节炎症状、类风湿因子阳性、抗核抗体增高，支持类风湿关节炎-间质性肺炎诊断。治疗上，因为类风湿关节炎-间质性肺炎其发病机制尚没有完全阐明，涉及多个环节及自身因素，治疗方面有很大的难度，至今没有治疗类风湿关节炎-间质性肺炎的特效药。我们近年临床观察总结出"结缔组织相关性间质肺疾病 7 个用药"：类风湿关节炎-间质性肺炎对激素敏感，常联合免疫抑制剂（环磷酰胺）；乙酰半胱氨酸泡腾片抗氧化；吡非尼酮抗纤维化；碳酸钙 D_3 补充钙剂；泮托拉唑胶囊抑酸护胃；卢帕他定降低气道高反应、抗非特异性炎症。

三、按　　语

患者 10 年以前以干咳为首发症状，疾病进展缓慢，未查明致病因素，笼统诊断特发性肺纤维化，未规范治疗，导致疾病逐渐加重。此次入院，得到规范诊断和治疗。中医治疗该病有一定优势和特色，但目前未形成统一病因、病机、分型、治疗原则，需要进一步挖掘、发扬。

四、思　考　题

间质性肺疾病分哪几型？

参 考 文 献

Kodur G, Norton S, Young A, et al. 2010. Interstitial lung disease has a poor prognosis in rheumatoid arthritis: results from an inception cohort[J]. Rheumatology, 49（8）: 1483.

（李　波）

案例 69　慢　性　咳　嗽

一、病　历　摘　要

患者女性，56 岁，因反复咳嗽 10$^+$月，加重伴咯痰 1 周，于 2017 年 12 月 1 日入院。

患者 10$^+$月前无明显诱因出现干咳，无咯痰、发热、胸闷喘气、心慌等不适。先后就诊于某医院予抗炎、中药治疗（具体不详），症状较前稍减轻。1 周前不慎受凉上症加重伴有咯白色痰，量约 10ml/d，自行服用止咳糖浆（麻甘止咳口服液），症状未见明显缓解，遂来院就诊，以"咳嗽原因待查"收入院。

既往有 30$^+$年"胃溃疡"病史，时感反酸，间断服用"奥美拉唑肠溶胶 1 粒，口服，每日 2 次"。有 5$^+$年"慢性过敏性鼻炎"，时有鼻塞。

查体　体温 36.0℃，心率 69 次/分，呼吸 20 次/分，血压 152/93mmHg。指脉氧 96%，舌淡苔白滑，脉弦紧。神清，查体合作，口唇无明显发绀，气管居中，双肺呼吸音清，左肺闻及散在哮鸣音，未闻及明显湿啰音。心律齐，各瓣膜区未闻及病理性杂音。腹软，无压痛及反跳痛。肝、脾、肾无特殊，双下肢无凹陷性水肿，生理反射存在，病理反射未引出。

辅查　肺功能+激发试验：①轻度阻塞性肺通气功能障碍；②最大通气量轻度下降；③呼吸阻力、外周阻力、外周弹性阻力增加；④支气管激发试验阳性。一氧化氮检测 88bbp。

入院后 2017 年 12 月 1 日检测脑钠肽定量 123pg/ml；白球比 1.42；超敏 C 反应蛋白 1.7mg/L；CInl 正常；血常规（五分类）嗜酸细胞 8.2%，红细胞分布宽度 38.9fL；凝血四项、血沉、大便常规、尿常规正常。2017 年 12 月 5 日心脏、腹部 B 超正常。胸部 CT：右上肺叶多发微小结节，建议动态观察，双肺下叶细支气管病变可能。2017 年 12 月 8 日 TSH、FT3、FT4 检查正常，活性肾素浓度＜0.5μU/ml。2017 年 12 月 12 日呼出气一氧化氮检测值 31bbp。

治疗上，中医方面以射干麻黄汤合止嗽散，宣肺疏风，止咳化痰。喘可治注射液双足三里穴位注射补益肺肾、纳气平喘。止喘膏穴位贴敷（肺俞、脾俞、肾俞、定喘、天突）。西医予以抗感染（左氧氟沙星）、止咳化痰（氢溴索）解痉平喘（多索茶碱），孟鲁司特钠、卢帕他定降低气道高反应；特布他林、布地奈德雾化吸入抗炎平喘调整沙美特罗替卡松吸入 50/250 一吸，每日 2 次，复方甲氧那敏止咳；奥美拉唑肠溶胶抑酸护胃等治疗。经治疗，患者无明显咳嗽，呼出气一氧化氮值下降，于 2017 年 12 月 12 日出院。

出院诊断　中医诊断：咳嗽　风咳（风寒束肺）

西医诊断：（1）咳嗽变异性哮喘

（2）慢性过敏性鼻炎

（3）右上肺微小结节

（4）胃溃疡

二、案例解析

咳嗽变异性哮喘（cough variant asthma CVA）是呼吸系统常见病，以慢性咳嗽为主要或唯一的临床表现，常因受凉或吸入冷空气及运动等诱发。现代医学研究认为，其发病与气道高反应性相关，其本质为多种炎症细胞炎症介质、细胞因子共同参与的慢性非特异性炎症，与哮喘发生具有相同病理机制，但无明显喘息、气促症状，故称为咳嗽变异性哮喘，多易误诊为支气管炎、反复呼吸道感染、慢性咽炎等。

本病属于中医学"咳嗽"范畴，因症状特点为慢性咳嗽，突然发病度呈频繁发作且较为剧烈，病情顽固易复发，又称为"风咳"。中医学认为风具有"其性清扬""风盛则痒""风盛挛急"之特性，与该病特征性临床表现如咳嗽突发，急性发作且症状多变甚是契合。分析其致病因素，一方面因感受外邪而发病，其中以风邪、寒邪见长，同时又存在患者内在体质因素，造成外感实邪羁留不去，最终发展成虚实夹杂的复杂病情；另一方面由脏腑功能失调而致。肺为华盖，外邪侵袭易先受邪，且风为"百病之长"，因外邪犯肺或禀赋特异，肺卫不固易受邪侵袭，如此反复更伤肺气，致风邪久稽难去，病情反复缠绵。临床常见患者咳嗽多是早晨起床及夜晚临睡时加重，分析其病因当责之于风与寒邪兼夹，因寒主收引，早晚阴阳之气交替，患者穿脱衣服易受凉气侵袭，同气相求，故诱发干咳，咽痒，遇冷空气加重，咳嗽少痰。舌淡苔白滑，脉弦紧，辨证当属风寒束肺。在疾病初期以邪实为主，立祛风宣肺、止咳作为首要治法，宣肺达邪为先，因致病以风邪为主，多兼夹寒邪故宜以辛温发散之品为主。

咳嗽变异性哮喘是以咳嗽为唯一或主要症状的一种特殊类型哮喘，是慢性咳嗽的主要病因之一。一项关于中国慢性咳嗽病因的前瞻性、多中心研究对中国 5 个地区的 704 例成人慢性咳嗽患者进行研究，结果表明慢性咳嗽的常见病因主要是咳嗽变异性哮喘（32.6%）、上气道咳嗽综合征（18.6%）、嗜酸粒细胞性支气管炎（17.2%）和变应性咳嗽（13.2%）。这 4 个病因在我国 5 个不同地区占 75.2%~87.6%，其中咳嗽变异性哮喘是我国慢性咳嗽患者最为常见的病因之一。咳嗽变异性哮喘可以表现出与典型哮喘相类似的病理生理学特征，如气道高反应性、嗜酸粒细胞性气道炎症及气道重塑。我国咳嗽变异性哮喘的诊断标准：①慢性咳嗽（＞8 周），常伴有明显的夜间刺激性咳嗽；②支气管激发试验阳性，或呼气峰流速日夜变异率＞20%，或支气管舒张试验阳性；③支气管舒张剂治疗有效，还应排除其他原因诱发的慢性咳嗽。早期诊断及治疗可以预防咳嗽变异性哮喘发展为典型哮喘。治疗上咳嗽变异性哮喘治疗目标为控制气道炎性反应及缓解气道痉挛。对于有明确过敏原的咳嗽变异性哮喘，应该避免过敏原的暴露或接触。指南推荐大多数咳嗽变异性哮喘患者吸入小剂量激素联合支气管扩张剂治疗时间不少于 8 周，或给予吸入激素与长效 β_2 受体激动剂的复方制剂进行治疗。孟鲁司特可减轻咳嗽变异性哮喘患者的嗜酸粒细胞性炎症，从而降低气道高反应。

三、按 语

咳嗽是呼吸专科门诊和社区门诊患者的常见症状，在国内专科门诊中，慢性咳嗽患者约占 1/3 以上。咳嗽病因复杂且涉及面广，特别是胸部影像学检查无明显异常的慢性咳嗽，因诊断不明确，很多患者常反复进行各种检查，或者长期大量使用抗生素和镇咳药物，收效甚微并产生诸多不良反应，对患者的工作、学习和生活质量造成严重影响，因此对临床医师的诊断水平提出更高要求。依据慢性咳嗽指南，首先要明确咳嗽概念和慢性咳嗽定义；其次是熟悉病史与实验室相关检查（询问咳嗽的持续时间、时相、性质、音色，以及诱发或加重的因素、体位影响、伴随症状等，了解痰液色、量、性状，有无吸烟史、职业或环境刺激暴露、服用血管紧张素转化酶抑制剂药物史等；体格检查注意鼻咽部、肺部听诊，心脏听诊；辅助检查注意肺功能+舒张或激发试验、一氧化氮检测、食管 pH、胸部 CT、鼻窦 CT、血常规变化等。分析慢性咳嗽病因，我国首先考虑咳嗽变异性哮喘/上气道咳嗽综合征和胃食管反流。按照解剖部位来划分，可以分为上气道咳嗽综合征、消化系统（胃食管反流）、心血管系统（血管紧张素转化酶抑制剂刺激性咳嗽）、呼吸系统（支气管内病变、肺实质病变），针对不同系统合理选择相关检查及合理用药。中医药治疗咳嗽历史悠久、经验丰富，很多现代医学是束手无策的不明原因顽固性咳嗽，经中医辨证论治，效如桴鼓。

四、思 考 题

如何诊断咳嗽变异性哮喘？

参 考 文 献

陆奎洪，朱杰. 2007. 止嗽散加减治疗咳嗽变异性哮喘 35 例[J]. 陕西中医，28（4）：390-391.

中华医学会呼吸病学分会哮喘学组. 2016. 咳嗽的诊断与治疗指南（2015）[J]. 中华结核和呼吸杂志，39（5）：323-354.

Lai K, Chen R, Lin J, et al. 2013. A prospective, multicenter survey on causes of chronic cough in China[J]. Chest, 143（3）：613-620.

（李　波）

案例 70　气喘、呼吸困难、发绀

一、病 历 摘 要

患者女性，87 岁，因反复气喘、呼吸困难 3[+]年，加重 1 周，2017 年 12 月 25 日入院。

3[+]年前患者不明原因感气喘、呼吸困难，活动后气喘加重，当时无心慌、胸闷、咳嗽、咳痰、发热、胸痛、咯血、潮热盗汗、喉中哮鸣等症，未引起重视，未做系统诊治。此后上症逐渐加重，7 天前因受凉后气喘加重，伴咳嗽、咳少量白黏痰，为求中西医结合治疗来诊。胸片提示间质性肺炎，门诊以"间质性肺炎"收入院。入院症见：气喘、呼吸困难，活动后气喘加重，伴咳嗽，咳少量白色黏稠痰，量约 10ml/d，口唇发绀，无发热、胸闷胸痛、咽喉疼痛、鼻塞流涕、潮热盗汗、咯血、双下肢凹陷性水肿、关节疼痛等。病来精神、纳眠差，二便调。否认肺结核、肿瘤、类风湿关节炎等风湿免疫性疾病、肾衰竭、心律不齐等病史。既往有 20[+]年粉尘接触史，否认饲养宠物史，否认服用胺碘酮等药物，否认有结核接触病史。

查体　呼吸 27 次/分，舌质紫暗，舌苔白腻，脉细弦滑。球结膜无水肿，唇甲发绀，咽部无充血，双肺叩诊清音，双肺呼吸音增粗，双下肺可闻及爆裂音，心率 81 次/分，律齐，各瓣膜听诊区未闻及病理性杂音，全腹无压痛，双下肢无凹陷性水肿。

辅查　指脉氧饱和度吸氧前 88%，吸氧后 95%，心电图：窦性心律（81 次/分），电轴不偏。血气分析：Ⅰ型呼衰，正常酸碱。血常规：中性粒细胞 82%。胸 CT：双下肺间质性肺炎。肺功能检查：限制性肺通气功能障碍。血沉正常，结核抗体阴性，痰涂片未找到结核杆菌、痰涂片未找到真菌，G 试验阴性，肿瘤标志物正常，肝肾功能、电解质均正常。脑钠肽 113.04pg/ml，自身抗体正常。

中医治以温肾补肺，纳气平喘，化痰活血，方以苏子降气汤加减：苏子 15g，法半夏 10g，陈皮 10g，甘草 6g，黄芪 15g，淫羊藿 15g，桃仁 10g，红花 10g。水煎 600ml，日服 1 剂，分 3 次服用。配合止喘膏穴位贴敷肺俞、肾俞、膈俞、定喘、丰隆，以补肺益肾、活血化痰定喘治疗。

西医治疗予左氧氟沙星抗炎，氨溴索化痰，甲泼尼龙抗炎平喘，持续氧疗。

出院诊断　中医诊断：喘证（肺肾气虚，痰瘀阻肺）

　　　　　西医诊断：（1）间质性肺炎

　　　　　　　　　　（2）Ⅰ型呼吸衰竭

二、案例解析

患者以气喘、呼吸困难为主症，属于中医学"喘证"范畴。患者年老，且气喘，呼吸困难多年，均可导致肺肾气虚。肾气虚衰，肾不纳气，肺不主气，肺失宣降，肺气上逆，故而发病，则见气喘、呼吸困难，动而喘甚。肺肾气虚，肺气宣降失常，聚湿生痰，肾虚失于温化，聚为痰浊，可致痰浊阻肺。心主血脉，肺虚日久，气虚运化无力，治节失职，肾虚命门火衰，不能推动血液化生，可致气虚血瘀，痰凝可致血瘀。血瘀，故见唇甲发绀，舌质紫暗，脉细弦。痰浊中阻，故纳差。痰浊阻肺，肺气上逆，故咳嗽、痰白黏，舌苔白腻，脉滑。综上所述，病位在肺，涉及肾、心，属于喘病，肺肾气虚，痰瘀互结型之上实下虚证。治疗宜标本兼治，治以温肾补肺，纳气平喘，化痰活血，方以苏子降气汤加减，配合止喘膏穴位贴敷肺俞、肾俞、膈俞、定喘、丰隆，以补肺益肾、活血化痰定喘治疗。嘱患者保持室内空气新鲜，防寒保暖，饮食清淡而富含营养。

西医诊疗本病的关键是如何进行病因诊断，病因明确后治疗才有针对性。患者年老，气喘、呼吸困难 3[+] 年，双肺可闻及爆裂音，肺功能检查示限制性肺通气功能障碍。胸 CT 示双肺间质性改变，间质性肺炎诊断明确。然而，引起肺部间质性病变的病因很多，可达数百种，甚至有的病因尚不明确，目前已明确的病因有肺部非特异性感染、肺结核、真菌感染、肿瘤、风湿免疫性疾病、肾功能不全等，还有环境因素、药物因素等。需要根据病史、症状、体征、实验室检查进行逐一排除或明确。

患者否认肺结核病史，入院时无潮热、盗汗等结核中毒症状，入院查血沉正常，结核抗体阴性，痰涂片未找到结核杆菌，不支持结核性病变；无肿瘤家族病史，无咯血、胸痛等症状，肿瘤标志物正常，不支持肿瘤性病变；否认饲养宠物史，痰涂片未找到真菌，G 试验阴性，不支持真菌感染引起的病变；否认类风湿关节炎等风湿免疫性疾病病史，入院时无肌肉关节疼痛等，自身抗体正常，不支持风湿免疫性疾病引起；入院查肾功能正常，可排除肾衰竭引起的病变；否认服用胺碘酮等药物病史，可排除药物性因素；既往有 20[+] 年粉尘接触史，入院时伴有咳嗽痰多，入院查血常规示血象增高，抗炎治疗有效，故考虑与环境因素和非特异性感染因素有关。入院时气喘、发绀明显，血气分析示 I 型呼吸衰竭，I 型呼吸衰竭诊断明确。

治疗予左氧氟沙星抗感染，氨溴索化痰，甲泼尼龙抗炎平喘，持续氧疗。治疗的关键在于糖皮质激素的运用，应注意逐渐减量及不良反应的防治。

三、按 语

本案例帮助大家如何建立严谨的诊断思维，尤其是横向鉴别诊断思维的培养。思路越广，鉴别的疾病越多，误诊率就会越低。引起肺部间质性病变的病因很复杂，需要根据病史、症状、体征和相关的实验室检查以进一步排除诊断，尤其注意在询问症状时，要注意询问有鉴别意义的阴性症状，体格检查要注意有鉴别意义的阴性体征。其次，临床诊断思维中，应注意排除诊断、诊断性治疗等多种方法运用，可以提高诊断的正确率。

四、思　考　题

举例说明糖皮质激素有哪些副作用？怎样防治副作用？

参　考　文　献

吴金峰，董竞成，徐长青，等. 2009. 淫羊藿苷拮抗脂多糖炎症模型的体内和体外研究[J]. 中国中西医结合杂志，29（4）：330-334.

（周玉华）

案例 71　咳嗽、咯痰、气喘、发绀

一、病　历　摘　要

患者男性，74 岁，因反复咳嗽、咯痰 10[+]年，伴气喘 2[+]年，复发加重 2 天，于 2018 年 1 月 2 日入院。

患者 10[+]年前因受凉后出现咳嗽、咯白色黏痰，无发热、胸痛、咯血、潮热盗汗等症，于社区医院输液治疗后好转（具体用药不详），此后每因受凉感冒后上症反复发作，冬春季节尤甚，每年发作 2~3 次，曾多次于外院住院治疗，经抗炎治疗后好转出院（具体用药不详）。2[+]年前因受凉后上症复发加重，伴有气喘，活动后明显加重，双下肢凹陷性水肿，尿量减少，于我院住院确诊为慢性肺源性心脏病、慢性阻塞性肺疾病，经抗炎平喘、利尿、氧疗等治疗后好转出院。2 天前患者再次受凉出现咳嗽、咯痰、气喘复发加重，就诊于我院门诊以"慢性肺源性心脏病"收入院。入院症见：咳嗽，咯大量白色黏稠痰，量约 25ml/d，痰黏难咯，气喘，轻微活动后气喘加重，胸闷，口唇发绀，无发热、胸痛、咽喉疼痛、鼻塞流涕、潮热盗汗、咯血、尿血、神昏谵语、昏迷、嗜睡、抽搐、腹痛、腹胀、恶心呕吐、黑便、心慌、肢体冰凉等。病来精神差，纳眠差，二便调。既往史无特殊。吸烟史 20 余年，每天 20 支。

查体　呼吸 22 次/分，血压 125/86mmHg。神清合作，舌质紫暗，舌苔白腻，脉弦滑。全身皮肤无瘀斑或出血点。球结膜无水肿，唇甲发绀，咽部无充血，颈项无强直，颈静脉怒张，肝颈征阳性，胸廓对称呈桶状，肋间隙增宽，双肺语颤对称性减弱，双肺叩诊过清音，双肺呼吸音增粗，可闻及散在细湿啰音及哮鸣音，剑突下见心脏收缩期搏动，心率 89 次/分，律齐，各瓣膜听诊区未闻及病理性杂音，P2＞A2，三尖瓣听诊区心音强于二尖瓣听诊区心音，全腹无压痛，双下肢无凹陷性水肿。

辅查　指脉氧饱和度吸氧前 76%，吸氧后 96%。心电图：窦性心律（89 次/分），电轴右偏，低电压，肺型 P 波。血气分析：pH 7.46，PaO_2 50mmHg $PaCO_2$ 58mmHg，Ⅱ型呼吸衰竭，呼吸性碱中毒。大便常规正常，大便隐血试验阴性。电解质、肝肾功能、凝血功能正常。血常规示中性粒细胞 88%。胸 CT：慢性支气管炎，肺气肿，肺动脉高压，右心室增大。

中医治以涤痰化瘀，泻肺平喘，方以温胆汤合桃仁红花煎加减：桃仁 10g，红花 10g，丹参 10g，赤芍 10g，川芎 12g，法半夏 10g，陈皮 10g，枳实 10g，竹茹 10g，茯苓 15g，甘草 6g，矮地茶 20g。水煎 600ml，日服 1 剂，分 3 次服。止咳平喘膏穴位贴敷双肺俞、脾俞、肾俞、足三里，以补肺健脾益肾治疗。西医治疗予头孢他啶抗感染，多索茶碱解痉平喘，氨溴索化痰，持续低流量吸氧。

出院诊断　中医诊断：肺胀（痰瘀阻肺）

西医诊断：（1）慢性肺源性心脏病　心肺功能失代偿期并酸碱失衡

（2）Ⅱ型呼吸衰竭

二、案例解析

患者以咳嗽、咳痰、气喘、胸闷、胸部膨满为主症，属于中医学"肺胀"范畴。肺为华盖又为娇脏，主气，司呼吸，开窍于鼻，外合皮毛，故六淫邪气每侵犯于肌表，首先犯肺，肺气失于宣降，气逆于上而为咳，升降失常而为喘。久则肺虚，若肺病及脾，子盗母气，脾失于运化，导致肺脾两虚。肺为气之主，肾为气之根，若久病肺虚及肾，肺肾气虚。肺宣降失常，聚湿生痰，脾虚运化失司，痰浊内停；肾虚失于温化，聚为痰浊，可致痰浊阻肺。心主血脉，肺虚日久，气虚运化无力，治节失职，肾虚命门火衰，不能推动血液化生，可到气虚血瘀，痰凝可致血瘀。故痰浊、血瘀互结可致肺气壅滞，肺气胀满，不能敛降，气还肺间，发为肺胀。肾气虚衰，肾不纳气，则见动而喘甚。痰浊阻肺，肺气上逆，故咳嗽、痰多，舌苔白腻，脉滑，血瘀则见唇甲发绀，舌质紫暗，脉弦。痰浊中阻，故纳差。综上所述，病位在肺，涉及脾、肾、心，属于肺胀，痰瘀阻肺型，病性属于本虚标实，肺脾肾虚为本，标实有痰瘀之别，目前以标实为主。治疗以祛邪为主，扶正为辅。方以温胆汤合桃仁红花水煎服以涤痰化瘀、泻肺平喘。止咳平喘膏穴位贴敷以补肺健脾益肾治疗。有专家认为"益气活血"法能够较好地改善肺胀患者的中医症状并提高疗效，故强调本病为虚实夹杂的复杂证候，标本兼治要贯穿治疗的始终是本病的治疗原则。

慢性肺源性心脏病的诊断从以下五个程序着手：

第一，寻找引起慢性肺源性心脏病的基础疾病的诊断依据。患者年老，有多年吸烟史，反复咳嗽、咳痰 10[+]年，活动后气喘 2[+]年，胸廓对称呈桶状，肋间隙增宽，双肺语颤对称性减弱，叩诊过清音，有以上典型肺气肿体征，胸 CT 有慢性支气管炎、肺气肿征象，既往肺功能示阻塞性肺通气功能障碍，$FEV_1/FVC<70\%$，故慢性阻塞性肺疾病可确诊，是该患者发生慢性肺源性心脏病的基础疾病。

第二，寻找慢性肺源性心脏病发病至第二阶段即肺动脉高压的诊断依据。患者入院查体 P2＞A2，有肺动脉高压的体征，胸 CT 示有肺动脉高压，既往超声心动图示肺动脉压力增高。肺动脉高压可明确。

第三，寻找慢性肺源性心脏病发病至第三阶段即右心增大或右心衰的诊断依据。患者入院时查体有右心增大的体征（剑突下见心脏收缩期搏动，三尖瓣听诊区心音强于二尖瓣听诊区心音），有右心衰的体征（颈静脉怒张，肝颈征阳性）。胸CT示右心增大，心电图见电轴右偏、肺型P波，有右心增大的表现，既往超声心动图示右心增大，并排除风湿性心脏病等其他心脏病。

第四，对慢性肺源性心脏病进行分期诊断。慢性肺源性心脏病分为心肺功能代偿期和心肺功能失代偿期。心肺功能失代偿期指患者有急性肺部感染、呼吸衰竭、心衰的表现。该患者入院时咳嗽、痰增多，气喘加重，查体双肺呼吸音增粗，可闻及散在细湿啰音及哮鸣音，入院查血常规示血象增高，有急性肺部感染的征象，入院时唇甲发绀，查血气分析示Ⅱ型呼吸衰竭，查体有静脉怒张、肝颈征阳性，有右心衰的体征，故属于慢性肺源性心脏病心肺功能失代偿期。

第五，对慢性肺源性心脏病的并发症进行评估诊断。慢性肺源性心脏病有八个并发症，需要结合入院时症状、体征，以及有鉴别意义的阴性症状和体征、实验室检查逐一进行诊断及排除诊断。①肺性脑病。患者入院时虽然有呼吸衰竭，有二氧化碳分压增高，但无神昏谵语、昏迷，嗜睡、抽搐等神经和精神症状，颈项无强直，故肺性脑病可排除。②消化道出血。患者入院时无腹痛、腹胀、恶心呕吐、黑便等症状，查体：剑突下无压痛，全腹无压痛，大便常规正常，大便隐血试验阴性。故可排除。③心律失常，患者入院时无心慌，查体：心率89次/分，律齐，心电图示窦性心律，心律齐，故可排除。④电解质紊乱，患者入院查电解质正常，故可排除。⑤酸碱失衡。患者入院查血气分析示呼吸性碱中毒，并发酸碱失衡，诊断明确。⑥肝肾功能受损。患者入院查肝肾功能正常，故可排除。⑦弥漫性血管内凝血，患者无咯血、尿血、胸痛等，全身皮肤无瘀斑或出血点，入院查凝血功能正常，故可排除。⑧休克。患者无昏迷、肢体冰凉等症状，血压125/86mmHg正常，故可排除。

综上所述，患者可明确诊断：①慢性肺源性心脏病心肺功能失代偿期并酸碱失衡；②Ⅱ型呼吸衰竭。治疗方面，慢性肺源性心脏病心肺功能失代偿期的治疗原则为控制感染，止咳化痰平喘，畅通气道，改善通气功能，合理氧疗等。治疗方案予头孢他啶抗炎，多索茶碱解痉平喘，氨溴索化痰，持续氧疗。合理氧疗的关键是根据血气分析有没有二氧化碳的潴留来决定氧疗的原则。

三、按　　语

本案例帮助大家掌握慢性肺源性心脏病的诊断程序。通过寻找慢性肺源性心脏病发病三个阶段的诊断依据、分期的诊断依据、并发症的诊断依据，方能得出一个规范完整的诊断病名。尤其要注重培养纵向鉴别的临床思维能力，即对并发症的判定，才能对病情严重程度及预后做出正确的评估，做出合理完整的治疗方案，减少和杜绝医疗事故及医疗纠纷的发生。

病史、症状、体征的收集是重点，是作为医生的基本功。在询问症状时，要注意询问有鉴别意义的阴性症状，在做体格检查时，要注意有鉴别意义的阴性体征，这是临床容易遗漏的重点内容。

四、思 考 题

呼吸衰竭如何分型，各种类型的呼吸衰竭如何进行合理的氧疗？

参 考 文 献

闵健，毛兵，蒋红丽，等. 2014. "益气活血"法治疗慢性阻塞性肺疾病稳定期（气虚血瘀证）的临床研究[J]. 四川大学学报 医学版，45（4）：601-605.

（周玉华）

案例 72　胸痛、气促

一、病 历 摘 要

患者男性，63 岁。因左侧胸痛 4 天，气促 1 天，于 2017 年 7 月 31 日入院。

患者 4 天前不慎受凉后感左侧胸痛，咳嗽时胸痛加重，偶有咳嗽，咯白色泡沫痰，量少易咯，无发热、咯血、潮热、盗汗、心悸、乏力、气喘、腹痛、呼吸困难等症，门诊就诊。胸部 X 线检查：①左侧胸腔积液（中等量）；②考虑左上肺陈旧性病灶。遂以"胸腔积液原因"收入院。

查体　体温 36.6℃，血压 130/75mmHg。舌质淡红，苔白，脉沉弦。口唇无发绀，气管稍右移，左侧胸廓较右侧稍饱满，左侧语颤及呼吸动度较右侧减弱，左肺分别自左锁骨中线，左腋中线，左肩胛下角线第 4、5、7 肋间下叩浊音，左下肺呼吸音减弱，双肺未闻及干湿啰音。心率 88 次/分，律齐。全腹无压痛、反跳痛、肌紧张，肝脾未扪及肿大，无移动性浊音。双下肢无水肿。

辅查　入院后胸腔积液 B 超探查示左侧胸腔大量积液，行胸腔闭式引流术，抽取胸腔积液常规检查示有凝块，微混，李凡他试验阳性，细胞总数 3070.00×10^6/L，有核细胞数 1950.00×10^6/L，单个核细胞 98.0%，多个核细胞 2.00%；胸腔积液生化示总蛋白 53.8g/L，白蛋白 32.2g/L，乳酸脱氢酶 191 U/L，葡萄糖 5.93mmol/L，腺苷脱氨酶 33U/L。胸腔积液涂片抗酸染色阴性。胸腔积液脱落细胞学病理检查未见癌细胞。胸腔积液肿瘤标志物糖类抗原-125 608.6U/L，非小细胞肺癌抗原 12.49ng/ml。胸腔积液未见 DNA 倍体异常细胞。胸腔积液培养两天无细菌生长。各项血清肿瘤标志物在正常范围。血清结核抗体阴性。血常规正常。血沉 25mm/h。行胸腔闭式引流术后胸部 CT 检查提示左上肺陈旧性结核可能，左下肺感染，肝脏散在小囊肿。

入院后中医以攻逐水饮为法，方以十枣汤口服。西医治疗予头孢呋辛抗感染。胸腔闭式引流术当天引流 600ml 胸腔积液，其后 2 日每日胸腔积液引流量在 400～500ml，后每日胸腔积液引流量均在 200～300ml。欲行胸腔镜检查，患者拒绝。8 月 6 日，停用头孢呋辛，在征得患者同意后，予诊断性抗结核治疗，采取 2EHRZ/4HR 方案。治疗 1 周后，患者无咳嗽、咯痰、胸痛、气促，胸腔积液量逐渐减少至每日 30～50ml，复查血常规、肝肾功能均在正常范围，胸腔积液 B 超探查左侧胸腔局限性少量胸腔积液，予拔除胸腔闭式引流管，住院观察 2 日后允许出院。出院后嘱其继续口服十枣汤，遵医嘱抗结核治疗，门诊随诊。出院诊出院后半个月，门诊 B 超示左侧胸腔未见明显液性暗区，复查肝肾功能、血常规正常。继续按原抗结核方案执行，2 个月后复查胸部 CT，双肺未见明显异常。继续服药 4 个月后痊愈。

　　出院诊断　中医诊断：悬饮（饮停胸胁）

　　　　　　　　西医诊断：（1）结核性渗出性胸膜炎

　　　　　　　　　　　　　（2）左下肺炎

二、案 例 解 析

　　患者以胸腔积液原因入院，饮停胸胁，属于中医学"痰饮""悬饮"范畴。水液的代谢有赖于肺、脾、肾三脏功能的正常，患者不慎受凉，肺气郁闭，气不布津，停而为饮，故病侧肋间饱满。饮停胸胁，脉络受阻，气机不利，故胸胁胀满疼痛，咳嗽时加重。水饮上迫于肺，故感气促。苔白，脉沉弦为水饮内结于里之候。患者体质不虚，水饮内停，正盛邪实，治疗当以攻逐水饮为主，方以十枣汤口服。

　　患者入院后即抽取胸腔积液完善了各项胸腔积液检查，据 Light 标准对胸腔积液进行了渗出液、漏出液的判断，即符合以下任何一条即为渗出液：①胸腔积液/血清蛋白比＞0.5；②胸腔积液/血清乳酸脱氢酶比例＞0.6；③胸腔积液乳酸脱氢酶水平＞2/3 血清正常值高限。患者胸腔积液定性为渗出液，渗出液最常见的病因有结核性胸膜炎、癌性胸腔积液、类肺炎性胸腔积液。患者入院前无剧烈咳嗽，无咯脓稠痰，无发热，入院时双肺未闻及干湿啰音，血常规提示白细胞计数、中性粒细胞计数正常，血清肿瘤标志物均在正常范围，结合胸腔积液 DNA、胸腔积液培养等结果，不支持癌性胸腔积液、类肺炎性胸腔积液的考虑，但多次胸腔积液查结核杆菌均为阴性，也暂无确诊结核性渗出性胸膜炎诊断依据，故建议患者行胸腔镜取胸膜组织病理学检查以确诊，但患者拒绝。再次与患者沟通病情，征得患者及家属同意后，采取 2EHRZ/4HR 方案诊断性抗结核治疗。随后复查胸腔积液及胸部 CT，胸腔积液控制，病情稳定，从临床疗效观察明确结核性渗出性胸膜炎诊断。规律抗结核治疗半年痊愈。

三、按 　 语

　　对于胸腔积液的治疗，关键在于尽快明确病因，病因明确后，才能采取针对性的治疗，取得理想疗效。但是在临床工作中，由于引起胸腔积液的病理机制复杂，病因众多，在积极完善相关胸腔积液检查的情况下，仍不能明确病因的情况也较常见，予胸腔镜检查胸膜活检是较为有效的明确诊断的方法。胸腔积液的诊断思路，应遵循以下步骤：①确定有无胸腔积液；②渗漏定性；③寻找胸腔积液的病因。本病例患者拒绝胸腔镜检查，综合各项检查结果，考虑结核性渗出性胸膜炎可能性大，在充分与患者及其家属沟通后，予诊断性抗结核治疗，取得满意疗效而确定诊断。同时，对于中-大量的胸腔积液，在临床工作中，我们采取中西医结合治疗，多可提高临床疗效，缩短住院时间。

四、思 考 题

胸腔积液产生的病因和发病机制有哪些？

参 考 文 献

学会结核病学分会. 2013. 肺结核诊断和治疗指南[J]. 中国实用乡村医生杂志, 20（2）：7-10.

（刘　炜）

案例 73　咳嗽、胸痛、气促

一、病 历 摘 要

患者男性，41岁。因咳嗽、胸痛1周，气促、呼吸困难1天，于2017年9月2日入院。

患者1周前受凉后出现咳嗽，咯白色黏稠痰，咳嗽时感胸痛，微恶寒，无发热、潮热、盗汗、心悸、乏力、气喘、咯血等症，未予重视及治疗。1天前，患者咳嗽加重，咯黄色黏稠痰，量多，咳嗽时仍感胸痛，伴胸闷、气促，呼吸困难，烦躁不安，恶心不欲食，急诊就医，查血常规提示白细胞计数 $14.6 \times 10^9/L$，中性粒细胞 $9.35 \times 10^9/L$，胸部 CT 提示左肺下叶舌段感染？建议行 CT 进一步检查。以"肺炎"收治入院。

查体　体温 36.5℃，血压 140/90mmHg。舌质红，苔黄腻，脉滑数。面色潮红，烦躁不安，口唇发绀，双肺可闻及散在湿啰音，未闻及干啰音。心率110次/分，律齐。全腹无压痛、反跳痛、肌紧张，肝脾未扪及肿大。双下肢无水肿。

辅查　入院后急查血气分析提示Ⅰ型呼吸衰竭，正常酸碱；指脉氧吸氧前70%，吸氧后80%（吸氧5L/min）；胸部 CT 示左主支气管狭窄，左上肺、左下肺感染，纵隔淋巴结增大，建议 CT 增强进一步检查；降钙素原 0.12ng/ml。

入院后中医予清热肃肺、化痰止咳为法，方以清金化痰汤加减。西医予"阿奇霉素"联合"哌拉西林钠他唑巴坦钠"静脉滴注抗感染，"盐酸氨溴索"静脉滴注祛痰，"多索茶碱"静脉滴注扩张支气管、平喘，并配合呼吸机无创辅助通气治疗。9月3日，患者病情无好转，突发意识不清，呼之不应，双肺湿啰音较入院时增多，双肺可闻及哮鸣音，心电监护提示心率 120～40 次/分，呼吸 30～40 次/分，血压 110～130/60～70mmHg，指脉氧 60%～70%。急查血常规：白细胞计数 $31.78×10^9$/L，中性粒细胞绝对值 $26.14×10^9$/L。血气分析提示 II 型呼吸衰竭，慢性呼吸性酸中毒并代谢性碱中毒（失代偿期）。患者病情进一步加重，转入 RICU 继续救治，立即经口气管插管呼吸机有创辅助通气，予"醒脑静"静脉滴注以清热解毒，醒脑开窍，万古霉素联合亚胺培南-西司他丁钠静脉滴注抗感染，盐酸氨溴索静脉滴注以祛痰，多索茶碱静脉滴注扩张支气管，甲泼尼龙静脉滴注抗炎平喘，并予补液支持、维持水电解平衡治疗。患者气管插管后出现烦躁，予咪达唑仑静脉缓慢泵入后，患者血压突然下降至 60～80/40～55mmHg，汗出肢冷，立即予参附注射液静脉滴注以回阳救逆，去甲肾上腺素、多巴胺升压治疗。9月4日，患者病情稳定，持续呼吸机有创辅助通气，双肺干湿啰音明显减少，心率 80～100 次/分，呼吸 16～24 次/分，血压 100～130/60～80mmHg，指脉氧 90%～98%；血气分析示低氧血症，慢性呼吸性酸中毒（代偿期）。9月6日，患者病情好转，拔除气管插管，予鼻导管吸氧（吸氧 2L/min）指脉氧搏动在 92%～98%，偶有咳嗽，咯痰量少，色白，无胸痛、胸闷、气促、呼吸困难，无烦躁不安，双肺闻及少许细湿啰音，未闻及干啰音，生命体征平稳。血常规示白细胞计数 $15.62×10^9$/L，中性粒细胞绝对值 $11.52×10^9$/L。血气分析示低氧血症，正常酸碱。痰培养出金黄色葡萄球菌，对万古霉素敏感。9月12日，患者转出 RICU，轻微咳嗽，痰少色白，舌质淡红，苔薄白而干，脉沉细，中医以清养肺胃、生津润燥为法，方以沙参麦冬汤加减。西医予"阿奇霉素"联合"哌拉西林钠他唑巴坦钠"继续抗感染治疗。9月14日胸部 CT 示双肺感染灶明显吸收，血常规恢复正常，降钙原素、血气分析正常。9月15日出院。

　　出院诊断　中医诊断：肺炎喘嗽（痰热郁肺）

　　　　　　　　西医诊断：（1）重症社区获得性肺炎

　　　　　　　　　　　　　（2）呼吸衰竭

　　　　　　　　　　　　　（3）脓毒性休克

二、病 例 解 析

　　患者入院后病情危重，虽然西医在抢救危急重症有其优势，但中医辨证论治，治病求本，标本同治，中西医结合救治则使疗效更为显著。

　　肺炎属于中医学"风温肺热""肺炎喘嗽"范畴。患者病初不慎感受风寒，寒邪束肺，肺失宣肃，肺气上逆而咳，肺气郁闭，气机不畅，故胸痛。因患者未予重视，表邪未解入里化热，痰热郁肺，肺失肃降，肺气上逆而咳嗽、咯痰；痰热郁肺，胸中气机不畅，故胸闷、气促、呼吸困难；邪热灼伤肺络，故胸痛；子盗母气，肺病及脾，脾失健运，胃失和降，故恶心欲吐；痰热内扰，故烦躁不安；舌质红、苔黄腻、脉滑数为痰热内郁之征，治疗以清金化痰汤清热肃肺，化痰止咳为主。但因邪热炽盛，正不胜邪，痰热蒙蔽清窍，患者出现意识障碍；邪热伤津，阴竭阳脱而肢冷汗出，急予醒脑静开窍醒脑，参附注射液回阳救逆而好转。病至后期，邪气渐除，正气亏虚，气阴两虚，余邪未净，予沙参麦冬汤合泻白散清养肺胃，生津润燥以扶正，清除余邪而愈。

患者社区发病，有新近出现的咳嗽、咳痰，伴胸痛、呼吸困难，肺部闻及湿啰音，外周血白细胞＞$10×10^9$/L，胸部影像学检查显示新出现的斑片状浸润影，符合社区获得性肺炎诊断，入院后结合病史、体征、胸部 CT、心电图、心脏彩超、心肌酶、D-二聚体、脑钠肽等结果，初步排除肺栓塞、气胸、心脏疾病致咳嗽、胸痛、呼吸困难可能。胸部 CT提示左主支气管狭窄，待病情好转后进一步行支气管镜检查以明确。入院后经验性给予β-内酰胺类抗生素联合阿奇霉素治疗，次日患者出现意识障碍及血压明显下降，需要气管插管呼吸机辅助通气才能纠正的呼吸衰竭，达到重症社区获得肺炎、脓毒性休克诊断标准，转入 RICU 病房救治。因经验性抗感染治疗失败，重新对病原菌进行推测，结合患者发病急、病情重，胸部 CT 主要表现为片状、斑片状阴影及周围模糊，倾向金黄色葡萄球菌感染可能性大，改予万古霉素联合亚胺培南-西司他丁钠抗感染，并采取补液支持、扩血容量，维持水、电解质平衡，纠正酸碱失衡，使用糖皮质激素、血管活性药物等综合救治措施，患者病情明显好转，其后痰培养回示金黄色葡萄球菌，对万古霉素敏感，进一步验证了诊断及治疗，患者病情控制，复查胸部 CT 提示肺部感染灶明显吸收，血气分析、血常规、降钙素原恢复到正常范围，经治好转出院。

三、按 语

对于社区获得性肺炎的诊断及治疗，首先应评估社区获得性肺炎是否成立，继而评估社区获得性肺炎病情的严重程度，选择治疗场所，推测社区获得性肺炎可能的病原体，及时启动经验性抗感染治疗，动态评估社区获得性肺炎经验性抗感染效果，初始治疗失败时查找病因，及时调整治疗方案。本病例病初经验性选择 β-内酰胺类抗生素联合阿奇霉素抗感染，病情无好转，及时对病情严重程度及病原菌进行再评估，转入 RICU 病房后，采取"重锤出击"的治疗策略，改予万古霉素联合亚胺培南-西司他丁钠增强抗感染治疗，采取中西医结合综合救治措施，取得满意疗效。

四、思 考 题

如何评估肺炎病情严重程度？如何选择抗生素？

参 考 文 献

龚燕，徐雯霞. 2014. 金黄色葡萄球菌肺炎的临床特点及药物敏感性分析[J]. 中国医药，9（7）：973-975.
中华医学会呼吸病学分会. 2016. 中国成人社区获得性肺炎的诊断和治疗指南（2016 版）[J]. 中华结核和呼吸杂志，34（9）：253-279.

（刘 炜）

案例 74 咳嗽、咯痰、喘憋

一、病 历 摘 要

患者女性，67 岁，因反复咳嗽、咯痰 30+年，喘憋 10 年，加重伴发热 3 天，于 2018 年 1 月 3 日入院。

患者 30+年前出现阵发性咳嗽、咳少量白痰，无气喘、胸闷、咯血、胸痛、潮热、盗汗等症，居家自服抗炎止咳药（具体用药、剂量不详）好转，之后多于冬春反复发作，每次持续时间半个月至 2 个月不等。10 年前上述症状加重，咯黄棕色黏痰，伴喘憋。其间曾多次因"肺部感染"住院治疗。7 年前于外院诊断为支气管哮喘，4 年前体检发现外周血嗜酸粒细胞升高。3 天前上症复发加重，偶可咯出棕色胶冻样痰栓，每日量约 50ml，气喘，轻度体力活动后明显加重，夜间不能平卧，来院急诊，以"支气管哮喘合并感染"收入院。

患者既往高敏体质，对花粉、牛奶、海鲜、大蒜、青霉素等多种物质过敏。有过敏性鼻炎病史 10+年。

查体 体温 38.9℃。舌质红，苔黄腻，脉濡数。端坐位，气喘貌，言语断续，口唇发绀，桶状胸，双肺叩诊呈过清音，双肺满布哮鸣音，散在湿啰音。余无异常。

辅查 入院时血常规：白细胞计数 10.3×10^9/L，NEUT 88%，EOS 5.5%。肺功能检查：通气功能严重损害；混合性通气功能障碍，以阻塞为主，小气道功能障碍；FVC/FEV$_1$%：32%，FEV$_1$%：52%，残总比增高占预计值 89%，弥散功能障碍占预计值 78%，支气管扩张试验阴性。

中医予越婢加半夏汤加减以清肺泄热、降逆平喘，柴胡注射液穴位注射清热解表，穴位贴敷补肺健脾、化痰祛瘀。西医予头孢他啶抗菌，舒利迭 50μg/250μg、多索茶碱扩张支气管，氨溴索化痰治疗，2 天后症状稍有缓解，但平静时仍感气喘，双肺哮鸣音缓解不理想。此时胸部 CT 回示左肺上叶、右肺下叶可见片状渗出影，右肺上叶近段支气管囊状扩张，右肺中叶指套征、枯枝征，双肺肺大疱。2 次痰细菌培养阴性，3 次真菌培养阴性，3 次痰涂片未找到抗酸杆菌，结核抗体阴性。血清总 IgE 5680KU/L。烟曲霉抗原皮内试验呈速发反应阳性。结合以上实验室结果考虑变态反应性支气管肺曲霉病，在原治疗方案基础上加口服泼尼松 30mg，每日 1 次；伊曲康唑 200mg，每日 1 次。1 个月后患者呼吸困难明显缓解，查血清总 IgE 降为 2960KU/L。

出院诊断 中医诊断：肺胀（痰热壅肺）
西医诊断：变态反应性支气管肺曲霉病-中心性支气管扩张型

二、案 例 解 析

肺胀的病名首见于《黄帝内经》。《灵枢·胀论》云："肺胀者，虚满而喘咳。"《灵枢·经脉》云："肺手太阴之脉……是动则病肺胀满膨膨而喘咳。"其指出了本病虚满的基本性质和典型症状。总结该患者的主症及体征，可以"咳、痰、喘、满、闷"概之，当属于中医学"肺胀"范畴。患者久病缠绵，体虚不能卫外，是以六淫反复乘袭，感邪后，因正气虚衰，不能胜邪，反复罹病又致正气更虚，如是循环，终成肺胀。因肺主气，开窍于鼻，外合皮毛，主表卫外，故外邪从口鼻、皮毛入侵，每多首先犯肺，导致肺气宣降不利，上逆而为咳，升降失常则见喘。久病子盗母气，脾失健运，津液不化，聚而成痰。痰郁久化热，故见发热、咯黄棕痰。气虚不能行血，加之痰浊壅滞，血脉瘀涩，故见口唇发绀。舌质红，苔黄腻，脉濡数，结合舌脉症，辨证属痰热壅肺证。事实上因为变态反应性支气管肺曲霉病的整个发病过程是一个逐步恶化渐进的进程，随着其病情变化的不同阶段，"哮病""喘证""肺痈""肺胀""肺痿"等或可均见，故而我们临床辨证应遵循灵活两字，并无须定以一个固定的中医学病名一概到底，中医的精要便是思辨，宜紧扣病机"痰""瘀""虚"和病位肺、脾、肾，在不同病程阶段的侧重不同，灵活辨证，机动处方。

在西医诊断上，喘息、咳嗽、发热、咯痰是呼吸系统临床常见症状，病因众多。该患者以"喘息、咳嗽、发热"为入院主要表现，诊断上按常规思路极易首先考虑慢性阻塞性肺疾病、支气管扩张、支气管哮喘、囊性肺纤维化、肺结核、肺嗜酸性粒细胞浸润症、细菌性肺炎等疾病。然而在诊治过程中按抗炎、激素吸入、化痰等常规治疗疗效不显时，应当即调整思路，通过对患者病史的复习及实验室检查的进一步完善，得到如下信息：典型哮喘病史；影像学检查发现肺部浸润影；外周血嗜酸粒细胞增加；血清总 IgE 显著升高；中心型支气管扩张；烟曲霉抗原皮内试验呈速发反应阳性，提示极有可能为变态反应性支气管肺曲霉病。

变态反应性支气管肺曲霉病是过敏性支气管真菌病中最常见和最具特征性的一种疾病，是因为人体对寄生于支气管内的曲霉产生的变态反应性炎症。1952 年被首先报道。患者常有支气管哮喘、囊性纤维化基础，其致病曲霉以烟曲霉最常见。其典型急性期临床表现为喘息、咳嗽、咯血、黏脓痰、发热、胸痛、低热、消瘦等症。其中咯血绝大多数为痰血，但有 4%患者咯血量偏大。体检肺部可闻及干湿啰音。急性期症状持续时间较长，往往需要激素治疗半年才能消退，少数病例病情演变至激素依赖性哮喘期。严重者病程后期可出现肺间质纤维化改变。

变态反应性支气管肺曲霉病常见影像表现为肺部浸润影或实变影，其特点为一过性、反复性、游走性，常易与肺嗜酸性粒细胞浸润症相混淆，需要注意。其肺部浸润呈均质性斑片状、片状或点片状，部位不定，以上肺多见。黏液嵌塞、支气管扩张、小叶中心性结节、树芽征等是变态反应性支气管肺曲霉病具有一定特征性的表现。气道黏液嵌塞在变态反应性支气管肺曲霉病中很常见，常表现为指套征或牙膏征。气道黏液栓通常为低密度影，但亦有 20%可表现为高密度影，即气道黏液栓密度高于脊柱旁肌肉的 HRCT 值，被认为是变态反应性支气管肺曲霉病特征性的影像表现之一。外周细支气管黏液阻塞可致"树芽征"。值得注意的是，虽然中心性支气管扩张是变态反应性支气管肺曲霉病一个比较有价值的影像改变，但是由于变态反应性支气管肺曲霉病可分为 2 个亚型：即有中央型支气管扩张的变态反应性支气管肺曲霉病和无中央型支气管扩张的变态反应性支气管肺曲霉病，故诊断时中心性支气管扩张并非必备标准。

变态反应性支气管肺曲霉病的临床表现可以说是多种多样，但又缺乏特异性，呼吸系统疾病常见的咳嗽、咯痰、喘息、咯血、低热、消瘦、乏力、胸痛、呼吸困难等症状在它不同的阶段都可以表现出来，从而导致我们在临床上可能会同时做出几个诊断，然而这并不是疾病的真实本质，因此这就要求我们遵循"一元论"的思想对疾病进行整体剖析，把所有的"疑点"贯穿为一条完整线索，挖出隐藏在所有表象下的真相。

三、按　　语

入院初期按常规予抗细菌感染，扩张支气管治疗，喘息症状缓解不理想。在临床上面对难治性哮喘患者，在按常规思路治疗疗效不显的情况下，必须整理思路反复寻找导致哮喘"难治"的可能因素。顺向思维考虑过敏原是否依然存在；诱因是否尚未消除；尤其是因为其他疾病所服用的药物是否致喘（如阿司匹林、美托洛尔）等。逆向思维考虑是否有其他与哮喘具有共同特征的疾病存在，如变态反应性支气管肺曲霉病、慢性阻塞性肺疾病、肺嗜酸性粒细胞浸润症、胃食管反流、气管肿瘤、囊性肺纤维化、支气管扩张、吸入异物、气管支气管软化、声带功能异常等，要善于抓住每种疾病的特征进行鉴别。

四、思　考　题

变态反应性支气管肺曲霉病的完整诊断标准是什么，其临床分期是什么？

参　考　文　献

中华医学会呼吸病学分会哮喘学组. 2017. 变应性支气管肺曲霉病诊治专家共识[J]. 中华医学杂志，97（34）：2650-2656.

Walsh T J，Anaissic E J，Denning D W，et al. 2008. Treatment of aspergillosis：clinical practice guidelines of the Infectious Diseases Society of America[J]. Clin Infect Dis，46：327-360.

Wheat L，Goldman M，Sarosi G. 2002. State-of-the-art review of pulmo-nary fungal infections[J]. Semin Respir Infect，17：158-181.

（周　洵）

案例 75　干　　咳

一、病历摘要

患者男性，37 岁，因干咳 1[+]月，于 2008 年 5 月 9 日就诊于我院呼吸内科。

患者 1[+]月前不慎受凉后出现鼻塞、流涕、发热（体温 38.2℃）、咽痛、干咳，无气喘、胸闷、咯血、胸痛、潮热、盗汗等症，居家自服抗炎止咳药（具体用药、剂量不详），3 天后体温完全正常，鼻塞、流涕、咽痛症状明显改善，之后仍感咽痒，阵发性咳嗽，晨起和晚间尤甚，气流刺激或遇粉尘异味时，明显加重，症状突发、突止，咳势动促，严重影响日常工作和生活，2$^+$周前就诊于社区医院予"阿莫西林胶囊，四季抗病毒合剂，复方甘草片"口服（具体剂量不详）5 天，症状未见缓解。1$^+$周前就诊于外院，门诊胸片提示未见明显异常，考虑"急性支气管炎"可能，予"头孢孟多"2g，静脉滴注，每日 2 次，3 天，咳嗽症状未见任何改善，为系统中西医治疗来诊。既往无药物、食物过敏史。

查体 体温 36.5℃。舌淡红少苔，脉细。咽部无充血，扁桃体不大，双肺呼吸音清，未闻及干湿啰音，叩诊呈清音。余无异常。

辅查 就诊后血常规、生化检查提示正常；应患者要求再次行胸部 CT 未见异常；支气管激发试验阴性；肺功能未见异常；呼出气一氧化氮测定正常；痰诱导细胞学检查嗜酸粒细胞在正常范围。

中医诊为"咳嗽"，属风邪犯肺、津气同病之证，以清宣润燥、祛风养阴为治则。西医方面予孟鲁司特 1 片，每晚睡前 1 片口服，喷托维林 1 片，口服，每日 3 次。3 日后咳嗽症状基本消失。

诊断 中医诊断：咳嗽（风邪犯肺）
　　　　西医诊断：感染后咳嗽

二、案 例 解 析

该患者以"咳嗽"为主症，按常规思路，大多可能将其归于中医学"外感咳嗽"范畴，因其或伴有咽痒，遇冷空气或说话易诱发或加重，有风邪致病的特点，故常以"风咳"论治之。然"有连咳十数不能出痰者，肺燥胜痰湿也"。感染后咳嗽临床以阵发性干咳为主症，伴或不伴咽痒、咽干痛、无痰或咯少量黏痰，冷空气刺激、运动甚而进食等可诱发或加重等兼症，其根本病机中亦不可忽略"阴亏"环节。

久咳不愈，因有干咳、咽干等症，多误以为"上火"或"风热表证"，就诊前自行服用过大量清热解毒、退热解表之品，或者擅用各种苦寒的抗生素，自伤阴液，已添变数。感染后咳嗽在现代医学中被界定为亚急性咳嗽，介乎急性咳嗽和慢性咳嗽之间，如久治不愈，时间超过 8 周，亦可转变为慢性咳嗽，此即中医外感疾病由表入里传变的过程。感染后咳嗽病初为外邪袭肺，因失治误治，病邪入里化热，热灼津液，肺失宣润，肺气上逆，而见干咳；阴虚肺燥，津液不能上承濡润，则可见口干咽燥；虚火灼津，故无痰或痰少黏；而舌红少苔、脉细数则为阴亏之象。综合上述诸多因素分析，感染后咳嗽的基本病机为肺津亏耗，治疗当以此为本，再兼顾他证。

肺叶娇嫩，不耐寒热，感染后咳嗽不宜过寒过热，以平和为宜；而治上焦非轻不举，肺为华盖，居五脏六腑之高位，用药轻清，方可直达病所。调阴宣肺法中可予南沙参、麦冬润肺滋阴，止咳降火；百部、炙紫菀入肺经，甘润苦降，性温而不燥，长于润肺止咳，开宣郁闭之肺气；冬桑叶甘寒质轻，轻清疏散，既清透肺中郁热，又可甘润肺燥；杏仁、苏子入肺、大肠经，长于肃降肺气，与桔梗配伍，使宣降相宜，气道畅通；后予甘淡、性平之淡竹叶，轻清向上，引药上行利咽除烦，外达皮毛汗腺，内入膀胱驱邪于外，调和诸药。诸药配伍，外宣内郁之邪热，内调虚耗之气阴，使阴复津生，肺润气调，咳嗽自止。全方养阴调气，扣合病机，行之有效。临证之时可酌情加减，若虚热之象明显，可加地骨皮清之；若伴见咯黄痰，可加用枯黄芩、瓜蒌清热；若热灼血络，可加丹皮凉血。

该患者以"刺激性干咳嗽"为主要表现，结合其 1^+ 月的病史可考虑以下常见疾病：咳嗽变异性哮喘、上气道咳嗽综合征、胃食管反流、嗜酸粒细胞性支气管炎、感染后咳嗽。需逐一排查。①首先明确患者之前有确切的上呼吸道感染史；②咳嗽症状在上呼吸道其他症状缓解后，仍然没有缓解，间或伴咽痒、咳少量白黏痰，持续 3~8 周；③胸部影像检查正常；④支气管激发试验阴性，肺功能未见异常；⑤痰诱导细胞学检查嗜酸粒细胞在正常范围；⑥患者否认过敏物接触史及过敏性疾病病史；⑦除外其他可能引起咳嗽的原因。通过排他性临床思路分析最终明确感染后咳嗽的诊断。

感染后咳嗽，指支原体、衣原体、病毒或者细菌等各种病原体导致的呼吸道感染，在其急性期症状缓解后，仍咳嗽不止，超过 3 周，但小于 2 个月。患者多以咳嗽、咽痒、咽部异物感为主诉，接触异味、烟尘、寒冷空气或者进食、说话、运动等均可诱发。据文献报道，以咳嗽为主诉就诊于呼吸科门诊的患者中感染后咳嗽几乎占到 80%，然而在日常诊疗中却往往极易被忽视和误诊。

三、按 语

随着现代医学的发展，疾病谱日益复杂，很多疾病病因尚不完全明晰，在疾病的诊疗过程中需要医者对疾病及症状进行整体把控，尤其是对于没有阳性体征、特异性实验室检查的疾病，排他性的临床诊断是极为常见的临床思维模式，要得到确切的诊断，扎实的医学基本功无疑是建立临床思维的有效途径，同时细致的病史收集也有助于诊断甄别，为临床思考提供有利的线索。

四、思 考 题

咳嗽如何分类？其中急性咳嗽、亚急性咳嗽、慢性咳嗽常见病因分别有哪些？

参 考 文 献

Boulet LP. 2006. Future directions in the clinical management of cough：ACCP evidence-based clinical practice guidelines[J]. Chest，129：287S.

（周 洵）

第九章 恶性肿瘤

案例 76 颜面部及颈部疼痛

一、病 历 摘 要

患者男性，40岁，因左侧颜面部及颈部疼痛3个月，左颞颅眶沟通性恶性肿瘤切除术后1个月，于2018年3月6日入院。

患者3月前无明显诱因出现左侧面部及左侧颈部疼痛，无外伤及昏迷史，疼痛发作后呕吐数次，性质为非喷射性，呕吐物为胃内容物，无发热，无胸痛、气促，无呼吸困难及四肢抽搐等不适，于某医院诊断为"颈椎病"，予输液治疗（具体不详）后症状无明显缓解。2月前左侧颜面部疼痛较前明显加重，持续时间较前延长，发作频率较前增加，遂就诊于某医院行颅脑+颈椎+肺部CT检查发现左颞颅眶占位性病变。排除手术禁忌后于1月前行"左颞颅眶沟通性恶性肿瘤切除术"。术后病理检查示（左颞骨）纤维组织及骨组织中间腺癌浸润，建议详查消化、呼吸系统等寻找原发灶。术后全身骨扫描示左颞颅眶沟通性肿瘤切除术后并异常放射性浓缩。患者及家属拒绝相关检查明确原发灶，转诊我院。既往史无特殊，平素情志不畅。

查体　生命体征平稳，KPS 70分，NRS 4分。舌质淡暗，苔薄腻，脉弦细。双眼稍突出，以左眼为甚，双眼球结膜水肿，左侧为甚。颈部活动明显受限，左侧锁骨上可扪及一约3cm×3cm肿大淋巴结、质硬、与周围分界不清。左侧鼻唇沟变浅，伸舌稍左偏。心肺腹无异常。神经系统检查：颜面部感觉麻木，左侧肢体痛觉减退。

辅查　某医院2018年2月3日颅脑+颈椎+肺部CT示左颞颅眶占位性病变，右肺中叶小结节（增殖灶可能）。2018年2月13日颅脑MRI增强提示左颞颅眶沟通占位性病变（脑膜瘤可能性大）。骨扫描示左颞颅眶沟通性肿瘤切除术后并异常放射性浓缩。术后病理示（左颞骨）纤维组织及骨组织中间腺癌浸润（转移性癌）。

入院后血象较高，2018年3月6日查血常规：白细胞计数 12.4×10^9/L，中性粒细胞绝对值 10.1×10^9/L。3月8日头颅CT示左侧颞骨、颧骨术后改变，软组织肿胀。神经内科及疼痛科医师会诊，不排除颅内感染和继发性枕大神经痛。2018年3月13日 PET/CT提示结肠肝曲管壁增厚，代谢增高，考虑原发恶性病变；左侧颈部、左侧锁骨上区、双侧膈脚、腹腔及腹膜后多淋巴结，代谢增高，考虑转移；双侧筛窦黏膜增厚，骨质紊乱，代谢增高，考虑转移；肝脏高代谢结节，考虑转移；右侧肾上腺增粗，代谢增高，考虑转移；全身多发骨质密度改变，代谢增高，考虑转移；右下肺小斑片影，代谢轻度增高，考虑转移。明确诊断为结肠癌Ⅳ期，并全身多发转移（淋巴结、肝、右下肺、右肾上腺、多发骨转移）。排除化疗禁忌后于 2018 年 3 月 17 日开始行第 1 周期 FOLFO×4 方案化疗（奥沙利铂 85～130mg/m²，实用 160mg，静脉滴注，第 1 天；亚叶酸钙 200mg/m²，实用 310mg，静脉滴注，第 1 天、第 2 天；氟尿嘧啶 2000～2400mg/m²，实用 3250mg，其中 500mg 化疗泵泵入 2 小时，2750mg，化疗泵泵入 46 小时）。化疗后患者颜面部及颈部疼痛较前明显缓解，复查血常规恢复正常。

出院诊断 中医诊断：肠蕈（气阴两虚夹瘀）

西医诊断：（1）结肠癌Ⅳ期并全身多发转移（淋巴结、颅内、肝、右下肺、右肾上腺、多发骨转移）

（2）癌性疼痛

二、案 例 解 析

患者以"颜面部及颈部疼痛"为主诉，颅脑 CT 提示颅内占位，经手术治疗后，原发病灶难以明确，在诊断上出现难题，直接影响到患者的后续治疗和效果，故寻找原发病灶较为重要。由于患者拒绝行进一步有创检查，后经反复劝说，行 PET-CT 检查，明确诊断为结肠癌。从检查结果来看，患者出现包括淋巴结、肝脏、肺、肾上腺等多发的脏器转移及骨转移，因此没有手术机会。

结肠癌是常见的恶性肿瘤之一，是指结肠黏膜上皮在环境或遗传等多种致癌因素作用下发生的恶性肿瘤。临床以腹痛、腹泻、腹部肿块、大便习惯性改变、便中带血等为主要临床表现，并随着病情的进展会出现转移所造成的临床表现。该患者最初表现为颜面部及颈部疼痛，即便是行左颞部占位手术切除术后，头部疼痛症状一直没有得到较好控制，虽予以阿片类、神经类药物止痛治疗，但效果仍不显著，故排除神经性疼痛的可能，考虑结肠癌颅内转移压迫周围组织及神经所导致的癌性疼痛。在排除化疗禁忌后，经过周密的部署，针对原发病结肠癌给予 FOLFO×4 方案化疗 1 周期。化疗后患者头痛症状明显缓解，化疗效果显著。同时配合中医特色治疗穴位贴敷、药棒穴位按摩活血通络止痛、调理脏腑。

中医方面，患者虽以左侧颜面部及颈部疼痛为主症，结合现代医学，诊断应以"肠蕈"为主。患者情志不舒，气滞日久，气血运行不畅，瘀血内生，加重气血不畅，气阴两虚、痰瘀阻滞，日久成癌。痰瘀阻滞于上焦，故见左侧面部疼痛，脾胃运化失常，气血生化乏源，故见乏力、纳差。气机不畅，胃气上逆，则见恶心、呕吐。舌红，苔薄白，脉沉细均为气阴两虚兼瘀之象。

三、按 语

在临床实践过程中，我们往往过于注重患者的临床表现而忽视了疾病的本质。该患者最初以"颜面部及颈部疼痛"为主症，所有的治疗都是围绕这一中心，经过对症的止痛、抗感染等治疗后效果不佳。后来出现两个难点，一是该如何诊断，二是该如何治疗。患者一直存在颜面部及颈部疼痛，头颅 CT、MRI 提示左颞颅眶占位性病变。虽经手术治疗，但病理提示为转移性癌，且手术后主症并未消失，因此本案例的关键就是寻找原发病灶。要改善症状，明确诊断是关键。但由于患者拒绝有创检查，综合考虑予以行 PET-CT，明确了恶性肿瘤来源。

既然诊断明确，就面临如何缓解颜面部及颈部疼痛的症状。此时不能再予以对症支持治疗，也不能头痛医头。其次是针对原发病治疗，选用较为经典的 FOLFO×4 方案以行化疗，收效显著。此案例启示我们，看似很典型的临床表现背后往往有容易被忽略的本质存在，当我们丢弃本质只注重表象结果时往往不尽如人意，而当我们找到疾病本质，针对性治疗，取得显著疗效。

中医和西医在治疗恶性肿瘤方面虽各有不同，但其根本都是首先要明确诊断，找准切入点。中医讲究治病求本、辨证论治，即要根据疾病的表象，四诊合参，透过疾病的表象找到发病的根源，治疗疾病的本质。西医治疗则注重明确诊断，若诊断不明确，又何谈根治疾病。

四、思 考 题

若 PET/CT 未明确诊断为结肠癌，我们应该从哪些方面入手获得有用的临床资料以协助诊断？

（田　杰）

案例 77　右下肢张力性水肿

一、病 历 摘 要

患者女性，31 岁，因反复阴道流血 9$^+$月，宫颈癌术后放化疗后 2$^+$月，右下肢肿胀 5 天，于 2018 年 2 月 23 日入院。

患者 9 月前同房后出现阴道流血，色鲜红，约为月经量，可自行停止，无血凝块，无腹痛、腹胀，未引起重视。此后上症反复出现，于 5 月前就诊于某医院，查 HPV18 阳性，妇科彩超示宫颈癌病变声像，病理活检提示子宫颈腺癌普通型。全身麻醉下行"腹腔镜广泛切除术（保留左侧盆腔神经）+双附件切除术+盆腔淋巴结切除术+腹主动脉旁淋巴结切除术+盆腔粘连分离术"。术后病理示子宫腺癌普通型并盆腔淋巴结转移癌。排除放化疗禁忌证，于 3 月前予同步盆腔放化疗，同步单药顺铂化疗（4 周期顺铂 50mg，每周一次化疗）。5 天前无明显诱因出现右下肢肿胀疼痛，为求中西医结合治疗而收治入院。吸烟史 10 年，

10 支/天。

查体　生命体征平稳，KPS 评分 80 分，NRS 评分 3 分。右下腹轻压痛，右下肢中度张力性水肿，左下肢无明显异常，右下肢根部周径 47cm，左下肢根部周径 41cm。余查体无特殊。入院症见右下肢肿胀、疼痛，下腹部疼痛，肢软乏力、气短，恶心、呕吐。舌淡红，苔白腻，脉细涩。

辅查　HPV18 阳性。妇科彩超宫颈声像改变（宫颈癌可能）。阴道镜宫颈活检提示子宫颈腺癌普通型。术后病理子宫腺癌普通型，肿物大小约 6.0cm×3.0cm×2.0cm，侵及子宫颈肌壁深肌层，距外膜最近处约 0.6cm，肿物距后穹窿最近处约 0.3cm，于右侧后穹窿阴道壁见一癌灶，体积约 2.0cm×1.8cm×0.7cm，侵及中肌层，距外膜最近处约 1.0cm，脉管内见可疑癌栓。阴道壁切缘、子宫左右切缘、左右宫旁、子宫颈侧壁、子宫体及双附件未见癌累及；腹主动脉旁淋巴结未见转移癌，左侧盆腔淋巴结未见转移癌，右侧盆腔淋巴结见转移癌。

入院后查血常规：白细胞计数 $2.74×10^9$/L，红细胞计数 $3.65×10^{12}$/L。盆腔 MRI 增强扫描：①子宫术后改变，盆腔未见明显复发征象；②右侧腹股沟淋巴结肿大，考虑转移；③右侧大腿上段及盆壁软组织水肿；④直肠后方少量积液。中医辨证为气虚血瘀证，治以益气健脾，活血祛瘀，方以六君子汤合四物汤加减，拟方：党参 20g，炒白术 15g，茯苓 15g，陈皮 12g，法半夏 12g，当归 10g，熟地 12g，白芍 12g，生姜 12g，香附 12g，桂枝 10g，猪苓 10g，泽泻 10g，山萸肉 15g，砂仁 12g，甘草 6g。水煎服，日 1 剂，分 3 次服。配合中医特色治疗疏经通络。辅以艾迪注射液加强抗肿瘤功效。排除化疗禁忌后于 2018 年 3 月 7 日行第一周期 TP 方案（紫杉醇 $135～175mg/m^2$，实用 190mg，静脉滴注，第 1 天；顺铂 $60～80mg/m^2$，实用 110mg，分 3 天使用，40mg，静脉滴注，第 2～4 天；21 天/周期）化疗，化疗后出现药物性肝损害、Ⅳ度骨髓抑制，后经保肝、升白细胞治疗后患者肝功能及白细胞恢复正常。化疗期间常规保护胃黏膜、止吐治疗。第一周期化疗后，右下肢肿胀、疼痛减轻，右下肢根部周径 44cm，下腹部疼痛缓解。

出院诊断　中医诊断：癥瘕（气虚血瘀）

　　　　　　　西医诊断：（1）宫颈腺癌术后ⅢB 期（$T_2N_1M_0$）放化疗后进展（右侧腹股沟淋巴结转移）

　　　　　　　　　　　　（2）Ⅳ度骨髓抑制

　　　　　　　　　　　　（3）药物性肝损害

二、案例解析

中医和西医在治疗恶性肿瘤方面有异曲同工之妙，临床治疗时，中医在辨证论治原则指导下，同一种疾病由于发病的时间、地点及患者的反应性不同，或处于不同的发展阶段，所表现的证不同，因而治法各异，即同病异治。西医治疗方面，同一种癌病有多种不同的病理分型，针对每一种病理分型又有相对应的特定治疗方案。

患者宫颈癌病史明确，CT 提示复发进展，属中医学之"癥瘕"范畴。患者平素嗜烟，六淫之邪入侵，影响脏腑及冲任、胞宫功能，气血运行受阻，积久成癌；气虚日久，血行不畅，脏腑失和，脉络受阻，气滞血瘀，故见右下肢肿胀疼痛、下腹部疼痛；气虚不能行血，脾胃失养，功能虚弱，生化乏源，故见肢软乏力、气短；脾胃虚弱，胃气不降而上逆，故见恶心、呕吐。舌淡红，苔白腻，脉细涩为气虚血瘀之象。四诊合参，辨证为气虚血瘀证，病位在冲任、胞宫，累及脾肾，治以益气健脾，活血祛瘀，方以六君子汤合四物汤加减。六君子汤是由四君子汤加减而来，四君子气分之总方也，加陈皮以利肺金之逆气，半夏以疏脾土之湿气，使痰湿可除，水肿得消。四君子汤得两辅助之药则功力倍宣；两辅助之药奉君则元气大振，相得益彰。

四物汤是补血的常用方，也是调经的基本方。其最早见于晚唐蔺道人著的《仙授理伤续断秘方》，张山雷曰："本方实从《金匮要略》胶艾汤而来，即以原方去阿胶、艾叶、甘草三味"。仲景胶艾汤本为治疗妇人冲任虚损，阴血不能内守而致的多种出血证而设，蔺氏减去其中暖宫调经，养血止血之阿胶、艾叶和甘草，将生地易为熟地、芍药定为白芍，保留原方之当归、川芎，并名之以"四物汤"。全方配伍，补血配活血，动静相伍，补调结合，补血而不滞血，行血而不伤血。

三、按 语

随着现代医学实验室检查及临床影像学的发展，疾病诊断往往比较容易。相比之下，疾病的治疗疗效就成了评价医生技术水平的参考标准。然而，这对刚刚步入临床实践的实习生及规范化培训医生来说具有一定的挑战。由于惧怕犯错，医生在药物的使用上通常比较保守：或是不清楚药物的作用机制，本应联合使用效果更佳的药物被单独使用；或是药物剂量不足而不能达到治疗效果。此案例中首次化疗药物剂量偏小，2 个月后出现肿瘤复发转移，后调整化疗方案后，效果显著。

此外，中医治疗以益气活血为主，辅以化湿利水消肿之法。表面上看未予宫颈癌进行抗癌治疗，实则通过健脾益气、活血化瘀、化湿利水，以辅助正气、抗癌消积，从而达到辅助治疗之功效。

四、思 考 题

（1）若该患者既往就已经行足量顺铂联合紫杉醇化疗，现再次出现复发转移，我们应该从哪方面入手控制病情？

（2）如何对宫颈癌进行辨证论治？

（田 杰）

案例 78　咳嗽、痰中带血（1）

一、病 历 摘 要

患者男性，49 岁。因咳嗽、痰中带血 3$^+$月，复发加重伴喘息气短 2 天，于 2014 年 4 月 17 日入院。

患者 3 月前因受寒出现咳嗽、咯白色黏痰，痰中带血丝，伴右侧胸部疼痛不适，牵扯至右上肢疼痛。就诊于某医院，支气管镜、病理检查、MRI 检查，考虑恶性肿瘤，并多部位转移，未进一步治疗。2 天前患者上症加重，伴双下肢乏力、双髋部疼痛，为寻求中医治疗来诊，以"右上肺腺癌"收入院。刻下症：咳嗽，咯痰，痰中带血，疲乏无力，口唇发绀，喘息气短，双髋部疼痛。

既往有 30 年吸烟史，约 20 支/日；有 30 年饮酒史，100ml/d；目前已戒烟、戒酒。

查体　心率 102 次/分，KPS 评分 70 分，NRS 评分 4 分。舌质红，苔白厚腻，脉弦涩。右肺叩诊呈浊音，左肺叩诊呈清音，左肺呼吸音增粗，右肺呼吸音减弱，右下肺可闻及湿啰音。心腹无异常。

辅查　某医院 2014 年 1 月支气管镜检查：右上叶后段新生物阻塞；细胞学检查见恶性细胞，倾向腺癌细胞。病理活检：右上叶上皮源性恶性肿瘤，倾向腺癌。头颅 MRI：符合头颅多发转移瘤 MR 变现。胸部增强 CT：①右肺门占位并少许阻塞性肺炎，恶性可能；②双肺多发结节，不排除转移；③纵隔多发淋巴结肿大；④双肺多发纤维化灶；⑤心包积液；⑥多发胸椎、双侧肋骨及部分附件多发转移征象。上腹部增强 CT：①肝脏多发占位，考虑转移；②右肾上腺占位，考虑转移；③胸腰椎多发转移征象。全身骨扫描：颅骨、脊柱、双侧肋骨、胸骨、右侧髂骨、左侧坐骨支、左侧股骨上段见显像剂异常聚集。凝血功能：纤维蛋白原含量 4.51g/L。

入院后查血常规示中性粒细胞百分比 78%；凝血分析纤维蛋白原 4.24g/L；肿瘤标志物癌胚抗原 12.79ng/ml，非小细胞癌相关抗原 45.00ng/ml，糖类抗原 125 2609.00U/ml，糖类抗原 72-4 70.94U/ml。患者拒绝化疗，因经济原因，未能行靶向药物治疗，故以对症综合治疗为主。中医以活血化瘀、止咳化痰为主要治法，予二陈汤合四物汤加减，拟方：陈皮 12g，法半夏 12g，茯苓 15g，当归 10g，熟地 15g，白芍 12g，半枝莲 15g，白花蛇舌草 15g，猫爪草 15g，鸡血藤 15g，香附 12g，炒白术 15g，炒麦芽 12g，炒稻芽 15g，甘草 6g，水煎服，日 1 剂，分 3 次服。辅以鸦胆子油乳抗癌配合穴位贴敷调理脏腑、扶正祛邪，中药热奄包通络止痛。西医方面，予以抗感染、稀释痰液、抗骨破坏、降颅压及止痛治疗。经积极治疗，咳嗽较前明显减轻，咯少量白痰。复查肿瘤标志物：癌胚抗原 10.12ng/ml，非小细胞肺癌相抗原 1.7ng/ml；糖类抗原 125 877U/ml；糖类抗原 72-4 260.70U/ml。

出院诊断　中医诊断：肺积（痰瘀互结）

西医诊断：（1）右上肺腺癌Ⅳ期（$T_3N_3M_1$）肝转移、脑转移、骨转移、右肾上腺转移

（2）癌性疼痛

（3）阻塞性肺炎

二、案 例 解 析

患者以咳痰、咳痰为主症，肺部占位，故属中医学"肺积"范畴。且患者长期吸烟，损伤肺体；六淫之邪入侵，影响脏腑功能，气血运行受阻，痰瘀交结，日久成癌；肺有积块，肺失濡润，肺气上逆，不能宣肺化痰，见咳嗽、咯痰、喘息气短；痰瘀互结，阻碍气机，脾不能运化水谷，四肢百骸失养故疲乏无力；肺脏久病累及心脉，心血运行不畅，瘀血内停，故口唇发绀；痰瘀阻络，气血不通则痛，故见双髋部疼痛。舌质红，苔白厚腻，脉弦涩为痰瘀互结之证。以燥湿化痰、活血化瘀为治则，方以二陈汤和四物汤加减。二陈汤本方证多由脾失健运、湿无以化、湿聚成痰、郁积而成。湿痰为病，犯肺致肺失宣降，则咳嗽痰多。方中半夏辛温性燥，善能燥湿化痰，为君药。橘红为臣，既可理气行滞，又能燥湿化痰。君臣相配，寓意有二：一为等量合用，不仅相辅相成，增强燥湿化痰之力，而且体现治痰先理气，气顺则痰消之意；二为半夏、橘红皆以陈久者良，而无过燥之弊，故方名"二陈"。此为本方燥湿化痰的基本结构。佐以茯苓健脾渗湿，渗湿以助化痰之力，健脾以杜生痰之源。鉴于橘红、茯苓是针对痰瘀气滞和生痰之源而设，故二药为祛痰剂中理气化痰、健脾渗湿的常用组合。同时辅以鸦胆子油乳剂抗癌，研究表明鸦胆子油乳可抑制肺腺癌细胞增殖，诱导肺腺癌细胞凋亡，使肺腺癌细胞阻滞于 G_0/G_1 期，促进机体对肿瘤细胞的免疫反应。

三、按　　语

随着现代医学的发展，各种检验设备的完善，非小细胞癌在诊断上变得容易，但在治疗上仍然面临着一些难点。外科手术治疗主要适用于早中期（I～II期）肺癌、IIIa期肺癌和肿瘤局限在一侧胸腔的部分选择性的IIIb期肺癌，根据患者的检查结果回示肿瘤以侵犯纵隔淋巴结，出现了肝转移、脑转移、骨转移、肾上腺转移，故已不符合外科手术治疗的标准。所以在该患者的治疗方案上不应再局限于西医方面的治疗，应更好地利用中医的优势，建立从整体出发的中医临床思维，结合患者的舌苔脉象，通过辨证论治，制订系统的中医治疗方案，在改善症状和提高生活质量上会有着意想不到的效果。

四、思　考　题

肺癌如何分期？其并发症如何处理？

参 考 文 献

耿国军，余海彬，于修义，等.2016. 鸦胆子油乳对肺癌细胞的抑制作用[J]. 中国医药学杂志，36（4）：300-304.

（田　杰）

案例 79　咳嗽、痰中带血（2）

一、病 历 摘 要

患者男性，43 岁，因咳嗽、痰中带血 8$^+$月，确诊肺癌 4$^+$月，于 2017 年 7 月 14 日入院。

患者 8$^+$月前无明显诱因出现咳嗽、干咳，自觉喉间异物，咯出痰液中见鲜红色血块，当时无明显声音嘶哑，无胸痛、胸闷，无恶寒、发热，无潮热、盗汗，无气喘气促及呼吸困难等症，就诊于当地医院，影像检查提示"右肺阴影"。于 7 月前就诊于某医院，查 PET-CT：①右肺上叶前段见结节状高密度影，氟代脱氧葡萄糖代谢增高，倾向于肿瘤；②纵隔淋巴结增大，氟代脱氧葡萄糖代谢增高，倾向于转移；③左肺胸膜下见点状高密度影，氟代脱氧葡萄糖代谢未见异常增高，倾向于良性病变；④脑、颈部、腹盆腔 PET/CT 现象未见明显异常。患者未系统治疗，自服中药（具体不详），痰中带血症状未见明显好转。4$^+$月前再次就诊于上述医院，行经皮肺穿刺活检，肿瘤细胞免疫组化及病理：（右肺上叶结节）浸润性癌，免疫表型支持腺癌。建议行化疗等治疗，患者拒绝，要求予中医药治疗，于 2017 年 4 月 18 日来诊。以"肺癌"收入院。

既往有 30$^+$年吸烟史，约 7 支/日，已戒断。其父亲因"肝癌"去世，母亲患"乳腺癌"。

查体　生命体征平稳，舌暗红，苔白腻，脉弦细。浅表淋巴结未扪及肿大，胸廓对称呈桶状，双肺叩诊呈过清音，双肺呼吸音稍低，未闻及明显干湿啰音。病理征未引出，脑膜刺激征阴性。

辅查　PET-CT：①右肺上叶前段见结节状高密度影，FDG 代谢增高，倾向于肿瘤；②纵隔淋巴结增大，氟代脱氧葡萄糖代谢增高，倾向于转移；③左肺胸膜下见点状高密度影，氟代脱氧葡萄糖代谢未见异常增高，倾向于良性病变；④脑、颈部、腹盆腔 PET-CT 现象未见明显异常。（某医院 2017 年 3 月 10 日）穿刺病理检查：肿瘤细胞免疫组化示 35βH11（＋），CD5/6（－），TTF-1（＋），Ki-67（5%～10%＋），ALK-D5F3（－）。病理诊断：（右肺上叶结节）浸润性癌，免疫表型支持腺癌。（本院 2017 年 4 月 21 日）CT：①右上肺叶占位并周围阻塞性炎症改变、气管前淋巴结增大，符合恶性占位 CT 强化特征；②上下腹部 CT 平扫及增强未见明显异常。头颅 MRI 平扫未见明显异常。

入院后 CT 检查，与 2017 年 4 月 21 日胸部、上腹部 CT 增强比较：右上肺占位肿块稍有增大，其余胸部及上腹部增强表现无明显特殊变化。建议行支气管纤维镜或活检进一步检查，以更加明确性质及组织类型。2017 年 7 月 18 日颅脑 MRI 平扫未见明显异常。请心胸外科会诊后，建议手术治疗，患者拒绝。继续中医治疗，辨证为气阴两虚、痰瘀互结，治以益气养阴、行气化痰、活血化瘀，拟方：鳖甲 10g，莪术 6g，冬凌草 12g，葎草 12g，猫爪草 10g，天门冬 20g，麦门冬 20g，百合 15g，黄芪 20g，薏苡仁 30g，蜈蚣 3 条，水煎服，日 1 剂，分 3 次服。中药热奄包行气止痛。并予复方苦参注射液抗肿瘤。反复沟通，患者仍拒绝行手术、化疗等治疗。

出院诊断　中医诊断：内科癌病（痰瘀互结）

西医诊断：右肺腺癌　$T_{2a}N_2M_0$ Ⅲa 期

二、案 例 解 析

患者诊断明确，拒绝放化疗、手术、靶向等治疗，坚持要求中医药治疗。初诊于我院，求治于国医大师刘尚义教授，辨证为气阴两虚、痰瘀互结，治以益气养阴、行气化痰、活血化瘀，方见前。方中鳖甲、莪术、蜈蚣具有软坚散结、滋阴潜阳、破血散瘀之功；冬凌草、葎草、猫爪草清热解毒、消肿散结；百合、二冬养阴润肺，兼清肺热；薏苡仁利水除湿、除痹舒筋、排脓消肿通络。服药 3 个月，患者复诊复查影像，病情稳定。刘老认为肺癌的发病主要为瘀血阻滞、痰湿内蕴、热毒郁积。他强调"瘀湿痰郁热毒"是恶性肿瘤的病机关键。其用药配伍中，最常用药对为鳖甲、莪术。鳖甲，咸、平，归肝、肾经，具有滋阴潜阳、软坚散结之功。现代药理研究其具有抗肝纤维化、抗癌、增强免疫力等作用。莪术味辛、苦，性温，归肝、脾经，本品具有破血行气、消积止痛之功效。现代药理研究证明其有效成分有阻滞细胞周期、调控基因表达、抑制端粒酶活性等作用，从而可杀死癌细胞。因刘老认为肿瘤属阴中之阳，而其中又复有阴阳，其阴基坚固难撼，阳毒炽烈又灼津耗气，故清热药和养阴药是刘老治疗肿瘤常用配伍药，如冬凌草、葎草、玉竹、石斛，其他临床均可随证加减。其所用药物多归肺、脾、肾三经，显示了在临床治疗上三脏的联系。肺为脾之子，肾为肺之子，久病导致子病及母、母病及子，故治肺的同时不忘养肾补脾，以安未受邪之地。如黄精、桑椹、石斛入肾养阴，元阴得充，肺阴乃养。厚朴、苍术归脾经，祛湿化痰，既化痰治标，又有培土生金之意。重视肺、脾、肾三脏之间的关系，此体现了刘老"上医治未病"，从脏腑整体观念出发，使机体处于动态平衡之中的辨治思想。

三、按　　语

在现代恶性肿瘤治疗的临床实践中中医药大多还是发挥替代和补充作用，有专家认为，中医治疗肿瘤应先辨病、再辨证，辨病重于辨证，对于一些一时无法获得确切诊断的疾病，辨证可为首选，辨证不同于辨症，辨证是辨主要矛盾，辨病是辨突出矛盾，辨症是辨证的重要补充。中医治疗肿瘤应以辨病为先、辨证为主、辨症为辅，采用"辨病+辨证+辨症"的"三位一体"法，即"以病为本、以证为纲、病证结合、佐以对症"。

四、思 考 题

（1）您认为患者目前的最佳综合治疗方案是什么？

（2）在中医药治疗恶性肿瘤中，除了中药内服，其他的治疗方法（如针灸、中药外敷、熏洗等）应当如何介入？

参 考 文 献

黄雯琪，杨柱，唐东昕，等.2017.基于数据挖掘分析刘尚义教授治疗肺癌的临床用药特点[J].长春中医药大学学报，33（3）：418-421.

吴万垠.2018.中医肿瘤诊疗中的诊断、辨病、辨证与辨症[J].中国中西医结合杂志，38（2）：156-158.

（周义浪）

案例 80　恶心、呕吐、右上腹疼痛

一、病 历 摘 要

患者女性，74 岁，因结肠癌术后 14$^+$月，右上腹疼痛 2 天，于 2017 年 5 月 24 日入院。

患者 14$^+$月前因大便习惯改变、恶心呕吐、腹胀等不适，就诊于某医院消化内科，行腹部 CT 及肠镜检查后发现升结肠占位，肠镜下活检，升结肠黏膜层内见腺癌组织。随转诊普外科，行"腹腔镜探查+剖腹探查+肠粘连松解术+右半结肠癌根治术+恶性肿瘤开腹化疗术"，患者术后恢复可，建议进一步行辅助化疗等治疗，患者拒绝。出院后未行进一步系统诊治。2 天前患者出现右上腹疼痛，尚能忍受，乏力，伴有恶心，无呕吐、黑便等。为求进一步中西医结合系统诊治来诊，门诊以"结肠癌"收入院。

查体　血压 144/68mmHg。NRS 评分 1～2 分，KPS 评分 70 分。神志清楚，形体消瘦。舌暗淡，苔白腻，脉弦细。全身皮肤及巩膜无黄染，浅表各淋巴结未扪及肿大。腹平，上腹部质硬，轻压痛，下腹部可见长约 10cm 的纵行手术瘢痕，无反跳痛及肌紧张，肝脾未扪及，肠鸣音 3～4 次/分，移动性浊音无，墨菲征阴性，心肺无异常。

辅查　（2016 年 3 月 25 日某院）术后病理诊断：①升结肠溃疡型腺癌，中分化，肿瘤大小约 3.5cm×3cm×2cm，侵及肠壁全层达肠周脂肪，可见神经侵犯现象，未见脉管内癌栓；肠内切缘及另送（吻合口）未见癌累及，淋巴结未见癌转移（0/12）；②升结肠溃疡，慢性阑尾炎。（2017 年 4 月 19 日该院门诊）腹部 CT：①肝脏多发占位，结合病史，考虑转移，建议必要时行增强扫描；②胆囊结石并胆囊炎 CT 征象，建议行彩超检查；③腰椎退行性变。

入院后胸部 CT 平扫、腹部和盆腔 CT 平扫+增强：①考虑结肠癌术后复发、肝脏多发转移、双肺多发转移、脾动脉癌栓形成？建议活检明确；②右上肺陈旧性结核；③脾门小结节，考虑副脾；④子宫直肠隐窝积液，请结合临床；⑤右肾多发小囊肿。修正诊断：升结肠腺癌（$T_4N_0M_0$ Ⅱc 期）术后肝、肺转移。排除化疗禁忌后于 2017 年 5 月 28 日开始行第一程 FOLFOX4 方案化疗（奥沙利铂 85～100mg/m^2，实用 140mg，静脉滴注，第 1天；亚叶酸钙 200mg/m^2，实用 300mg，静脉滴注，第 1 天，第 2 天；氟尿嘧啶 2000mg/m^2，化疗泵泵入 2 小时；2500mg，化疗泵泵入 46 小时，第 1 天）。化疗的同时予兰索拉唑抑酸保胃，托烷司琼等止吐、保肝、保心等治疗。化疗第 1 天，患者出现Ⅳ度消化道反应（恶心、呕吐等），予常规止吐药物治疗效果欠佳，患者一度欲中断化疗；经反复劝说，并积极予中医药治疗，中医辨证为气血亏虚、寒痰瘀阻之证，治以补益气血、温化寒痰、活血化瘀，方以四君子汤合新加良附汤加味，拟方：党参 12g，白术 12g，茯苓 15g，高良姜10g，香附 10g，穿山龙 6g，川芎 10g，丹参 6g，陈皮 10g，法半夏 10g，生姜 10g，乌梅9g，甘草 6g，水煎服，日 1 剂，分 3 次服。辅以小半夏汤外敷内关、神阙、中脘。其间并予区域热疗联合治疗。患者消化道反应明显缓解，化疗顺利完成。

  出院诊断 中医诊断：内科癌病（气血亏虚、寒痰瘀阻）

      西医诊断：（1）升结肠腺癌（$T_4N_0M_0$ Ⅱc 期）术后肝、肺转移

         （2）癌性疼痛

         （3）原发性高血压 1 级 中危组

         （4）肝功能异常

         （5）低钾血症

二、案例解析

  大多数患者在化疗后，因出现明显的恶心呕吐、食欲减退、腹泻、便秘等消化道反应，严重影响了生活质量，甚至阻碍治疗正常进行。中医药在治疗化疗所致消化道反应方面疗效明确且显著，改善了患者机体情况，提高了生活质量，辅助化疗等治疗的顺利完成，是肿瘤综合治疗中不可或缺的一环。四诊合参，患者辨证为气血亏虚、寒痰瘀阻之证，治以补益气血、温化寒痰、活血化瘀，方以四君子汤合新加良附汤加味。四君子汤是出自宋代《太平惠民和剂局方》"治荣卫气虚，脏腑怯弱。心腹胀满，全不思食，肠鸣泄泻，呕哕吐逆"，具有益气健脾之功效。现代研究证实，四君子汤具有调节胃肠运动、增强肠道黏膜免疫和调节神经内分泌功能、抗胃肠黏膜损伤、提高免疫功能等作用，在临床上广泛用于治疗消化性溃疡，消化道肿瘤术后、肠易激综合征、功能性消化不良、胃黏膜脱垂、类风湿关节炎消化道症状等。新加良附方由古方良附丸加穿山龙而成。方中高良姜味辛、性热，归脾、胃经，具有温胃止呕、散寒止痛之功效，用于脘腹冷痛，胃寒呕吐，嗳气吞酸。《名医别录》载："主暴冷，胃中冷逆，霍乱腹痛。"《本草纲目》载："散时气寒疫，利三焦……止心腹、肢体、头目、齿耳诸痛""香附阳中之阴，血中之气药，凡气郁血气必用之"，为臣药。君臣相配，功能温胃散寒、行气止痛。穿山龙味甘、苦，性温，归肝、肾、肺经，功效祛风除湿，舒筋通络，活血止痛，止咳平喘，用于风湿痹病、关节肿胀、

疼痛麻木等。《东北药植志》载："舒筋活血，治腰腿疼痛，筋骨麻木"，《山东中药》载："治风寒湿痹"，为佐药，助君药高良姜化寒凝之血瘀，协臣药香附理寒凝之气滞。三药相合，共奏温中散寒、理气化痰、活血止痛的功效。

三、按　语

中医药治疗是在中医基础理论基础上，针对患者出现的一系列临床症状，分析其病症所属证型，在整体观念上辨证论治，而非单纯的辨症、辨病。中医学强调调整阴阳，补偏救弊，促进阴平阳秘，恢复阴阳相对平衡，即《黄帝内经》所谓"调平"的思想。临床用药，注意调理脾胃、振奋胃气、恢复化生之力、强后天之本，尤其是恶性肿瘤患者，其多为本虚标实之体，阴阳寒热虚实夹杂，中医之整体观念更显特色。故而能取得较好的临床效果。

在化疗前首先要做好患者的心理建设，向患者及家属讲明化疗的作用及可能出现的不良反应和防范措施，让其他患者以身示教，使患者树立信心，消障恐惧心理，使其积极配合治疗。在静脉滴注时，妥善固定针头，严格控制化疗的滴注速度。除药物治疗外，饮食治疗也很重要。

四、思　考　题

中医药在化疗消化道反应的防治中，还有哪些显效外治方法呢？

参 考 文 献

周义浪，吴晓勇，侯丽，等. 2012. 新加良附方抗胃癌效应机制研究[J]. 贵阳中医学院学报，34（3）：22-24.

（周义浪）

案例 81　腹胀、腹水

一、病　历　摘　要

患者男性，64 岁，因腹胀 20[+]天，发现肝脏占位 10[+]天，于 2017 年 6 月 9 日入院。

患者 20 天前出现腹胀、双下肢水肿，就诊于某医院，CT 发现肝脏多发占位性病变，考虑多灶性肝癌或肝癌并肝内转移可能性较大，双肺散在炎症。经保肝、抗感染、腹水浓缩回输等治疗后腹胀缓解，无疼痛、出血等。患者及家属拒绝活检及进一步积极治疗，为求中西医结合诊治来诊，以"肝脏占位：肝癌？"收入院。

既往有 10⁺年"高血压"病史；否认"肝炎、结核"等传染病病史；有 40⁺年吸烟史，30~40 支/天；40⁺年饮酒史，约 500ml/d。

查体 血压 128/60mmHg。KPS 评分 70 分。舌暗淡，苔白腻，脉沉细。形体消瘦，浅表淋巴结未扪及。呼吸音稍粗，未闻及啰音。心率 91 次/分，律齐，无杂音。腹膨隆，未见明显静脉曲张，腹壁柔软，无压痛，无反跳痛，肝肋下未触及，肝区无叩击痛，脾肋下未触及，未触及腹部包块。无移动性浊音。可见肝掌，双下肢无浮肿。

辅查 （2017 年 5 月 28 日某医院）CT：①肝脏多发占位性病变，考虑多灶性肝癌或肝癌并肝内转移可能性较大，门静脉栓子形成；②肝硬化、脾大、腹腔大量积液；③考虑肝右叶钙化灶；④副脾；⑤扫及双肺散在炎症。

患者家属要求向患者本人保密病情，同时拒绝进一步穿刺及放化疗（包括腹腔灌注治疗）等专科诊治，要求对症支持治疗。入院查肿瘤标志物癌胚抗原 5.46ng/ml↑，糖类抗原 125 735.20U/L↑，非小细胞肺癌相关抗原 6.38ng/ml↑。结合患者病史、症状、体征及 CT 影像，临床诊断为肝癌。血常规示白细胞计数 $3.37×10^9$/L↓，红细胞计数 $3.32×10^{12}$/L↓，血红蛋白浓度 126g/L↓，血小板计数 $86×10^9$/L↓。白蛋白 33.5g/L↓，球蛋白 36.7g/L↑，白球比 0.91↓，直接胆红素 6.9μmol/L↑，碱性磷酸酶 138U/L↑，γ 谷氨酰转肽酶 135U/L↑，胆碱酯酶 4214U/L↓，α 羟丁酸脱氢酶 206U/L↑，D-二聚体 1.83mg/L FEU↑。修正诊断为肝硬化失代偿期（腹水、脾亢）。予区域热疗、营养支持、利尿、升血细胞等支持治疗。但患者腹水未见消退，并有增多趋势。患者不愿口服中药，遂加用局部中药外敷、艾灸等手段治疗后，腹水消退明显。

出院诊断 中医诊断：内科癌病（阳虚水泛、气虚痰滞）
    西医诊断：（1）肝癌
        （2）肝硬化失代偿期 腹水、脾亢
        （3）原发性高血压 3 级 很高危组

二、案 例 解 析

患者拒绝放化疗，包括腹腔灌注治疗；不愿口服中药，遂予中药外敷、艾灸神阙治疗。参黄金昶教授法：干蟾 50g，黄芪 120g，老鹳草 60g，附子 30g，细辛 30g，川椒目 90g，牵牛子 30g，大戟 30g，五倍子 20g，阿胶 40g，冰片 2g。将干蟾、黄芪、老鹳草、附子、细辛、川椒目、牵牛子、大戟、五倍子等药水煎去渣 2 次，合兑浓煎成稠糊状，再加阿胶烊化，待冷却后放冰片。每次取 3g，敷于神阙穴；上置刺有小孔的生姜片，并以艾灸灸之，第 1 次灸 2 小时，第 2 次以后每次灸 1 小时，灸后将药留在神阙穴，外敷塑料薄膜，每日 1 次。局部热度以患者能忍受为度，过热则换姜片。3 天后可见腹围明显缩小，腹胀明显缓解。

所选药物中，干蟾味辛，性温，入肺、脾、肝、肾经，功能解毒散结、消积利水，为君药；老鹳草甘温，入肝、肾经，功能消积利尿，黄芪味甘，性温，入肺脾经，功能补气固表利尿，加强干蟾抗癌利尿作用，共为臣药；附子、细辛温补肺脾肾之阳，益火之源以消阴翳，川椒目、牵牛子逐水利尿，共为佐药；生姜温中化饮，阿胶养阴利尿，五倍子收敛固涩，以防诸药攻伐太过，三药共为使药。全方共奏温阳益气、化痰利水之功。神阙穴居任脉，任脉和督脉相表里，统司诸经百脉，又任、督、冲"一源三歧"，因而神阙穴联系全身经脉，通过经气的运行输布，内至脏腑经络，外达四肢百骸、五官九窍乃至皮毛。脐在胚胎发育过程中为腹壁最后闭合处，无真皮层，渗透吸收力最强，诸多药物均可通过脐快速进入体内而达全身。灸神阙穴具有通调水道、疏通气机、温煦脏腑、活血祛瘀、除湿止痛、温肾壮阳、提高免疫力、改善微循环、消除疲劳、增强体力等功效。药灸神阙穴不仅注重中医辨证论治的原则，而且集灸治、药物渗透、穴位治疗等效应于一体。

三、按　语

恶性腹水当属于中医学"臌胀""积聚""痰饮""水证"范畴。有关记载最早见于《灵枢》"臌胀何如……腹胀身皆大，大与肤胀等也，色苍黄，腹筋起，此其候也"。临床上以腹大胀满、皮急如鼓、脉络显露为主要特征。临床上有相当多患者或不愿进行西医化疗等，或因不能耐受化疗药物的毒副作用不能接受腔内治疗，或因多次复发形成难治性恶性腹水，严重影响患者的生活质量和生存期，是肿瘤临床治疗面临的主要难题之一。中医药治疗，特别是外治法，临床效果颇好。根据中医学"内病外治"理论认为，人体皮肤腠理与五脏六腑元真相贯通，药物可通过体表、腠理到达脏腑，起到调整机体、抗病祛邪的作用。皮肤对中药的吸收作用好，药物发挥快，并可避免药物为消化道、肝脏所破坏，尤其是神阙（肚脐）处皮肤薄，血管分布多，药物容易被吸收。如果能够联合中药内服、针灸的方法，效果可能更佳。

四、思　考　题

临床上，胸腔积液的患者可否选用类似的方法？

参　考　文　献

黄金昶. 2004. 药灸神阙穴为主治疗癌性腹水 51 例临床观察[J]. 中医外治杂志，（2）：8-9.

（周义浪）

案例 82　腰痛、双下肢无力

一、病　历　摘　要

患者男性，74 岁，因直肠癌术后 4+月，腰痛、双下肢无力 10 天，2017 年 10 月 15 日入院。

患者 4$^+$月前无明显诱因出现便血，呈暗红色，伴大便变细，肛门坠胀，里急后重。盆腔 MRI 发现直肠占位，符合直肠癌表现。肠镜病理示盲肠管腺瘤Ⅰ级，横结肠增生性息肉。于 2017 年 7 月 20 日行腹腔镜探查+直肠癌根治术+肠粘连松解术+肠排列术，术后建议行放化疗，患者拒绝。2017 年 10 月 5 日 CT 发现双肺新增多发结节（考虑转移瘤），胸 9 椎体骨质破坏（考虑转移），肝左叶转移瘤及盆腔淋巴结转移可能。患者仍拒绝放化疗，10 天前患者无明显诱因上述症状加重，伴腰部及左上腹疼痛，呈持续性胀痛，双下肢无力，排尿困难，淋漓不尽，门诊就诊，以"直肠癌术后"收入院。入院症见轮椅推入病房，肢软乏力，腰部及左上腹疼痛，呈持续性胀痛，双下肢无力，排尿困难，淋漓不尽，无腹胀，时有恶心、呕吐，精神纳眠欠佳，体重下降约 10kg。

既往体健，否认"冠心病""糖尿病""高血压"等慢性病病史，吸烟史 30$^+$年，约每天半包，否认饮酒史。否认家族遗传病史。

查体　KPS 评分 60 分，NRS 评分 6 分。轮椅推入病房，舌淡暗、苔白腻，脉弦细。全身浅表淋巴结未扪及肿大。双肺呼吸音粗，未闻及干湿啰音。心界不大，心率 79 次/分，律齐。腹壁柔软，左下腹见一大小约 3cm×3cm 造瘘口，内见淡红色外翻组织，无渗血渗液及红肿，左上腹部压痛，无反跳痛、肌紧张。左侧肌力 2 级，右侧肌力 1 级，双下肢感觉障碍。双侧巴氏征阴性，脑膜刺激征阴性。

辅查　病理检查示直肠混合性腺神经内分泌瘤（G3，高级别）；免疫组化示 CK（+），CD56（+），Syn（+），CgA（+），EMA（+），CEA（+），CK5/6 灶（+），P63（散在+），P40（散在），Ki-67（约 80%+）。

入院后查钙离子 3.35mmol/L。胸部+全腹部增强 CT：①双肺改变符合转移瘤表现；②胸 9 椎体、附件骨质及左侧肋骨改变考虑骨转移；③肝脏多发转移瘤征象；④直肠区结节影考虑肿瘤复发或侵犯转移；⑤腹腔及双侧腹股沟淋巴结增多。胸椎+腰椎 MRI：①胸 9 椎体及附件转移征象；②胸 9 水平椎管狭窄，脊髓受压变性。患者拒绝放化疗，予以对症中成抗肿瘤、营养支持、止痛治疗。予以地塞米松磷酸钠、甘露醇注射液脱水减轻水肿，减轻脊髓压迫。鲑降钙素注射液降血钙。同时配合中医治疗。纵观舌脉症，患者辨证为气虚血瘀证，治宜益气活血化瘀；拟方：生黄芪 40g，太子参 30g，炒白术 15g，茯苓 10g，女贞子 10g，鸡血藤 30g，仙鹤草 30g，陈皮 10g，白芍 15g，当归 12g，浙贝母 15g，姜半夏 9g，白花蛇舌草 30g，厚朴 10g，蜈蚣 3 条。水煎服，日 1 剂，分 3 次服。

出院诊断　中医诊断：内科癌病（气虚血瘀）

西医诊断：（1）直肠神经内分泌癌（pT$_4$N$_2$M$_0$ⅢC 期）术后肝、肺转移

（2）高钙血症

（3）脊髓压迫症

二、案 例 解 析

中医肿瘤学的内容，包涵了肿瘤的病因、病机、致病特点、治疗思路和处方原则。肿

瘤的病因可以用一句话来诠释："元气化生异常、内生瘤毒导致肿瘤。"肿瘤的发病过程自始便存在着"体质内虚"的基本因素。"体质内虚"应是我们认识肿瘤、防癌治癌的根本。对于该患者，正气虚弱为本，"扶正"是治疗的关键。脾胃为后天之本、气血生化之源，如果脾胃不好，会使人体生理功能不能正常运行，加重元气的消耗。因此，重视顾护脾胃功能，保护元气，扶正固本，从而促使气化正常，达到扶正固本的目的。患者全身状况较虚弱，古人云："虚不受补。"因此，临床选药时我们不宜大补，宜采用平补的办法。学用的扶正药有黄芪、猪苓、茯苓、女贞子、补骨脂、鳖甲、冬虫夏草、灵芝等。同时，肿瘤性疾病属阴瘤范围，患者体质较弱，苦寒之药宜败伤脾胃，不利于肿瘤消散，所以，临床中不宜用大苦大寒的药物，往往采用温平之药使脾胃得健，阴瘤得散。患者病情复杂，病势沉疴，临床非重剂不可为。

癌性疼痛是恶性肿瘤患者最常见的症状之一，疼痛是患者最惧怕的症状之一，我们运用止痛膏局部外敷与止痛药配合使用，既增强了止痛药的疗效，又减轻了其副作用。

在西医诊疗方面，直肠神经内分泌肿瘤分为神经内分泌瘤、神经内分泌癌和混合型神经内分泌癌三类。根据核分裂象数和 Ki-67 表达情况，将神经内分泌肿瘤分为 3 级：①G1级拥有较为整齐、单一的细胞核，并表现为低侵袭性，核分裂象数<2 个/10 高倍视野，Ki-67≤2%；②G2级核分裂象数高至 2～20 个/10 高倍视野，Ki-67 为 3%～20%；③G3级镜下表现出很高的侵袭性及多处的坏死灶，其核分裂象数>20 个/10 高倍视野，Ki-67>20%。患者 G3 级，恶性程度高，术后未规范治疗，而后逐渐进展，多发转移，预后极差。治疗目的在于延长患者生存期，提高生活质量。该患者的治疗予以化疗为主的综合治疗，可配合放疗、区域热疗等局部治疗。

脊髓压迫是晚期肿瘤常见的中枢神经系统急症，临床上 90%的患者表现为疼痛，与脊髓受累的部位一致，开始为一侧，呈间歇性，用力或改变体位等任何引起神经根受牵拉的情况均可诱发或加重疼痛。主要体征为脊髓半切综合征，即病变水平以上的上运动神经元性瘫痪，深感觉障碍和病变对侧水平以下 2～3 节椎体的痛温觉减退；感觉障碍，表现为束带状、肢体发麻、烧灼或针刺感。紧急处理应立即静脉内予高剂量的地塞米松，可以迅速缓解疼痛及改善神经功能；之后采取放射治疗或外科治疗去除病因，同时逐渐减少激素用量。放疗通过减少肿瘤细胞负荷达到缓解神经结构的压迫，防止神经损害的进展，缓解疼痛和防止局部复发。患者诊断明确，多次沟通拒绝放化疗，予以最佳对症支持治疗，包括中医药治疗。

三、按　　语

神经内分泌肿瘤是一种特殊类型肿瘤，误诊率高。亚裔人群中，直肠神经内分泌肿瘤占胃肠道神经内分泌肿瘤达 60%～89%，发生率较高。本病中老年人多发，年龄小者预后不良，无明显性别及家庭聚集倾向。多数患者无症状，常体检时发现。在我国，所有关于胃肠道神经内分泌肿瘤的报道均是以医院为单位的病例报道，40 岁以上的患者居多，并无家庭聚集倾向，但男性发病率明显高于女性。神经内分泌肿瘤症状与结直肠癌类似，大多数为非功能性的。没有与激素分泌相关的类癌综合征症状,仅表现为疼痛、肛周坠胀感、贫血及便血等非特异性症状,另外,原发肿瘤或肝脏转移引起的占位效应可引起相应症状。在胃肠道神经内分泌肿瘤中,结肠神经内分泌肿瘤预后较差,5 年生存率为 43%~50%,大部分患者发现时已出现转移,转移性结肠神经内分泌肿瘤的生存期仅为 5 个月。

四、思 考 题

(1)脊髓压迫症的治疗方法是什么?
(2)中医药的外治治疗对于该患者该怎么介入?

参 考 文 献

徐建明,梁后杰,秦叔逵,等.2016. 中国胃肠胰神经内分泌肿瘤专家共识(2016 年版)[J]. 临床肿瘤学杂志,21(10):927-946.

(朱国庆)

案例 83 胸闷、气促

一、病 历 摘 要

患者女性,50 岁,因右肺腺癌术后化疗后 6[+]年,胸闷气促 1[+]年,加重 7 天,于 2018 年 6 月 10 日入院。

患者 6[+]年前因胸部疼痛就诊于贵州医科大学附属医院,行胸片提示右下肺结节,行右肺结节穿刺活检见腺癌细胞,行骨扫描:胸 7 及右侧第 10 后肋见显像剂异常集聚,考虑骨转移可能性大。头颅 MRI:①脑白质深部少量缺血灶;②老年脑改变。胸部 CT 增强:①右肺下叶外基底段周围型肺癌;②胸 7 椎体呈楔形改变,内部密度不均匀,建议结合 MRI 检查。考虑肺腺癌,行"胸腔镜辅助小切口右肺下叶切除术+系统淋巴结清扫术+胸膜粘连烙断术",术后病理:(右下)肺浸润性腺癌(腺泡癌为主),支气管残端未见癌累及,淋巴结未见转移。术后行 3 周期多西他赛 110mg+奥沙利铂 200mg 方案化疗。1[+]年前患者出现胸闷气促,行胸部、上腹部 CT:①右肺下叶切除术后,右肺团块状较前增大,考虑复发;②右侧胸腔少量积液。行 1 周期"多西他赛 110mg+奥沙利铂 200mg"方案化疗。化疗后出现Ⅲ度消化道反应。后患者未遵医嘱行后续化疗。自行长期口服中药治疗。7 天前患者上症加重,CT 示肝内新见多发转移结节,考虑转移瘤。入院症见胸闷,气喘、气促,活动后加重,肢软乏力,时有右胸肋部疼痛,时感头晕,时有咳嗽、咳白色黏痰,无恶心、呕吐,精神、纳眠欠佳,大便干,小便正常。

否认"高血压,糖尿病"病史。否认吸烟、饮酒史。否认家族遗传病史。

查体 KPS 评分 60 分,NRS 评分 1 分,全身浅表淋巴结未扪及肿大。舌红,少苔,脉弦细。听诊右下肺呼吸音低，双下肺闻及细湿啰音。心界向左下扩大，心率 98 次/分，律齐，各瓣膜听诊区未闻及病理性杂音。全腹软，无压痛、反跳痛及肌紧张，肝脾未扪及。

　　辅查　（2017 年 7 月 16 日）右肺结节穿刺活检见腺癌细胞。骨扫描：胸 7 及右侧第 10 后肋见显像剂异常集聚，考虑骨转移可能性大。

　　入院后查肿瘤标志物示癌胚抗原 263.40ng/ml↑，糖类抗原 125 295.00U/L↑，糖类抗原 19-9 247.70U/L↑，非小细胞肺癌相抗原 25.34ng/ml↑，降钙素原 15.52ng/ml。CT 提示多发肝转移。中医辨证为气阴两虚兼瘀证，以益气养阴、化瘀解毒为法，以沙参麦门冬汤为基础方加减，拟方：沙参 15g，天门冬 15g，麦冬 15g，五味子 10g，黄芪 30g，女贞子 15g，桔梗 15g，天花粉 15g，丹参 15g，莪术 15g，白术 15g，半枝莲 15g，白花蛇舌草 15g，甘草 6g。水煎服，日 1 剂，分 3 次服。配合中成药抗肿瘤、抗感染、止痛等对症支持治疗。根据患者二代测序 EGFR 第 19 号外显子突变，予以盐酸埃克替尼片治疗。治疗后患者症状好转出院。

　　出院诊断　中医诊断：内科癌病（气阴两虚，毒瘀互结）
　　　　　　　　西医诊断：（1）右下肺腺癌（$T_{Ia}N_0M_0$ Ⅰa 期）术后化疗后复发进展肝转移、肺转移
　　　　　　　　　　　　　（2）肺部感染

二、案例解析

　　肿瘤是一类系统性疾病、慢性疾病，肿瘤为局部（肿瘤）属实，整体（人体）属虚，虚实夹杂的全身性疾病，肿瘤的发生归根结底是"阴阳失调"，"调整阴阳，以平为期"是中医肿瘤的治疗目标之一。癌症的发病是一个复杂的动态变化过程，由于癌症的发病特点，决定了发病过程中证候变化的多样性和病机变化的复杂性。诊疗的关键在于辨证抗癌，勿忘辨病，应紧扣主体特征，确定治疗用药。目前，气阴两虚是肺癌患者共同的基本病机特点，这点已成为共识。气阴两虚、毒瘀互结是肺癌发病过程中的主体特征。我们围绕这一特征采用益气养阴、化瘀解毒治法，处方以沙参麦门冬汤为基础方加减。在治疗过程中，全面辨析动态特征，随证灵活加减。如兼痰凝湿阻者，可加贝母、半夏、僵蚕、生薏苡仁、瓜蒌、夏枯草等；热毒蕴肺者，还可加蚤休、龙葵、山豆根等；饮停胸中者，加葶苈子、泽泻、猪苓等；气血两亏者，加鸡血藤、补骨脂、当归、生首乌等；腑气不通者，加大黄、生白术、生首乌、肉苁蓉、火麻仁等。总之，辨证论治是中医学的精髓，肿瘤作为临床症状复杂、病情多变的一类疾病，临床中更应掌握好辨证，才能及时、准确地把握疾病发展的动态。

　　治疗晚期肺癌应采用以全身治疗为主的综合治疗方法，根据患者的病理类型、分子遗传学特征及患者的机体状态制订个体化的治疗策略，以期最大程度地延长患者生存时间、控制疾病进展程度、提高患者生活质量。晚期非小细胞肺癌的治疗原则是以全身治疗为主的综合治疗。在一线治疗前应首先获取肿瘤组织，明确病理分型和分子遗传学特征，根据检测结果决定治疗方案：①EGFR 基因敏感突变并且不存在耐药基因的晚期非小细胞肺癌患者推荐 EGFR-TKIs 一线治疗，ALK 融合基因阳性患者推荐克唑替尼一线治疗。②EGFR

基因敏感突变和 *ALK* 融合基因阴性或突变状况未知的晚期非小细胞肺癌患者，体力状况（performance status，PS）评分为 0~1 分，应当尽早开始含铂两药方案的全身化疗。对不适合铂类药物治疗的患者，可考虑非铂类两药联合方案化疗，也可以联合血管生成抑制剂治疗。③美国东部肿瘤协作组 PS 评分 2 分的患者应给予单药化疗，美国东部肿瘤协作组 PS 评分≥3 分的患者不建议使用细胞毒类药物化疗，建议采用最佳支持治疗。

患者晚期肺腺癌，多发转移，治疗目的为延长生存期，提高生活质量。一代测序无基因突变，建议可行二代测序，因二代测序更准确，检测基因更全。患者二代测序肺腺癌基因检测结果：EGFR 第 19 号外显子突变。建议予以酪氨酸激酶抑制剂治疗，治疗 1 个月后复查评价疗效。同时对症抗感染、止痛、营养支持配合胸部区域热疗。

三、按　　语

肺癌是世界上最常见的恶性肿瘤之一，死亡率亦居癌症的首位，其中非小细胞肺癌占肺癌的 85%以上，而且大部分就诊时已属晚期。近年来在非小细胞肺癌的治疗上，化疗的疗效已达到一个平台，毒性及不良反应也限制了临床应用。靶向治疗因其可靠的疗效且毒性和不良反应轻，已成为最受关注和最有前途的治疗手段之一。肺腺癌占非小细胞肺癌总数的 50%以上，根据驱动基因的突变可进一步分为更多亚群，目前诊断肺腺癌的驱动基因包括 *EGFR*、*KRAS*、*HER-2*、*BRAF*、*PIK3CA* 基因突变，*ALK*、*ROS-1*、*RET* 基因重排。鳞癌占非小细胞肺癌总数的 20%~30%，位居第二。在鳞状细胞癌中 EGFR 突变比较罕见。对于 *EGFR* 基因敏感突变的患者优先推荐 EGFR-TKI；该患者 *EGFR* 基因敏感突变，同时该患者为老年并且功能状态评分低的患者，由于器官功能较差和合并症的存在，难以接受含铂的双药化疗，使用 EGFR-TKI 最为恰当。EGFR-TKI 最常见的毒性反应是皮疹，其他的包括腹泻、食欲减退、肝功能障碍和贫血等，但所有的毒性反应均轻微且容易处理。因此对于 *EGFR* 基因敏感突变的老年患者，推荐使用 EGFR-TKI 治疗；对于老年或不能耐受化疗、EGFR 突变状态未明的非小细胞肺癌患者，由于中国患者 *EGFR* 基因突变率较高，且没有其他有效的治疗方式，可试用 EGFR-TKI 治疗，并密切观察疗效和毒副作用。

四、思　考　题

（1）接受 EGFR-TKI 治疗的 *EGFR* 基因敏感突变的非小细胞肺癌患者，通常会在 9~10 个月后出现疾病进展，目前 TKI 耐药的原因及耐药后的治疗受到关注，如该患者 TKI 耐药后怎么办？

（2）相比肺癌基因检测的一代测序方法，二代测序的优势在哪里？

参 考 文 献

杜凤华，闵旭红，梅晓冬. 2018. 肺腺癌靶向治疗药物的应用及耐药机制[J]. 临床肺科杂志，23（1）：168-172.

石远凯，孙燕，丁翠敏，等. 2015. 中国埃克替尼治疗非小细胞肺癌专家共识（2015版）[S]. 中国肺癌杂志，18（7）：397-400.

（朱国庆）

案例 84　腹痛、便血、肿瘤标志物升高

一、病 历 摘 要

患者女性，79岁，因右侧卵巢癌术后 3^+ 年，复发 2^- 年，化疗后10个月，于2016年10月13日入院。

3^+ 年前患者因腹部胀满外院就诊，腹部B超提示腹腔大量积液，盆腔CT右侧卵巢包块，考虑卵巢癌，于2013年7月20日行"卵巢癌肿瘤细胞减缩术（经腹右侧附件切除术+全子宫切除术+左附件切除术+大网膜高位切除术+阑尾切除术+肠系膜病灶切除术+结肠肝曲病灶切除术+直肠前壁病灶切除术）"，术后病理证实双卵巢低分化浆液腺癌，累及（右）输卵管肌层及（右）宫旁组织；术后行6周期紫杉醇+洛铂方案化疗，化疗期间出现Ⅲ度骨髓抑制及Ⅱ度消化道反应。2^- 年前患者再次出现腹部胀满症状，经CT等相关检查后考虑肿瘤局部复发，建议患者再次行手术切除及联合化疗，患者拒绝，而后一直自服"灵芝提取物"。1^+ 年前患者出现下腹部疼痛伴黏液血便，腹部CT发现膀胱直肠凹陷软组织肿块较前明显增大，直肠下段管壁增厚并与之分界不清，建议行进一步增强扫描，考虑肿瘤复发，行6周期紫杉醇+卡铂方案化疗后肿瘤控制，疗效评价为部分缓解。2月前患者复查糖类抗原125明显升高，结合CT考虑肿瘤复发，为中西结合治疗来诊，以"右侧卵巢癌术后化疗后复发"收入院。入院时下腹部隐痛，无黏液血便，肢软乏力，无恶心、呕吐，听力下降，无心慌、胸闷，无咳嗽、咯痰等症，饮食可，小便正常，大便量少质稀，2～3次/天。既往有 10^+ 年"高血压"病史。

查体　KPS评分70分，NRS评分1分。发育正常，营养中等，形体消瘦。舌暗淡，苔白腻，脉细数。全身浅表淋巴结未扪及。腹平软，未见腹壁静脉曲张、胃肠型和蠕动波，右下腹轻压痛，无反跳痛及肌紧张，肝脾未扪及，墨菲征（-），无移动性浊音，肝区及双肾区无叩痛。实验室检查示术后病理：①双卵巢低分化浆液腺癌，累及（右）输卵管肌层及（右）宫旁组织；子宫体、宫颈、（左）输卵管及阑尾均未见癌，（右髂总）淋巴结见癌转移（1/7）；（左髂外）淋巴结3枚、（右髂外）淋巴结4枚、（左腹股沟深）淋巴结5枚、（右腹股沟深）淋巴结1枚均未见癌转移。②（肠系膜病灶、直肠前壁、结肠肝曲）及大网膜，纤维、脂肪组织中见腺癌浸润。

入院后查肿瘤标志物糖类抗原125 218.00U/L，糖类抗原72-4 18.47U/L，糖类抗原153 43.45U/L。CT示肿瘤复发进展。中医以益气养阴、活血化瘀为法，配合中医外治调理脏腑，扶正固本。中药内服方以四君子汤加减。同时以紫杉醇+卡铂方案化疗。化疗后出现Ⅳ度骨髓抑制，对症升白治疗后好转。

出院诊断　中医诊断：内科癌病（气阴两虚兼瘀）

西医诊断：（1）右侧卵巢低分化浆液性囊腺癌（$T_xN_1M_1$Ⅳ期）术后化疗后复发 6 周期化疗后

（2）粒细胞缺乏

二、案 例 解 析

中医肿瘤学认为，肿瘤是一种局部属实、整体属虚的疾病，治疗强调"以人为本"，重视整体与局部治疗、辨证与辨病有机结合，扶正与祛邪标本兼治。手术、放射、化疗及介入、射频、冷冻等多着眼于局部，与中医药扶正抑癌整体治疗配合，可避免过度的祛邪治疗。对于晚期高龄患者，我们更加要重视个体化治疗，提倡"带瘤生存"的理念，通过改善体质和提高内环境的调控能力，使患者获得改善生活质量、延长生存时间的临床效益，在晚期癌症中通过辨证论治而获得"带瘤生存"。同时基于《黄帝内经》"五谷为养，五果为助，五畜为益，五菜为充，气味合而服之，以补益精气"的理念，倡导"杂合而治"，如食物疗法可以辅助、弥补药物或其他疗法的不足，强调"土健以灌四旁，论治不忘补中"。

卵巢癌是女性生殖器官常见的三大恶性肿瘤之一，发病率仅次于子宫颈癌和子宫内膜癌而位居第 3 位。大多数卵巢癌患者虽经规范化治疗，包括肿瘤细胞减灭术及术后铂类为基础的联合化疗，仍会在 6～18 个月出现肿瘤复发、多次复发。随着复发次数的增加，无治疗间期将缩短，最终出现耐药情况。患者本次复发距既往末次化疗大于 6 个月，根据美国国家综合癌症网络指南，患者化疗后无进展生存期≥6 个月复发，为铂类敏感性复发。考虑 TC 方案有效，可继续 TC 方案化疗，但考虑患者高龄，既往Ⅱ～Ⅲ度骨髓抑制，注意化疗药物剂量或给药方式的调整。给药方式上，卡铂注射液静脉给药可予以腹腔热灌注治疗。有研究报道，腹腔热灌注治疗疗效优于静脉化疗。同时根据美国国家综合癌症网络指南，在卵巢癌的一线治疗及复发后的治疗中贝伐珠单抗都有改善无进展生存期的意义，因此，可联用贝伐珠单抗治疗。化疗的同时配合腹部热疗可提高化疗的有效率，目前继续对症支持治疗。考虑药物神经毒性，对症营养神经处理。

目前 PARP 抑制剂在卵巢癌维持治疗方面具有较好的效果，其适应证为铂敏感复发性卵巢癌的维持治疗。维持治疗即为患者经过规范的前线治疗后为延长复发时间进行的药物治疗。待化疗后肿瘤控制后，可选择 PARP 抑制剂维持治疗。目前美国上市的 PARP 抑制剂有奥拉帕尼、芦卡帕尼和尼拉帕利。

三、按 语

卵巢癌的治疗以手术治疗为主，但是绝大部分患者单纯手术难以治愈，大多数又是化疗敏感性肿瘤，因此外科手术与化疗应相辅相成。手术和化疗是卵巢癌的主要治疗手段。手术治疗的目的在于盆腹腔的全面探查分期，实施肿瘤细胞减灭术，尽可能彻底地切除肿瘤，提高综合治疗疗效。2016 年美国癌症统计报告显示，卵巢癌居妇科肿瘤死因首位，超过 70%的患者就诊时已是临床晚期,通过积极的手术及铂类为基础的联合化疗,60%～80%患者在一线治疗后能得到临床完全缓解。然而,晚期患者中 70%终将复发,而复发性卵巢癌患者绝大多数不能治愈,对于其治疗,多采取姑息性手段,在缓解症状、改善生活质量的前提下,尽量延长患者无进展生存期。复发性卵巢癌的治疗仍是现代医学的难题。目前对于单纯糖类抗原 125 水平上升的治疗时机,研究发现从单纯糖类抗原 125 升高至出现临床症状体征或影像发现肿瘤,一般需 2～6 个月,少数患者可达 1 年。目前对于糖类抗原 125 升高是否立即予以化疗仍有争议。且考虑患者高龄,虽一般情况尚可,对于化疗仍需慎重。如患者复查 CT 无明显异常病灶,可暂不行化疗,继续监测糖类抗原 125 水平。如糖类抗原 125 水平上升较快或出现局部复发,可行腹腔热灌注化疗,加强肿瘤控制。

四、思　考　题

（1）对于高龄肿瘤患者,临床予以化疗时应注意哪些问题?

（2）化疗期间、化疗间期,中医如何干预?

（3）中医防治化疗毒副作用的优势是什么?

参 考 文 献

赫艳玲,徐鑫,韩丽英.2018.复发性卵巢癌的治疗研究进展[J].中国妇幼保健,33（1）:229-234.

（朱国庆）

第十章 急危重症

案例 85 意识不清

一、病 历 摘 要

患者女性，82 岁。因头晕、胸闷 1 周入院，于 2015 年 4 月 12 日 10：35 入院留院观察。

患者 1 周前无明显诱因出现头晕，无头痛、视物旋转、恶心、呕吐等；伴胸闷，无心悸、胸痛、尿少、浮肿，无咳嗽、咯痰、呼吸困难等。既往有"糖尿病"病史，口服"二甲双胍、阿卡波糖"控制血糖，血糖控制可；有"高血压"病史，仅在"感冒"等情况下出现，血压最高 160/90mmHg，平时血压正常，未服用药物；有"冠心病"病史，常感胸闷，无胸痛等，未服用相关药物。

查体 体温 36.5℃，心率 90 次/分，血压 150/80mmHg，呼吸 19 次/分。舌质红，苔薄白，脉弦。神清，精神欠佳，面容安静，双肺呼吸音清，未闻及明显干湿啰音，叩诊心脏浊音界在正常范围，听诊心音有力，心室率 90 次/分，律匀齐，各瓣膜听诊区未闻及病理性杂音，腹部检查无异常，神经系统检查生理反射正常存在，病理反射未引出，脑膜刺激征阴性。立即心电图检查，AVL、V_1～V_6 导联 T 波低平，V_4～V_6 导联 ST 段稍下移。送检血常规、心肌酶谱、电解质。考虑患者高血压，心肌缺血。11：10 时予急诊留院观察，心电监测，吸氧，静脉予"硝酸甘油"5mg 静脉缓滴治疗，降压，改善心脏供血。治疗约半小时，患者突发心悸，心电监测显示心室率 130 次/分，继而迅速出现四肢震颤，意识模糊，呼之不应，无恶心、喷射性呕吐、口吐白沫等。心电监测血压为 220/130mmHg，心电图显示窦性心动过速，继发 ST-T 改变。随机血糖 7.2mmol/L，指脉氧示 89%，神经系统检查：双侧瞳孔等大等圆，光反射迟钝，生理反射迟钝，病理反射未引出，脑膜刺激征阴性。患者呼吸节律不齐，指脉氧下降。立即组织抢救，停用硝酸甘油，改用硝普钠 50mg 静脉滴注降压，醒脑静醒脑；并予气管插管接呼吸机辅助通气治疗。13：00 的患者血压逐渐降至 180/100mmHg，心率 110 次/分，指脉氧示 99%，仍昏迷，无抽搐。血常规回示白细胞计数 $5.7×10^9$/L，中性粒细胞 79%，余无明显异常；心肌酶谱未见异常；电解质未见异常。继续降压醒脑治疗，为排除脑血管意外，明确意识不清原因，急查头颅 CT 检查。14：00 时头颅 CT 回示未见明显异常。请心内科、神经内科及重症医学科联合会诊，考虑高血压脑病。继续予硝普钠扩血管降压，并予甘露醇 250ml 静脉滴注脱水，地塞米松 5mg 静脉推注以预防脑水肿并改善神经系统症状。16：30 时患者血压逐渐降至 160/80mmHg，心率 102 次/分，自主呼吸 16 次/分，呼吸节律匀齐，患者神志有所恢复，仍嗜睡，可唤醒。

18：00 时患者神志恢复正常，心电监测示血压 138/75mmHg，心室率 82 次/分，呼吸 15 次/分，指脉氧示 100%，神经系统检查未见异常，故拔除气管插管，改鼻导管吸氧。此后患者病情平稳。

患者继续留院观察 3 天，给予控制血压、改善心脏供血、活血化瘀等治疗，48 小时复查头颅 CT 未见异常，复查血常规正常，生化全套未见异常。2015 年 4 月 15 日停静脉滴注，给予口服依那普利 10mg，每日 1 次，单硝酸异山梨酯缓释片 40mg，每日 1 次治疗。患者生命体征正常，予出院。嘱患者心内科随诊。

出院诊断 （1）高血压脑病
（2）原发性高血压
（3）2 型糖尿病
（4）冠心病？

二、案 例 解 析

该患者在就诊治疗过程中突发病情变化，主要变现为神志的变化，且进展迅速，是突发脑血管意外？是药物反应？是代谢紊乱？是水电解质酸碱平和紊乱？是心源性？是休克？可能性太多了！如何进行快速识别，如何进行救治？

首先，我们进行了生命体征的检测，发现发病时患者血压为 220/130mmHg，心率 130 次/分，呼吸节律不齐，体温手测无明显升高或下降，神志不清。由此迅速判断患者主要急危情况在于高血压并神志不清，立即控制血压，使血压逐渐下降至安全范围，并予气管插管接呼吸机辅助通气，维持生命体征。

同时，考虑高血压并神志不清常见疾病：高血压脑病、高血压急症、脑出血、脑梗死、甲亢危象等。进一步体检发现：患者双侧瞳孔等大等圆，光反射迟钝，神经系统检查生理反射正常存在，病理反射未引出，脑膜刺激征阴性。未出现脑出血、脑梗死等局部神经病变功能缺失改变，亦无高热等甲亢危象症状，故考虑高血压脑病、高血压急症可能性大，从而进行醒脑、脱水治疗，并检测水电解质酸碱平衡及血糖等，排除其他神志不清原因。

下一步，在患者生命体征得到改善，并趋于稳定后，进行头颅 CT 等相关辅助检查，明确排除脑血管意外。明确高血压脑病诊断。

三、按 语

该病例是典型的高血压脑病。高血压脑病和高血压急症是急诊科较为常见的急危重症，发病较快，进展迅速，死亡率高。两者常发生于原有高血压疾病的患者，但也有部分患者以高血压脑病为首发症状。对于突发急症，我们不能只专注于"症"本身，而应特别注意患者的五大生命体征，包括体温、脉搏、呼吸、血压及神志。对五大生命体征的异常原因进行判断是"危急重症"迅速诊断的关键,对五大生命体征的异常进行纠正是"危急重症"迅速救治的关键。当然急诊医生要不断熟悉各专科系统的急危重症,并掌握救治原则,才能为患者争取进一步诊治的机会。

四、思 考 题

高血压脑病、高血压危象和高血压急症的异同点及诊断要点是什么?

(李亚娜)

案例 86 纳差、消瘦

一、病 历 摘 要

患者男性,47岁,因食欲不振 2^+ 月,消瘦 20kg,于 2017 年 12 月 1 日入院。

患者 2^+ 月前无明显诱因出现食欲不振,伴乏力、汗出,消瘦,无腹痛、恶心、呕吐、反酸、呕血、黑便等,无心慌、胸闷、浮肿等症,近 2 月体重减轻约 20kg,为系统诊治来诊,以"纳差、消瘦原因"收入院。入院症见面色萎黄,食欲不振,伴乏力、低热、汗出,气喘,上腹部不适,消瘦,无胸骨后疼痛,无腹痛,无恶心、呕吐,无心慌、胸闷等症,精神差,纳差,睡眠可,二便调。既往史无特殊。

查体 体温 37.5℃,心率 94 次/分,呼吸 20 次/分,血压 103/36mmHg,发育正常,体型偏瘦,面色萎黄,神清合作,步入病区。口唇轻度发绀,颈静脉充盈,肝颈静脉回流征阳性,全身皮肤黏膜无黄染,双侧腹股沟可扪及黄豆大小淋巴结,边界清楚,无压痛,活动度差;睑结膜色稍淡,双侧瞳孔等圆等大,对光反射灵敏,咽部无充血,扁桃体无肿大,颈软,无抵抗,气管居中,甲状腺未扪及,胸廓对称无畸形,双侧呼吸动度一致,肺部叩诊呈清音,双肺呼吸音清,心界向左下扩大,心率 94 次/分,律齐,主动脉瓣第二听诊区闻及收缩期喷射样杂音及舒张早期叹气样杂音,全腹软,剑突下压痛,无反跳痛及肌紧张,肝脾未扪及,肝区、肾区无叩痛,墨菲征阴性,移动性浊音阴性,肠鸣音 3~4 次/分,脊柱四肢无畸形,双下肢肌张力正常,双下肢无水肿。神经系统检查示生理反射存在,病理反射未引出。舌质淡,苔黄腻,脉滑。

辅查 随机血糖 6.3mmol/L,心电图示窦性心律(心室率 94 次/分),电轴左偏,V_5~V_6 导联 T 波低平。门诊查血常规、甲状腺功能、感染性标志物、肾功能未见异常。胱抑素 C 1.22mg/L,血糖 6.21mmol/L,铁离子 7.4μmol/L。心梗三联无明显异常,血气分析回示呼吸性酸中毒并代谢性碱中毒。

入院后因患者食欲差,进食少,故予静脉营养支持治疗,并进一步查肿瘤标志物无异常,胸部 CT、腹部 CT、盆腔 CT 未提示占位性病变。血清肌酐 110.0μmol/L,尿酸 638μmol/L。

心脏彩超：主动脉瓣无冠瓣脱垂，主动脉瓣重度关闭不全，左房、左室增大，二尖瓣、三尖瓣轻至中度反流，左室舒张功能受损，轻度肺动脉高压。患者住院治疗期间出现呼吸困难加重，不能平卧，听诊双肺湿啰音。经查脑钠肽：7974.78pg/ml，明显增高，考虑左心功能不全，结合患者心脏彩超结果考虑主动脉瓣无冠瓣脱垂并关闭不全，诊断明确。追问患者及患者家属病史，患者母亲诉患者 14 岁时曾患"风湿性心脏病"（具体不详），经治好转，此后无相关不适，故未重视。立即予硝酸甘油扩血管，呋塞米利尿，毛花甘丙静脉推注强心，纠正心力衰竭。经治疗患者症状体征迅速好转，食欲逐渐好转。

诊断　主动脉瓣无冠瓣脱垂并关闭不全

二、案 例 解 析

该患者以"纳差、消瘦"为主诉入院，虽伴有运动耐力下降，但多考虑为摄入不足，肌体缺乏能量所致；加之患者消瘦，同时由于患者对自身年幼时患病情况不详，故未能提供准确既往史，因此首诊医生考虑消化道疾病，消化道肿瘤可能。但经 CT、B 超检查及相关化验检查均未获得消化道疾病或肿瘤证据。

患者入院后，管床医生进行了严格细致的体格检查，发现心脏主动脉瓣闻及病理性杂音，并进一步进行了心脏彩超检查，确定心脏瓣膜病变；同时心电监护严密观察患者病情变化，及时发现患者心力衰竭情况，并给予相关治疗，使患者病情迅速改善；且治疗过程中发现随着心功能的改善，患者初入院主症"纳差"也开始逐渐好转，在排除其他引起纳差、消瘦的原因后，明确诊断风湿性心脏瓣膜病、主动脉瓣无冠瓣脱垂并关闭不全、慢性心力衰竭。

典型心力衰竭常表现为呼吸困难、动则气喘、端坐呼吸、咯粉红色泡沫痰等左心衰竭征象，或表现为尿少、浮肿、肝脾大等右心衰征象。但值得我们注意的是，一些非典型表现慢性心力衰竭患者，由于循环瘀血，导致胃肠黏膜瘀血，出现胃肠动力不足，消化吸收功能障碍，表现为纳差，长时间以后出现消瘦、营养不良。部分长期卧床、活动较少的患者，临床上运动耐力下降不明显，容易漏诊。

心脏瓣膜病变导致心脏瓣膜功能受损，长此以往心脏形态出现代偿性改变，进而进一步影响心脏瓣膜功能。疾病急性期后由于心脏的代偿，心功能相对正常，患者往往没有任何临床症状，但心脏形态的变化，瓣膜病变情况的不断加重，最终突破代偿临界，出现心功能不全，在感染、应激等因素存在时急性加重，威胁患者生命，降低患者生活质量。因此，对此类患者应进行严密的随诊观察，定期评估瓣膜病变情况、心脏形态变化，心功能代偿情况等，一旦出现明显变化，应考虑外科干预，及早实施心脏瓣膜手术，矫正瓣膜功能。由于该类患者随诊时间长，所以要同时重视健康宣教，才能增强患者的依从性。

三、按　　语

系统的问诊能给疾病的诊治提供大体思路，但"病史"毕竟是患者的主观认知描述，与病史提供者的感知能力、表达能力，甚至记忆力和其他意愿均有关系，影响因素较多。而体格检查获得的信息，相对"病史"更为客观。因此系统的体格检查，是对患者情况的进一步补充了解和确定，为下一步检查检验的选择提供更为全面和准确的依据。

四、思 考 题

各心脏瓣膜病变继发心脏形态改变的机制是什么？

（李亚娜）

案例 87　水肿、多浆膜腔积液

一、病 历 摘 要

患者女性，63 岁，因反复双下肢水肿 9 个月，加重 3 天，于 2016 年 11 月 6 日入院。

患者 9 个月前无明显诱因出现双下肢水肿伴色素沉着，活动后及双下肢下垂时水肿加重，曾就诊于我院门诊，予中药服用后，下肢水肿时有消退，时有加重；7 个月前逐渐出现腹部膨隆，伴双下肢乏力，于某肿瘤医院住院诊疗 1 个月，胸及全腹 CT 提示心包积液、胸腔积液、大量腹水，腹膜后、纵隔、双侧腋窝淋巴结及盆腔多发淋巴结肿大，全身多处骨内高密度影；超声检查示甲状腺左叶稍高回声区；血清肿瘤标志物阴性。予腹水置管并大量引流腹水，腹水化验提示"漏出液"。患者出院后症状反复，5 个月前因水肿加重于我院心内科住院，诊断为"慢性肺源性心脏病（心肺功失代偿期）"，经对症处理后症状稍好转后出院。3 个月前于某人民医院诊治，考虑多浆膜腔积液可能为心源性及恶性肿瘤腹腔转移，予利尿消肿、减轻心脏负荷等治疗后症状好转出院。2 个月前患者再次于某肿瘤医院住院治疗，考虑多浆膜腔积液原因可能为混合性结缔组织病、肝硬化、肿瘤，予对症处理后症状稍好转出院。3 天前上述症状加重，伴胸闷、呼吸困难，无头昏、头痛、意识障碍、黑矇晕厥，无恶心、呕吐等症，门诊就医，以"浮肿原因"收入院。入院症见双下肢中度凹陷性水肿，伴色素沉着，胸闷、呼吸困难，乏力，无下肢红肿热痛、硬结，无尿少，无黑矇晕厥，无恶心、呕吐等症，精神欠佳，纳眠尚可，二便调，病来体重无明显减轻。

既往有 4 年"2 型糖尿病"病史；有 1 年"原发性高血压"病史；1 年"腔隙性脑梗死"病史；4 个月"原发性甲状腺功能减退症"；4 个月前某肿瘤医院胃镜检查示慢性非萎缩性全胃炎伴胆汁反流，活检提示中度慢性炎，活动性阳性，部分腺体轻度肠化，现时有进食后时感胃脘部胀满不适。在化工厂工作 20 余年，长期接触苯。

查体　体温 36.4℃，心率 88 次/分，呼吸 15 次/分，血压 130/100mmHg。舌淡红，苔白腻，脉细弱。精神欠佳，神志清晰，左侧腋窝下触及淋巴结 1 枚，质韧，活动性一般，右侧腹股沟触及可疑淋巴结1枚。头颅五官无异常。颈软，无抵抗，无颈静脉怒张，气管居中，双侧甲状腺未扪及明显肿大，肝颈静脉回流征阴性。胸廓对称无畸形，外形正常，无胸骨压痛，乳房正常对称。双侧呼吸运动对称，肋间隙正常，语颤正常，双肺呼吸音粗，可闻及少量啰音，无胸膜摩擦音。心前区无隆起，心尖搏动正常，心浊音界无明显扩大，心率88次/分，律齐，无杂音，无心包摩擦音。腹部膨隆，无腹壁静脉曲张，腹壁柔软、紧张度适中，无压痛、反跳痛，未触及肿块。腹部叩诊浊音，未闻及血管杂音；肝脾叩诊不清，墨菲征阴性；肾脏未触及；膀胱无充盈，肾及输尿管压痛点无压痛，有移动性浊音，肠鸣音正常3次/分。脊柱正常，活动度正常。四肢关节无红肿、无压痛，活动正常，双下肢中度凹陷性水肿，色素沉着，肌张力正常，四肢肌力正常。生理反射存在，病理反射未引出，脑膜刺激征阴性。

辅查　心电图示 V_2 导联 T 波倒置，QT 间期延长。心脏彩超示左房增大；室间隔及左室后壁增厚；二尖瓣、尖瓣、主动脉瓣、肺动脉瓣轻度反流；左室舒张、收缩功能减低；心包腔少量积液；肺动脉高压（轻-中度）。B 超探查见双侧胸腔少量积液，大量腹水。腹部彩超见肝脾大，门静脉、脾静脉增宽。甲状腺彩超示甲状腺腺体回声欠均质。胸腹部 CT 示双侧胸腔积液、心包腔少量积液、腹腔积液及胸腹壁软组织水肿及门静脉高压；右肺中叶、左肺上叶舌段及双肺下叶感染；慢性支气管炎、肺气肿样 CT 表现；肝、脾大；胸椎多发结节。血气分析示 I 型呼吸衰竭，呼吸性碱中毒并代谢性酸中毒（代偿期）。血常规示中性粒细胞百分比 80.40%。D-二聚体 1.10mg/L。生化检查提示轻度肾功能损害，尿酸增高；空腹血糖增高，C 反应蛋白增高。抗 Ro-52 抗体测定阳性。

入院西医诊断考虑　（1）慢性肺源性心脏病（心肺功能失代偿期）心力衰竭 II 度

（2）肺部感染 I 型呼吸衰竭

（3）多浆膜腔积液原因？

（4）水肿原因？

（5）原发性高血压3级　很高危组

（6）2 型糖尿病

（7）肺动脉高压（轻-中度）

（8）肾功能不全

（9）原发性甲状腺功能减退症

（10）腔隙性脑梗死

（11）低钾、低钙血症

患者入院后治疗予持续吸氧改善机体氧供，单硝酸异山梨酯静脉滴注扩冠，予托拉塞米静脉推注利尿，予头孢曲松钠/他唑巴坦钠联合注射用阿奇霉素抗感染，予硫酸氢氯吡格雷片口服抗血小板聚集、预防血栓形成，予厄贝沙坦氢氯噻嗪片口服控制血压，予左甲状腺素钠片口服补充甲状腺素，予氯化钾注射液口服补钾。为减轻患者腹部及胃压迫症状，局部麻醉下行腹腔闭式引流术。患者症状有所好转。

鉴于既往 9 个月的诊疗经历，患者病情反复较快，且呈进行性加重，诊断尚不明确，治疗效果不佳。2016 年 11 月 16 日于科内行疑难病案讨论，再次向患者了解病史，进行系统回顾发现：患者近四年来有逐渐加重的四肢麻木感及四肢"手套、袜套"样异常感觉，且肤色逐渐变黑，以双下肢为主，双上肢次之，躯干及颜面已有明显改变，结合患者近四年来逐渐出现的肝脾大、血糖代谢异常、甲状腺功能减低、肺动脉高压、心力衰竭、多浆膜腔积液、多发骨质结节增高影及溶骨性损害等，考虑诊断 POEMS 综合征。进一步行肌电图/诱发电位检查示多发性周围神经炎（中度偏重）损害；血清蛋白电泳检查图谱中未发现 M 蛋白。

明确诊断 POEMS 综合征并发周围神经病变、糖尿病、甲状腺功能减低，心功能不全，肝肾功能不全。

按 POEMS 综合征治疗原则给予甲泼尼龙 40mg/d 静脉滴注治疗，继续予左甲状腺素片治疗甲状腺功能减低，并予甲钴胺营养神经治疗。治疗 1 周后，患者胸腔积液、腹水及心包积液消失，全身浮肿消失；甲泼尼龙改口服 40mg/d，经治疗 2 周，患者肤色变白，皮肤色素沉着减少，四肢麻木感减轻，浮肿及多浆膜腔积液未再出现。2016 年 12 月 17 日，患者出院，继续口服甲泼尼龙 20mg/d 治疗，门诊随诊。

2017 年 3 月 10 日，2017 年 9 月 22 日，2018 年 2 月 7 日，患者曾三次住院复查，提示患者皮肤白皙，四肢麻木、"手袜套"样感觉基本消失，浮肿及多浆膜腔积液未复发，复查血糖在正常范围内，甲状腺功能正常，肝脾未见肿大，心功能 Ⅰ 级。甲泼尼龙逐渐减量至 10mg/d，继续减量期间曾出现双下肢皮肤色素沉着，故未继续减量。

二、案 例 解 析

患者入院后经对症治疗虽症状体征有所好转，然而回顾患者近 9 月的就诊治疗情况可以看出，患者每次经治疗，症状均有所好转，但停药后病情无法稳定，症状日渐加重，故应进行疑难病案讨论，讨论重点为"浮肿原因及多浆膜腔积液原因"。回顾患者病史发现，患者的所患疾病涉及心、肺、肝、肾、骨骼等多器官，涉及循环系统、呼吸系统、消化系统、泌尿系统、运动系统及内分泌系统等多系统，4 年之内先后发病，发生发展较快，无明显诱因。任何单一器官、系统疾病均不能解释患者全身情况，故考虑患者所患疾病与风湿免疫系统疾病有关。患者自身抗体仅抗 Ro-52 抗体测定阳性，无明显临床意义。查阅资料后发现，POEMS 综合征可出现多浆膜腔积液。POEMS 综合征又称 Crow-Fukase 综合征，由 Crow 和 Fukase 分别于 1956 年与 1968 年首先报道，中国自 1987 年以来已有超过 50 例的病例报道。该病是以多发性周围神经病为主要临床表现的一种多系统受累疾病，在整个病程中几乎所有病例都合并骨髓瘤或髓外浆细胞瘤，或出现 M 蛋白或多克隆蛋白。POEMS 综合征的特征表现为多发性周围神经病（polyneuropathy）、脏器肿大（organmegaly）、内分泌病变（endocrinopathy）、M 蛋白（M-protein）阳性和皮肤改变（skin changes）。故以其各自特征表现的外文名第一个字母，组合成缩写字 POEMS 命名。患者述近四年来有逐渐加重的四肢麻木感及四肢"手套、袜套"样异常感觉，且肤色逐渐变黑，以双下肢为主，双上肢次之，躯干及颜面已有明显改变，结合患者肝脾大，血糖代谢异常，甲状腺功能减低，肺动脉高压，心力衰竭，胸腔积液及腹水，多发骨质结节增高影及溶骨性损害等，考虑诊断 POEMS 综合征。进一步行肌电图/诱发电位检查示多发性周围围神经炎（中度偏重）损害；血清蛋白电泳检查图谱中未发现 M 蛋白。但 POEMS 综合征患者亦有约 30%的患者血清蛋白电泳检查中不能发现 M 蛋白增高。从"一元论"考虑，POEMS 综合征可解释该患者近四年来的所有病症、阳性体征及阳性检验、检查结果，故明确诊断。

三、按　　语

该患者在我科诊疗初期，医生过于依赖患者提供的既往就诊史，病史采集不够全面，忽略了周围神经损害和皮肤变化，导致思维模式固化。事后来看，患者既往就诊经历显示，其病情并未得到全面有效的控制，这已经足以让我们对既往诊断的准确性和全面性提出质疑。因此，对待首次接触的患者，应该养成良好的问诊习惯，将既往诊疗经历作为病史的"一部分"，而不是"全部"，对每一个入院患者进行详细的"系统回顾"，有利于全面掌握该患者的全部症状，避免遗漏被患者"忽略"的一些情况。我们应该深刻认识到，这样的"忽略"即使是医务人员也经常发生，那么发生在患者身上也就不足为奇了，如何避免这样的"忽略"是疾病诊治中的重点。"住院病历"中的"系统回顾"常常可以帮助我们，但关键在于是否认真地进行了"系统回顾"。同时，对于反复就诊的患者，也应对患者的整体诊治情况进行阶段性评估。这种评估应包含疾病诊断评估、并发症诊断评估、疗效评估及治疗副作用评估等多方面，并用疗效反证诊断的准确性对疗效不佳的患者进行分析。

四、思　考　题

什么是多浆膜腔积液？如何诊断？

（李亚娜）

案例 88　血尿、肌肉疼痛、心肌酶增高

一、病 历 摘 要

患者男性，45 岁，因肌肉疼痛、血尿 1[+]天，于 2017 年 7 月 9 日入院。

患者 1[+]天前在家中做百余个俯卧撑后出现肌肉疼痛，疼痛以胸大肌、肱三头肌为主，伴乏力、血尿，无恶寒、发热、心慌、胸闷、咳嗽、咯痰、尿痛、尿急、腰痛等症，于门诊就医，以"血尿原因"收入院。

既往有 5[+]年"2 型糖尿病"病史，现生活饮食控制，血糖控制不详。个人史无特殊。

患者祖母、父亲均患有糖尿病。

查体 体温 36.5℃，心率 68 次/分，呼吸 20 次/分，血压 122/62mmHg。舌质红，苔黄，脉滑数。形体偏胖，双侧胸大肌压痛，心肺腹检查均无特殊，双侧肱三头肌压痛，双侧肾区无叩痛，双下肢无水肿。

辅查 入院时查血常规示白细胞计数 10.06×10⁹/L，中性粒细胞百分比 77.50%↑。尿常规示酸碱度 5.00↓，蛋白质（+-）。心肌酶谱示谷草转氨酶 884U/L↑，乳酸脱氢酶 1914U/L↑，肌酸激酶 4572U/L↑，肌酸激酶同工酶 663U/L↑。心梗三联示 CK-MB>80ng/ml，肌红蛋白>500ng/ml。

入院后给予补液治疗，入院第二天查血生化示谷草转氨酶 1607U/L↑，谷丙转氨酶 564U/L↑，乳酸脱氢酶 2945U/L↑，肌酸激酶 7354U/L↑，肌酸激酶同工酶 879U/L↑，二氧化碳结合力 31.1mmol/L↑。心梗三联示肌红蛋白>500ng/ml。各指标较入院时进行性增高。血常规、尿常规恢复正常。中医方面予以清热解毒、凉血攻下为法。西医予加大补液量、保肝等治疗。经上述治疗后，患者肝功能逐渐恢复正常，心肌酶及肌红蛋白逐渐恢复正常。于 2017 年 7 月 20 日出院。

出院诊断 中医诊断：肌痹（毒热入络）

西医诊断：（1）横纹肌溶解症

（2）2 型糖尿病

（3）肝功能损害

二、案 例 解 析

患者有剧烈运动病史，运动后肌肉疼痛是常见临床表现。目前原因尚未完全明了，可能原因为剧烈运动时肌肉缺氧，肌糖原进行无氧代谢供能，致肌肉中乳酸大量堆积而不能及时排除，乳酸刺激肌肉的感觉神经，使人感到肌肉酸痛。也有观点认为，运动时骨骼肌"充血"引起肌肉内压力增加，刺激肌肉内的感觉神经末梢，产生肌肉酸痛。

患者运动后血尿，诊断要考虑是否有隐匿性的泌尿系统疾病？如泌尿系结石，运动使结石滑动刺伤泌尿系统黏膜，导致出血；或原有泌尿系感染，运动加重了原有的感染程度，造成出血等。这类疾病虽然也是运动后发生血尿，但血尿还是由原来疾病引起。患者尿常规、肾功能检查，不符合上述表现故不考虑。要考虑是否为运动性血尿？该疾病常发生于健康人群，其尿血的原因是运动中肾脏剧烈震动或打击，使之发生创伤，这种创伤可使肾脏血管破裂而出现血尿，如拳击运动。也有一些运动强度不大的运动，也会出现血尿，其发生的原因可能是运动时全身的血液重分布，肾脏的血流量减少，肾小球缺血、缺氧而通透性增加。运动时肾脏血液循环障碍发生瘀血，也会使肾小球通透性增加，红细胞便可通过血管壁进入尿中，出现血尿。此类患者以男运动员多见，尤以跑跳和球类项目多见。出现血尿后若停止运动，则血尿迅速消失，在绝大多数情况下再运动后 24 小时至 3 天内中尿中的红细胞即完全消失。除血尿外，其他的检查均正常。结合患者病史特点，不符合该表现。

患者运动后肌肉疼痛、血尿，伴心肌酶增高，与以上疾病的病史特点显然是不一致的。伴有心肌酶增高，应想到的是横纹肌溶解症。运动性横纹肌溶解症指因过度运动引起的横纹肌细胞结构破坏，导致大量细胞内容物释放到血液中，引起代谢紊乱，继发脏器功能损伤的临床综合征。其症状和体征除包括神经肌肉缺血的局部表现，还伴有棕色尿、休克、酸中毒或肾衰竭等全身表现。其特征为血清肌酸激酶升高，血清肌球蛋白升高及肌球蛋白尿。发病机制目前尚未完全明了，普遍认为可能与肌细胞膜损伤和（或）细胞能量代谢障碍相关。其诊断标准：①有明确诱因，表现为肌痛、肌肿胀、无力、棕色尿等；②肌酸激酶升高（升高 10 倍以上，可单独作为诊断标准）；③病史明确，肌球蛋白升高，肌酸激酶升高 3 倍以上可诊断。在辅助检查中，肌酸激酶是反映肌细胞损伤最敏感的指标，不仅用于诊断，还可反映预后。一般肌酸激酶在肌肉损伤后 12 小时内开始升高，1～3 天达到高峰，3～5 天后开始下降，如下降缓慢提示可能存在进行性肌损伤。尤其是 CK-MB 同工酶增高的患者。正常情况下，血清肌红蛋白含量很少。当大量肌肉组织破坏时，肌红蛋白从细胞中释放入血并从肾脏滤过，使血、尿肌红蛋白浓度明显升高，出现深红棕色的肌红蛋白尿，尿隐血试验阳性而镜检未见明显红细胞，尿沉渣可能见到棕色色素管型。患者有明显的病史，出现血尿（非标准的酱油色），尿常规示酸碱度 5.00↓，蛋白质（+-），未见红细胞、白细胞增多。心肌酶谱示谷草转氨酶 884U/L↑，乳酸脱氢酶 1914U/L↑，肌酸激酶 4572U/L↑，肌酸激酶同工酶 663U/L↑。心梗三联示 CK-MB＞80ng/ml，肌红蛋白＞500ng/ml。在此后的检查中，心肌酶先逐渐增高，后逐渐恢复至正常，符合该病的特点。横纹肌溶解可引发急性肾损伤，其原因为肌红蛋白的肾毒性及肾小管被阻塞，此外有效循环血量不足，血液重新分配，肾脏缺血均可导致或加重肾损伤。治疗运动性横纹肌溶解症需大量补液，控制感染，纠正低血容量的发生，碱化尿液，适时适量应用小剂量激素和脱水剂，预防急性肾衰竭的发生。

三、按　　语

本病如发生在暂时无法进行实验室检查的基层医院，应积极进行补液治疗，同时留取患者血液、尿液标本送相关医院检查。横纹肌溶解最严重的并发症是急性肾衰竭，如治疗不及时可危及生命，必要时应进行连续性肾脏替代治疗等治疗。

四、思　考　题

如果患者不提供剧烈运动的相关病史，其横纹肌溶解症的相关病因还应该注意排除哪些？

参 考 文 献

李宜为，宋洋，谢静，等.2017. 运动性横纹肌溶解综合征并发低氧血症 1 例[J]. 中国现代医学杂志，27（5）：143-144.

孟建中，张永寿，葛延明，等. 2004. 过度训练致横纹肌溶解症并发急性肾衰竭的相关因素分析[J]. 实用医药杂志，21（9）：769-771，774.

史艳莉，何小玲，郭莉. 2007. 运动性横纹肌溶解症[J]. 中国组织工程研究与临床康复，11（6）：1123-1126.

Harriston S. 2004. A review of rhabdomyolysis[J]. Dimens Crit Care Nurs，23（4）：155-161.

（袁　戈）

案例 89　血尿、凝血功能异常

一、病 历 摘 要

患者男性，45 岁，因血尿 1 天，于 2015 年 6 月 7 日 18 时来诊。

患者诉 1 天前无明显诱因出现血尿，为全程肉眼血尿，无畏寒、发热、尿频、尿急、尿痛等不适，门诊就诊。既往体健，否认药物食物过敏史。

查体　体温 36.5℃，呼吸 16 次/分，心率 100 次/分，血压 98/60mmHg。神志清楚，表情如常。舌质红，苔薄黄，脉浮。贫血貌，皮肤黏膜无出血点，咽部无充血，扁桃体不大。心肺腹检查无特殊。

辅查　尿常规示蛋白（++），红细胞（++++）。血常规示白细胞计数 8.78×10^9/L，血红蛋白浓度 92g/L，血小板计数 174×10^9/L，中性粒细胞绝对值 72%，凝血检查示凝血酶原时间 52.6 秒，活化部分凝血活酶时间 77.3 秒，凝血酶时间 28.3 秒，血浆纤维蛋白原 4.52g/l。

予以酚磺乙胺 2g、氨甲苯酸 0.3g、维生素 K_1 30mg 等药物静脉滴注治疗，第二天血尿明显减轻。追问患者是否有毒物接触史，患者坚决否认。建议患者复查血常规、凝血全套、住院系统检查，但患者因经济原因拒绝。按原治疗方案继续治疗 2 天，患者自觉症状好转，自请离院。患者在离院后 9 天再次返院就诊，诉 1 周前出现反复牙龈出血，未予重视 1 天前再次出现血尿。查体示体温 36.7℃，呼吸 16 次/分，心率 105 次/分，血压 92/60mmHg。神志清楚，表情如常，贫血貌。四肢皮肤可见散在的出血点，舌质红，苔薄黄，脉浮。牙龈处见散在的出血点。咽部无充血，扁桃体不大。心肺腹检查无特殊。尿常规蛋白（+），红细胞（++++）。血常规示白细胞计数 8.52×10^9/L，血红蛋白浓度 85g/L，血小板计数 156×10^9/L，中性粒细胞绝对值 62%。凝血全套示凝血酶原时间 76.3 秒，活化部分凝血活酶时间 96.8 秒，凝血酶时间 22.5 秒，血浆纤维蛋白原 3.67g/L。反复追问病史，患者诉 20^+ 天前，患者在意识模糊状态下曾服食鼠药（具体不详），因当时未出现不适症状，未予重视，未做处理。结合患者凝血检查结果及病史，诊断患者为鼠药中毒，故加大维生素 K_1 的治疗剂量至 100mg/d，继续予以酚磺乙胺 2g、氨甲苯酸 0.3g 治疗，第二天尿呈淡黄色，继续维生素 K_1 100mg 治疗 3 天后复查凝血全套恢复正常，患者因个人原因要求离院，嘱患者继续门诊复诊，每日注射维生素 K_1 治疗。患者出院后并未返院进行药物治疗。1 周后患者再次返院就诊，诉出院后未继续治疗，近 3 日反复出现牙龈出血，昨日再次出现血尿，伴头晕、乏力,因而就诊。查体示体温 36.6℃,呼吸 18 次/分,心率 98 次/分,血压 95/66mmHg。神志清楚,表情如常,贫血貌。四肢皮肤可见散在的出血点,舌质红,苔薄黄,脉浮。牙龈处见散在的出血点。咽部无充血,扁桃体不大。心肺腹检查无特殊。尿常规示蛋白(+),红细胞(++++)。血常规示白细胞计数 $9.61×10^9$/L,血红蛋白浓度 68g/L,血小板计数 $106×10^9$/L,中性粒细胞绝对值 65%,凝血全套示凝血酶原时间 88.3 秒,活化部分凝血活酶时间 102.5 秒,凝血酶时间 31.4 秒,血浆纤维蛋白原 3.05g/L。立即申请输浓缩红细胞悬液 1U,使用维生素 K_1 100mg、酚磺乙胺 2g、氨甲苯酸 0.3g、巴克络 100ml 止血治疗,经上述处理后,第二天患者出血停止。继续使用维生素 K_1 100mg、酚磺乙胺 2g、氨甲苯酸 0.3g 治疗 3 天,复查血常规示血红蛋白浓度 73g/L,凝血全套恢复正常。继续予患者肌内注射维生素 K_1 10mg,每日 3 次,治疗 1 周,患者无再次出血,自请离院,嘱患者出院后继续注射维生素 K_1 治疗。1 个月后患者复诊,无出血,凝血全套正常。此后患者未再复诊。

最后诊断 鼠药中毒

二、案例解析

在临床工作中,患者出现的症状、阳性体征及相关辅助检查,应尽量用一个病去解释。本患者反复出现血尿症状,伴有贫血、牙龈出血、皮肤黏膜出血点、活化部分凝血活酶时间及凝血酶原时间异常,用单一的泌尿系统疾病及尿路邻近器官疾病不能解释,故应首先想到全身系统疾病引起的出血。全身系统疾病应首先排除血液病,患者血常规除有贫血表现外,白细胞、血小板计数均正常,无异常的细胞形态,排除血小板减少症、再障、白血病等;患者为成年发病,家族史、个人史无特殊,患者不考虑弥散性血管内凝血、血友病等。此外,患者无红斑、皮疹、关节的变化等,故不考虑风湿性疾病及代谢内分泌疾病。能引起凝血功能检查异常的其他疾病有先天性凝血因子和后天获得性凝血因子异常两个方面。结合患者病史特点,应考虑为后天获得性凝血因子异常,此类疾病常见病因:①维生素 K 缺乏,如严重的摄入不足、胆盐缺乏等;②长期应用广谱抗生素可抑制或杀灭肠道正常菌群,导致细菌不能合成足量的维生素 K_1;③严重的肝病;④使用维生素 K 拮抗剂,如双香豆素类抗凝剂、鼠药。患者营养状态好,既往肝病病史,无出血倾向,此次发病突然,应考虑是否为口服维生素 K 拮抗剂? 不管是肝脏疾病还是中毒引起的凝血障碍,其治疗上都是使用维生素 K。患者经过治疗后症状明显缓解,故说明出血是由于缺乏维生素 K 所致。生活中较容易接触到引起凝血功能障碍的毒物,最常见的是鼠药。鼠药可分为以下几类:①中枢神经兴奋性的鼠药,如毒鼠强;②抗凝血类灭鼠剂,如敌鼠钠;③无机化合物,如磷化锌。④天然植物杀鼠剂,加士的宁。近年来,由于对中枢神经兴奋性的鼠药限制,抗凝血类杀鼠剂得到发展及广泛运用。患者隐瞒了服毒病史,虽然不清楚具体药物名称,但抗凝血类杀鼠剂是通过干扰肝脏利用维生素 K 的作用,抑制凝血因子并影响凝血酶原合成,导致凝血时间延长,它的分解产物还能破坏毛细血管壁,引起出血。潜伏期一般在数小时到 20 日,中毒表现为恶心、呕吐、纳差、精神不振、鼻衄、皮肤紫癜、咯血、便血、尿血等出血表现。实验室检查红细胞及血红蛋白减少,出凝血时间、凝血酶原时间均延长。解毒的特效药是大剂量维生素 K。需要注意的是，部分鼠药其亲脂性强，代谢时间长，体内的药效时间较长，一定要到维生素 K 依赖因子逐渐恢复到一定浓度后，毒力才会消失。在此期间，若停用维生素 K，可导致病情反复，所以此类患者即使在症状缓解后，也要继续使用维生素 K 治疗。目前认为至少应补充维生素 K_1 4～6 个月，并应定期监测凝血酶原时间、活化部分凝血活酶时间。对有可疑接触史，凝血酶原时间、活化部分凝血活酶时间明显延长，否认肝病或先天性凝血因子缺乏病史的患者，应考虑超级华法林类鼠药中毒的可能。

三、按　　　语

临床工作中多数医务人员对鼠药中毒的认识不足。在接诊每一位患者时应详细询问其接触史。如果遇到出血倾向，伴有凝血酶原时间显著延长，在排除血液系统疾病后，要想到是否存在抗凝血类杀鼠剂中毒的可能。

四、思　考　题

如果遇到有出血倾向，伴有凝血酶原时间延长的出血患者，应该怎样处理？

参 考 文 献

刘沧. 2013. 抗凝血治疗杀鼠药中毒患者的临床分析[J]. 中国医药指南，2（11）：4.

罗文丰，魏锦，倪勋. 2012. 反复发作的抗凝血类灭鼠药致获得性凝血功能障碍三例[J]. 华西医学，27（2）：185-187.

Hong J，Yhim H Y，Bang S M，et al. 2010. Korean patients with superwarfarin intoxication and their outcome[J]. J Korean Med Sci，25：1754-1758.

Spahr J E，Maul J S，Podgers G M. 2007. Superwarfarin poisoning：a report of two cases and review of the literature[J]. Am J Hematol，82：656-660.

（袁　戈）

案例 90　突发心慌、头晕、呼吸困难、胸闷

一、病　历　摘　要

患者男性，30 岁，因咳嗽 10[+]天，于 2012 年 5 月 6 日来诊。

患者 10[+]天前受凉后出现咳嗽、咯白色黏液痰，1 周前外院就诊，查血常规提示血象增高，考虑为上呼吸道感染，经输液治疗后 3 天后症状减轻，停药。但停药后症状加重，来院就诊。既往体健，有青霉素过敏史。

查体 体温 36.4℃，呼吸 16 次/分，心率 80 次/分，血压 96/65mmHg。神志清楚，表情如常。舌质红，苔薄黄，脉浮，咽部充血，扁桃体不大。双肺呼吸音粗，未闻及细湿啰音。余检查无特殊。

建议患者复查血常规及胸部 X 线，患者拒绝。按急性支气管炎治疗，予左氧氟沙星抗炎治疗。患者在输左氧氟沙星液体过程中，突然出现乏力、双上肢皮疹，稍感气促。查体示体温 37℃，呼吸 21 次/分，血压 100/70mmHg，神志清楚，心率 100 次/分，律齐，各瓣膜听诊区未闻及病理性杂音。考虑可能为药物过敏，立即停药，更换输液器，给予生理盐水静脉滴注，上氧、心电监护。约起病 5 分钟时给予氢化可的松注射液 100mg 静脉滴注，输入液体 7 分钟后，患者出现心慌、头晕、呼吸困难、胸闷、四肢麻木无力、恶心、汗出，无喉间梗阻感。查体示体温 37℃，心率 140 次/分，呼吸 28 次/分，血压 92/75mmHg，烦躁不安，面色潮红，颜面浮肿，心率 140 次/分，律不齐，各瓣膜听诊区未闻及病理性杂音。心电监护提示心动过速，频发房性期前收缩。停氢化可的松组液体，更换输液器，给予生理盐水静脉滴注；予以异丙嗪注射液 25mg，地塞米松注射液 5mg 静脉推注，地塞米松 5mg 静脉滴注，补液治疗。经过上述处理，患者症状逐渐减轻。追问病史，患者 1 周前在外院输液治疗，使用药物为头孢哌酮-舒巴坦，考虑患者输液过程中出现的心慌、头晕、呼吸困难为双硫仑样反应，继续补液治疗。经上述处理，患者各症状逐渐缓解，复查心电图无异常，患者在 8 小时后病情缓解，自请离院。

最后诊断 （1）急性支气管炎？
（2）双硫仑样反应
（3）左氧氟沙星过敏

二、案 例 解 析

患者因患呼吸道感染在医院输液，开始在输液过程中出现乏力、皮疹、气促反应，应首先考虑是输液反应还是过敏反应？过敏反应与药物、人的体质差异有关，而输液反应与输液的环境、护理操作关联较大。从症状上分析：过敏反应多见皮疹、荨麻疹、血管神经性水肿、诱发哮喘、过敏性休克等；而输液反应绝大部分表现为寒战，体温骤升。一般情况下凭经验做出诊断不难，但有时也难以分清，不过治疗上是相似的。结合患者症状特点，考虑为过敏反应。

患者使用激素后本身的过敏或炎症反应应减轻，为什么患者在使用氢化可的松后反而出现心慌、头晕、呼吸困难、胸闷、四肢麻木无力、恶心、汗出等症状，而这些症状与双硫仑样反应相似呢？查阅患者使用的氢化可的松注射液的使用说明书后发现，"因本品中含有 50%乙醇，故必须充分稀释至 0.2mg/ml 后供静脉滴注"。患者 3 天前曾使用头孢哌酮-舒巴坦治疗。有报道显示患者使用头孢哌酮-舒巴坦停药 7 天后接触酒精，导致双硫仑样反应出现。

双硫仑样反应，是指在服用与含有双硫仑结构或作用机制的药物（如头孢类含有 N-甲基硫代四唑）前后服用含有酒精的制品（或接触酒精）导致体内乙醛脱氢酶和多巴胺 β-

羟化酶功能的障碍，而致乙醛、多巴胺代谢障碍、滞留、蓄积，致使机体产生一系列的生理、病理变化，引起的一组典型的双硫仑样反应临床综合征。

　　双硫仑样反应目前没有统一的诊断标准，根据有关文献考虑：①有明确的使用可致双硫仑样反应的药物史；②在用药后 1 周内饮酒及应用含乙醇的食物或药物，或在饮酒后数分钟或数小时用药；③饮酒后 5～60 分钟内出现面部潮红、头痛、头晕、胸痛、气短、呕吐、出汗、血压下降、心电图 ST-T 改变、休克及心肌缺血等症状；④排除对急性酒精中毒、过敏性休克、药物过敏、心脑血管意外及乙醇和有关药物的过敏史等情况；⑤经对症治疗迅速好转。本病还应与急性冠脉综合征相鉴别，急性冠脉综合征常有心电图改变、肌钙蛋白及心肌酶的变化，使用抗过敏药物或激素治疗无效，结合患者病史特点，不考虑该疾病。双硫仑样反应无特效解毒药物，治疗上主要是使用激素，进行抗过敏、抗休克、对症支持治疗等。

三、按　　语

　　我国作为抗生素使用大国、输液大国，输液反应和过敏反应是临床上难以回避的不良反应。患者进行一次输液，需要承担一次不亚于手术的风险，临床工作中应尽可能地降低该风险。

　　双硫仑样反应一般经治疗后可好转，但少数病例可诱发心肌梗死、严重心律失常，甚至致死。加强医务工作者和大众对双硫仑样反应的认知程度，并对患者进行健康教育，是可以防止其发生的。此外医务人员应认真仔细采集病史，避免医疗不良事件的发生。

四、思　考　题

如患者输液时出现过敏性休克，应该怎么进行处理？

参　考　文　献

Zhang J M，Shah A M. 2007. Role of reactive oxygen species in myocardial remodeling[J]. Curr Heart Fail Rep，4：26-30.

（袁　戈）

案例 91　黑便、持续低血压、心动过缓

一、病　历　摘　要

　　患者女性，40 岁，因黑便 1 天，于 2016 年 7 月 21 日入院留院观察。

1 天前患者无明显诱因解黑便 2 次，不成形，量不详，伴头昏、乏力、口干，无呕血、腹痛、黑矇、意识障碍等症，以"上消化道出血"留院观察。既往体健。否认药物及食物过敏史。

入院查体　心率 73 次/分，血压 120/64mmHg，舌质淡，苔薄白，脉细。慢性病容，贫血貌，皮肤、巩膜无黄染，双肺呼吸音正常，心率 73 次/分，律齐。腹平软，无压痛，肝脾未扪及，肠鸣正常，无移动性浊音。

留院后辅查　大便隐血试验（＋）；血常规示血红蛋白浓度 82g/L，白细胞计数 2.6×10^9/L，血小板计数 82.0×10^9/L；血脂、血糖、电解质均正常；尿素氮 12.66mmol/L，肌酐 126mmol/L，总蛋白 52.5g/L，白蛋白 25g/L，球蛋白 27.5g/L。HBSAg（＋），HBeAb（＋）。治疗在禁食、扩容、补充电解质的基础上予奥曲肽首剂 0.1mg+0.9%生理盐水 20ml 静脉缓推，继之以 25μg/h 持续泵入，泮托拉唑 40mg+0.9%生理盐水 100ml 静脉滴注，每日 3 次。入院 6 小时后心电监护示心率 45 次/分，血压 80/45mmHg，未见呕血、黑便。复查血常规示血红蛋白浓度 79.00g/L，血细胞比容 0.25，值班医师考虑有活动性出血，予红细胞悬液 1U 补充血容量，当日补液量 3500ml，予多巴胺持续泵入血压可维持在 80～110/45～60mmHg，心室率 45～70 次/分。7 月 22 日患者解不成形黑便一次，量约 100ml，复查血常规示血红蛋白浓度 87.00g/L，血细胞比容 0.27，此后未见黑便，呕血，但感头昏、乏力未见缓解，站立时出现黑矇 2 次。每日补液量 3100～3500ml，每日排出量 2800～3100ml。血压低，予多巴胺联合去甲肾上腺素持续泵入维持在 86～112/53～75mmHg，心率慢，24 小时动态心电图：平均心率 58 次/分，最慢心率 40 次/分，无长间歇。其间曾查甲状腺功能、皮质醇功能、自身抗体、心脏彩超均无异常，复查大便隐血试验（－），复查血常规示血红蛋白浓度 89g/L。请心内科、内分泌科会诊均排除专科疾病，7 月 25 日考虑奥曲肽导致心率、血压改变，停药后数小时生命体征恢复正常，7 月 27 日好转离院。

最后诊断　（1）上消化道出血
　　　　　（2）乙肝后肝硬化失代偿期

二、案　例　解　析

肝硬化合并上消化道出血是临床常见的危重症，出血病因包括食管-胃底静脉曲张破裂、门脉高压性胃病、消化道溃疡等。奥曲肽通过选择性地降低门静脉和侧支循环的血流量及压力，减少食管-胃底曲张静脉的压力而止血，泮托拉唑通过抑制胃酸分泌而达到持久止血目的，两药联合有协调止血作用，且效果明显，目前已被广泛用于治疗肝硬化并上消化道出血，药效安全，不良反应少。患者入院时有消化道出血并血压低，考虑失血性休克，经扩容及输血治疗后未见继续出血，且多次复查血色素无降低，患者血压低，但心率慢，小便量正常，不好以休克解释病因。治疗过程中我们排除了循环血容量不足、心源性、内分泌功能紊乱、电解质紊乱、服药等导致生命体征不稳的可能，考虑药物相关性问题。患者入院后联合应用泮托拉唑和奥曲肽制酸止血，用药数小时后出现血压、心率改变，药物不良反应上有时间相关性，停用奥曲肽后未进行其他处理，血压、心率逐渐恢复正常，之后停用血管活性药物，生命体征未出现异常，可见与奥曲肽有因果关联性。奥曲肽是人工合成的八肽生长抑素，对内、外分泌功能都有抑制作用，可使肾素、促甲状腺激素及促肾上腺皮质激素等分泌平衡出现失调导致血压降低。而在心脏窦房结及房室结组织中具有高浓度的生长抑素受体，奥曲肽通过抑制这些受体，可抑制心脏的窦性节律，导致心率减慢，从药理上分析奥曲肽是可以导致血压、心率改变的，但临床上同时对血压、心率造成改变的报道很少。泮托拉唑为制酸剂，对心脏及循环动力学影响不大，且停用奥曲肽后继续应用泮托拉唑，后续治疗中生命体征一直平稳，充分说明与该药无相关性，故可明确心率、血压改变系奥曲肽不良反应。

三、按　　语

通过本例诊疗记录，提示医生要关注药物不良反应，要熟悉药物之间配伍禁忌和药理作用，掌握药物适应证，提高用药安全性。当治疗过程中出现的症状、体征难以用疾病进展相关因素解释时，在排除其他因素导致的情况下，应对可能会产生影响的药物进行排查。奥曲肽药品不良反应涉及全身及心血管系统损害，用药过程中应进行心电监测，注意观察血压、心率变化，如果出现严重不良反应要立即停药并进行相应处理。

四、思　考　题

怎样避免和减少药品不良反应？

参 考 文 献

刘志峰，李萍，刘珂. 2011. 奥曲肽的研究和应用进展[J]. 青岛大学医学院学报，37（12）：165-167.

（刘厚颖）

案例 92　持续菌血症

一、病 历 摘 要

患者男性，82岁，因反复咳嗽、咯痰20[+]年，复发加重3天，呕血1次，于2014年7月10日入院。

患者有20[+]年慢性阻塞性肺疾病病史，咳嗽、咯痰、气喘等症反复发作。3天前出现痰量明显增加，为白色黏痰，伴喉间痰鸣，气喘，今日呕吐咖啡色胃内容物一次，来院急诊，以"慢性阻塞性肺疾病急性加重期"收入院。

既往有高血压、消化性溃疡、2 型糖尿病、结石性胆囊炎、癫痫、脑梗死病史，现遗留肢瘫、失语、二便失禁，长期留置胃管、尿管。

查体　体温 36.7℃，心率 100 次/分，血压 142/86mmHg。舌红，苔白腻，脉弦滑。不能言语，查体不合作，桶状胸，双肺可闻及大量哮鸣音及湿啰音，心腹无异常，右侧肢体肌力 2 级，左侧肢体肌力 2+级，四肢肌张力不高，双侧巴氏征、查多克征（＋）。

辅查　呕吐物隐血试验（＋）；血气分析示 I 型呼吸衰竭；血常规示白细胞 $11.78×10^9$/L，中性粒细胞百分比 79%，血红蛋白浓度 112g/L；血糖 11.8mmol/L，白蛋白 28.8g/L，球蛋白 47g/L；尿常规示真菌（＋＋＋＋）；心脏 B 超示室间隔增厚；颅脑 CT 示左侧枕叶脑梗死、双侧半卵圆中心、放射冠区及基底节区多发腔隙性脑梗死、脑萎缩；胸部 CT 示右肺下叶及左肺感染，慢性支气管炎、肺气肿并双肺尖肺大疱。

中医以三子养亲汤合六君子汤加减以益气健脾、理气化痰。西医治疗予哌拉西林联合阿奇霉素抗炎、氟康唑抗真菌、泮托拉唑制酸止血治疗，同时为配合肠外营养支持行颈内静脉置管。7 月 15 日起患者出现发热，体温最高达 39.8℃，发热前有寒战，导管穿刺部位无红肿、渗出，双肺可闻及干湿啰音，腹软，剑突下腹肌稍紧张。复查降钙素原 16.42ng/ml；血常规示白细胞 $18.62×10^9$/L、中性粒细胞百分比 85%、血小板计数 $55×10^9$/L；血沉正常，总蛋白 60.1g/L，白蛋白 24.7g/L，球蛋白 35.4g/L，直接胆红素 11.7μmol/L；大便隐血试验（＋）；连续三次痰真菌涂片（－），痰抗酸染色（－）；结核抗体测定、感染性疾病标志物、肿瘤标志物、自身抗体无异常。腹部 CT 及 B 超示慢性结石性胆囊炎，肝内胆管结石。考虑合并胆道感染。改予头孢曲松-他唑吧坦联合替硝唑抗炎，至 7 月 24 日患者体温持续在 38～40℃，呈稽留热，发热前仍有寒战。2 次血培养出液化沙雷菌，对美洛匹宁、亚胺培南、阿米卡星敏感。根据药敏试验结果改予亚胺培南抗炎，7 月 25 日起患者体温降至 38℃左右，无寒战。至 7 月 31 日患者仍持续低热，体温 37.6～38.3℃，血压 90～110/52～70mmHg，呼吸 20～26 次/分，心率 80～125 次/分。查总蛋白 58.0g/L，白蛋白 27.8g/L，总胆红素 34.2μmol/L，直接胆红素 24.3μmol/L；血常规示白细胞计数 $21.73×10^9$/L，血红蛋白浓度 89g/L，血小板计数 $43×10^9$/L，中性粒细胞百分比 85%；肥达/外斐反应无异常；大便隐血试验（－）；尿真菌检查（＋＋＋），红细胞 20 个/μl，白细胞 300 个/μl。泌尿系 B 超无异常。其间请肝胆科、泌尿科、血液科会诊均排除专科疾病所致，呼吸科会诊考虑肺炎，病原菌为金黄色葡萄球菌感染，改予万古霉素抗感染。至 8 月 9 日患者体温仍波动 36.8～37.8℃，考虑导管相关性感染，故予拔管并行血培养及导管尖端培养，8 月 10 起患者体温降至正常范围，8 月 12 日复查降钙素原及血常规恢复正常，8 月 14 日导管尖端培养回示金黄色葡萄球菌。

出院诊断　中医诊断：肺胀（痰浊壅盛）

西医诊断：（1）慢性阻塞性肺疾病急性加重期

（2）导管感染

（3）上消化道出血

（4）泌尿系感染

（5）脑梗死后遗症期

（6）原发性高血压 3 期（极高危组）

二、案 例 解 析

中医发热分为外感发热与内伤发热，不明原因发热多属"内伤发热"范畴。内伤发热以内伤为病因，以气血阴阳亏虚、脏腑功能失调为基本病机，分为阴虚、阳虚、气虚、血虚、气郁、湿停、瘀血等多方面，病理性质大体可归纳为虚、实两类。本病病机比较复杂，可由一种或多种病因同时引起发热，久病往往由实转虚，由轻转重，而成为虚实夹杂之证。患者热势壮盛，系邪盛而津液亦足，邪正剧争，里热蒸迫之象，后热势逐渐低微，持续不退，乃阴液亏耗，邪少虚多，证属本虚标实。

发热是临床最常见的症状之一，很多疾病又存在同病异症、异病同症的情况，所以对不明原因发热，只有通过仔细问诊，结合疾病发热的特点进行比较，才能为发热病因的初步诊断提供重要线索和依据。该患者基础疾病多，神志不清，不能表达，查体不合作，增加了诊断难度。入院时根据症状、肺部体征及胸部 CT 检查结果，慢性阻塞性肺疾病急性加重期诊断明确。患者长期卧床，长期留置胃管、尿管，尿检提示真菌感染，深部真菌感染诊断亦成立，经规律抗细菌、真菌治疗，入院第 5 天病情加重，血中培养出细菌，通过辅查排除了结核、肿瘤、自身免疫性疾病、沙门菌感染诊断。患者有癫痫史，寒战发作时伴呼吸增快，血压测不到，不排除癫痫持续状态导致发热，曾予丙戊酸钠治疗，患者体温仍高，故排除诊断。患者寒战、高热，2 次血培养阳性，感染性发热可以确定，但病灶不明确。入院时患者尿检提示真菌感染，入院后又合并细菌感染，曾考虑肾盂肾炎导致败血症，但强效广谱抗生素治疗无效，泌尿系 B 超无异常，故排除诊断。患者有胆结石病史，直接胆红素升高，故不能排除胆管梗阻或深部化脓性感染，但通过改用抗生素治疗无效，行腹部 B 超和 CT 排除诊断。患者入院后在无菌操作下行深静脉置管，住院期间严格执行置管护理，置管处无红肿。但患者年迈、基础疾病重、免疫功能低下，易并发导管相关性感染，且抗炎治疗疗效差，考虑与置管有关。拔管后体温正常，行血培养及导管尖端病原学检查阳性，持续发热 25 天，明确发热系金黄色葡萄球菌败血症，病因为导管相关性感染。

三、按 语

该病例记录了感染性发热患者诊治过程，患者因为不能言语、不能配合检查，增加了发热病因诊断难度。明确为菌血症后，选用了亚胺培南和万古霉素均未能控制病情，致病因素不同，治疗方法也不同。对于导管感染，只有拔出植入导管配合抗炎才是有效的治疗方法，所以临床强调治病求本，不能机械教条，盲目应用。经皮穿刺深静脉置管术可明显提高危重患者抢救成功率，目前已被广泛应用于临床，但随着留置时间延长，感染发病率也明显增高，甚至导致病情恶化或患者死亡。深静脉导管感染细菌主要来源是皮肤穿刺点和导管接头，因此穿刺时要严格无菌，缩短置管时间，注意局部消毒及保护插管处与外环境的隔离，可减少感染的发生。若置管患者出现发热，对多种抗生素耐药，要考虑导管相关感染。正确的处理是立即拔管，行导管尖端及血微生物检查，必要时应反复送检以提高阳性率。

四、思 考 题

感染性发热疾病有哪些临床特点？

参 考 文 献

李云霞，侯亚红，张超，等. 2008. 严重烧伤患者中心静脉导管感染的相关因素分析及其预防[J]. 解放军护理杂志，25（4）：40-41.

（刘厚颖）

案例 93　反复发热、慢性消耗

一、病 历 摘 要

患者男性，59 岁，因发热、消瘦 1$^+$月，呼吸困难 6$^+$小时，于 2017 年 11 月 23 日入院。

患者 1$^+$月前出现午后发热，持续至夜间 12 时后逐渐恢复正常，体温最高达 39.5℃，伴盗汗，轻微咳嗽、咯少许白色泡沫痰，全身肌肉及骨关节疼痛，不欲饮食，肢软乏力，体重减轻 10kg，曾在外院反复就诊及输液治疗无好转。6$^+$小时前患者突感呼吸困难，胸闷、气喘，恶寒、发热，自测体温 38.5℃，为求进一步诊治来院就诊。查胸部 CT 示双侧多发肺间质感染，以"社区获得性肺炎"收入院。既往体健，否认输血史、吸毒史。

查体　体温 36.6℃，SPO$_2$83%，舌淡胖，苔白腻，脉细，全身浅表淋巴结未扪及，形体消瘦，慢性病容，口唇发绀，双肺呼吸音粗，双肺可闻及湿啰音，右肺可闻及哮鸣音。心腹无异常，关节无红肿、畸形、压痛，肛周 2 个小溃疡，有黄色液体渗出。

辅查　血气分析示低氧血症，C 反应蛋白 10.50mg/dl，血沉 95mm/h。血常规示白细胞计数 3.55×10^9/L，血红蛋白浓度 90g/L，中性粒细胞百分比 86.20%。乙型肝炎表面抗体阳性，乙型肝炎核心抗体阳性。结核抗体 IgG 阳性，IgM 阴性。连续三次痰涂片未检出真菌；痰菌涂片抗酸染色阴性，真菌培养阴性；痰培养见正常菌群。2 次血培养阳性；尿常规无异常，腹部 B 超、泌尿系 B 超、心脏彩超、腹部 CT 均未见异常。

中医方面予清热解表，健脾益气，止咳化痰。西医方面予哌拉西林-他唑巴坦联合阿奇霉素静脉滴注抗感染；多索茶碱解痉；甲泼尼龙琥珀酸静脉滴注平喘及营养支持对症治疗。经上述处理患者体温仍波动于 37.0～40℃。11 月 27 日，复查血常规示白细胞计数 2.56×

10^9/L，血红蛋白浓度 87g/L，中性粒细胞百分比 84.00%；C 反应蛋白 6.20mg/dl；肥达/外斐反应无异常；自身抗体无异常。予莫西沙星静脉滴注抗炎治疗，患者仍持续发热，对激素及解热退热药疗效差，处于慢性消耗状态。11 月 30 日 HIV 抗体初筛实验及确诊实验后诊断为获得性免疫缺陷综合征（艾滋病），患者拒绝进一步检查自行离院。

　　出院诊断　中医诊断：内伤发热（肺脾气虚）

　　　　　　　西医诊断：HIV 相关性肺部感染

二、案 例 解 析

　　中医对疾病的诊断注重直接观察，重视整体思辨，既辨病，又辨证，强调宏观系统、总体联系把握疾病性质，但欠缺实验、化验手段。西医对疾病诊断注重解剖、化验，重视病理分析，直接、客观、清晰，但欠缺宏观认识。中医与西医各有所长，各有侧重，两者相须为用，才能更好地提高临床效果。

　　患者病程日久，免疫功能损伤在先，正气已衰，抗邪无力，六淫外邪易侵入，表现为本虚标实。外邪袭于表，正气抗邪于外，故见恶寒、发热；久病致肺虚，肺虚及脾，子耗母气，脾失健运，则肺脾两虚，脾虚运化失常，肺失宣降，脾不化湿则痰浊内生，痰阻壅肺，故咳嗽、咯痰；肺气宣降不利，升降失常，故胸闷、气喘、呼吸困难。久病体虚，损及脾胃，故见纳差、乏力。舌淡胖，苔白腻，脉细，乃肺脾气虚、痰浊内阻之外候，综观舌脉症，本病病位在肺、脾，属肺脾俱虚。

　　发热是临床最常见症状，病因复杂，常因缺乏特征性的临床表现及实验室检查而成为很棘手的问题。患者入院时根据肺部体征及胸部 CT 检查，肺部感染诊断依据是充分的，但应用广谱强效抗生素治疗无效，发热病因无法用感染性发热解释。患者发热持续时间长，伴有进行性消瘦、咳嗽、呼吸困难、关节疼痛、贫血为主要表现，各种症状之间缺乏必然的联系，特征性或比较特殊的症状、体征少。牵涉呼吸系统、自身免疫系统、血液系统。围绕上诉分析，最终排除了结核、肿瘤、真菌感染、沙门菌感染、免疫相关疾病、血液方面疾病可能。患者热程长，处于恶病质状态，临床症状重，辅助检查结果轻，病原学不能确定病因，常规抗炎治疗无效，排除长程发热常见病因，要考虑免疫缺陷病，最后通过 HIV 检查确诊为艾滋病。艾滋病并肺部感染，通过病原学检查我们排除了真菌、分枝杆菌、细菌感染，最终考虑为 HIV 相关性肺部感染，这是艾滋病最常见并发症，其主要临床症状为发热、咳嗽、进行性呼吸困难，也称为肺孢子菌肺炎的"三联征"，是主要致死原因之一，确诊依靠病原学检查如痰液或支气管肺泡灌洗、肺组织活检等发现肺孢子菌的包囊或滋养体。因患者自行离院，未能进一步行病原学检查，故诊断为 HIV 相关性肺部感染。

三、按 　 语

　　发热是很多疾病的共同症状。不明原因发热疾病谱超过 200 种，牵涉范围广，诊断困难。病因不同，处理方法也不同，首先明确病因诊断才能减少误诊误治。艾滋病是一种免疫缺陷综合征，近年患病率明显增加，已由高危人群向一般人群扩散。HIV 感染可累及全身各系统，很多症状不典型，缺乏特异性，易被临床医生忽视和误诊。对病情变化按常规发病规律不能解释且高热不退等患者，要注意排查 HIV。同时要仔细询问病史，注意其有无吸毒史、性乱史、输血史。

四、思 考 题

如何诊治肺孢子菌肺炎？

参 考 文 献

陈晔锋，周建英. 2011. 艾滋病合并肺孢子菌肺炎 10 例诊治分析[J]. 中国抗生素杂志，36（5）：640-643.

（刘厚颖）